早期診断で差がつく！

スポーツ診療のための画像診断

IMAGING of
ORTHOPEDICS
& SPORTS MEDICINE

小橋 由紋子
東京歯科大学市川総合病院放射線科講師

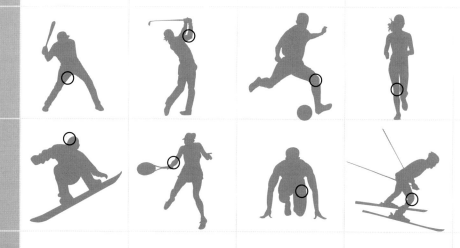

メディカル・サイエンス・インターナショナル

Imaging of Orthopedics and Sports Medicine
First Edition
by Yuko Kobashi, M.D., Ph.D.

©2016 by Medical Sciences International, Ltd., Tokyo
All rights reserved.
ISBN 978-4-89592-837-3

Printed and Bound in Japan

序　文

　今年（2016年）はリオデジャネイロオリンピックの年である．南半球での開催は16年ぶり3度目とのことである．近年の日本人アスリートの活躍はめざましい．体操，レスリング，卓球，テニス，陸上競技，水泳といった個人競技に加え，サッカー，ラグビー，バレーボール，シンクロナイズドスイミングなど団体競技でも十分にメダルがねらえると信じている．アスリートがその能力をいかんなく発揮するには本人の才能や努力のほかによい指導者，快適な練習環境，おいしい食事，機能性の高い靴（やユニフォーム）なども必須である．一方，われわれの役割は，このようなアスリートが不幸にも怪我をしてしまった時の早期の発見・診断および治療である．

　本書の一番の特長はスポーツに関する骨関節や筋肉の外傷・炎症だけではなく，整形外科領域以外の分野にも言及している点である．執筆にあたり，スポーツドクターとしてアスリートに帯同する多くの整形外科の先生方にインタビューし，アスリートの「予想もしていなかった」，「専門外でちょっと困った」外傷や病気について貴重な意見を頂いた．特に医科の領域ではなかなか踏み込みがたい歯科領域や頭頸部外傷などに力を入れた．また，アスリートも一般の患者と同じように感冒や胃腸炎といった内科疾患が合宿中や試合中に起こりうることもあるため，頻度の高い内科疾患についても言及している．女性アスリートの月経困難症や無月経についての章では，覚えておかなければならない婦人科疾患についてもわかりやすく解説した．靱帯損傷や腱損傷においては，複数の症例でさまざまなシーケンスを用いてどのように観察できるか，比較できるように掲載している．「頑固な痛みがあり，撮影すると実は腫瘍があった」，「たまたま撮影したら腫瘍があった」など，外傷だと思ったら腫瘍による疼痛だったという経験をもつ医師も多いと思うが，このような骨軟部腫瘍についても十分な説明がされていると思う．画像診断には多くのモダリティを用いるが，MRIのどのシーケンスで何をみればよいのかわからないという意見を整形外科の先生方から多く頂くため，最初にMRIの簡単な解説を付け加えている．

　本書を上梓するにあたり，何から何まで協力していただいた東京歯科大学市川総合病院放射線部の仲間たちと，常に多くの助言をいただいている東京慈恵会医科大学放射線医学講座の福田国彦教授に感謝申し上げたい．最後に企画から出版に至るまでサポートしてくださったメディカル・サイエンス・インターナショナル編集部の後藤亮弘氏に厚くお礼を申し上げる．

　　2016年1月

小橋　由紋子

CONTENTS

序　文 ·· iii

第0章　MRIの原理，シーケンス，解釈の仕方 ·································· 1
0.1　MRIのT1強調像・T2強調像の見分け方 ·· 2
0.2　gradient echo法（GRE法）ってなに？ ··· 4
0.3　脂肪抑制画像について ·· 5
0.4　骨軟部領域で多用するプロトン強調像とはどんな画像か？ ··························· 5
0.5　骨軟部領域におけるシーケンス決定方法 ··· 6
　　（1）腱・靱帯・半月板などの損傷 ·· 6
　　（2）筋肉の損傷，腫瘍，膿瘍（炎症） ·· 6
　　（3）骨髄病変（腫瘍，浮腫） ··· 7
　　（4）軟　骨 ··· 8
0.6　MRIで評価するのが難しい構造物，MRIに入れない患者 ····························· 8
0.7　MRIで高信号にみえるもの，低信号にみえるもの，無信号にみえるもの ······ 10
0.8　MRIにおけるアーチファクト ··· 11

第1章　頭部外傷 ·· 13
　頭部外傷の種類と特徴 ·· 14
　頭部の局所解剖 ··· 15
1.1　外傷性急性硬膜外血腫［traumatic acute epidural hematoma (AEDH)］······· 16
1.2　外傷性急性硬膜下血腫［traumatic acute subdural hematoma (ASDH)］······ 18
1.3　外傷性くも膜下血腫［traumatic subarachnoid hematoma (SAH)］··············· 20
1.4　脳挫傷（brain contusion）·· 22
　外傷性頭蓋内出血のまとめ ··· 24
1.5　顔面骨骨折 ·· 25
　顔面骨の解剖 ··· 25
　　（1）鼻骨骨折（nasal bone fracture）·· 26
　　（2）眼窩吹き抜け骨折（blow-out fracture）·· 28
　　（3）上顎洞壁骨折（fracture of maxillary sinus）·· 30
　　（4）頬骨上顎骨複合骨折［zygomaticomaxillary complex fracture (ZMC骨折)］···· 32
　　（5）Le Fort骨折（Le Fort type fracture）··· 34
　　（6）下顎骨骨折（mandibular fracture）··· 36

第2章　頸椎損傷 ·· 39
2.1　頸椎捻挫（外傷性頸部症候群）［cervical sprain (traumatic cervical syndrome)］········ 40
2.2　頸椎椎間板ヘルニア（cervical disc herniation）··· 43

2.3 頸椎症（頸椎症性神経根症・頸椎症性脊髄症）[cervical spondylosis (cervical spondylosis radiculopathy/cervical spondylotic myelopathy)] ... 46
2.4 中心性頸髄損傷（central cervical spinal cord injury） ... 52
2.5 椎間関節亜脱臼・脱臼（facet subluxation and dislocation） ... 54

第3章　胸背部・腰椎損傷 ... 57
3.1 気　胸（pneumothorax） ... 58
3.2 Chance 骨折（Chance fracture） ... 60
3.3 鎖骨・肩甲骨骨折（clavicular and scapular fracture） ... 62
3.4 胸腰椎の圧迫骨折, 横突起骨折（compression fracture of thoracolumbar spine/fracture of transverse process of thoracolumbar spine） ... 65
3.5 黄色靱帯骨化症 [ossification of the yellow ligament (OYL)] ... 68
3.6 腰椎椎間板ヘルニア（hernia of lumbar intervertebral disc） ... 70
3.7 腰椎分離症・すべり症（spondylolysis and spondylolisthesis of lumbar spine） ... 72
3.8 外傷後の骨化性筋炎（traumatic myositis ossificans） ... 75

第4章　肩関節損傷 ... 77
4.1 反復性肩関節脱臼（recurrent shoulder dislocations） ... 78
4.2 SLAP 病変 [superior labrum anterior and posterior (SLAP) lesion] ... 82
4.3 いろいろな原因で発生する関節唇損傷（labral tears caused by various trauma） ... 86
4.4 鎖骨骨幹部骨折, 上腕骨大結節骨折, 上腕骨骨幹部骨折（clavicular diaphyseal fracture/fracture of tubercle of humerus/humeral diaphyseal fracture） ... 89
4.5 腱板損傷（断裂）, 疎部損傷 [rotor cuff injury (rupture)/rotator interval lesion] ... 92
4.6 インピンジメント症候群（impingement syndrome） ... 96
4.7 リトルリーガーズショルダー（little leaguer's shoulder） ... 101

第5章　肘関節損傷 ... 103
　　野球肘の分類と病変の傾向 ... 104
5.1 野球肘：内側障害 ... 105
　（1）骨端症・骨端線損傷（epiphysiopathy/epiphysiolysis of medial epicondyle） ... 105
　（2）内側側副靱帯損傷（medial collateral ligament tear） ... 109
5.2 野球肘：外側障害（離断性骨軟骨炎）（osteochondritis dissecans of elbow） ... 113
5.3 野球肘：後側障害 ... 118
　（1）骨端症・骨端線損傷（肘頭骨端核の障害）（epiphysiopathy/epiphysiolysis of olecranon） 118
　（2）インピンジメント症候群（impingement syndrome） ... 120
　（3）肘頭疲労骨折（stress fracture of olecranon） ... 123
5.4 上腕骨外側上顆炎（lateral epicondylitis） ... 125
5.5 肘部管症候群（cubital tunnel syndrome） ... 128
5.6 変形性肘関節症（osteoarthritis of elbow） ... 131

第6章 手関節損傷 135
- 6.1 TFCC（三角線維軟骨複合体）損傷（triangular fibrocartilage complex tear） 136
- 6.2 尺側手根伸筋腱の腱鞘炎や腱症（tenosynovisitis tendinopathy of extensor carpi ulnaris tendon） 140
- 6.3 橈骨遠位端骨折（distal radius fracture） 142
- 6.4 舟状骨骨折（scaphoid fracture） 144
- 6.5 有鈎骨鈎部骨折（fracture of hook of hamate） 147
- 6.6 中手骨骨折・指骨骨折・指骨脱臼・靭帯損傷など（fracture of metacarpal and phalanx, phalanx dislocation and ligament tear） 149
  - 付図 6.1　Kienböck 病 152

第7章 骨盤，股関節，大腿の損傷 153
- 7.1 骨盤部の剥離骨折（上前腸骨棘裂離骨折，下前腸骨棘裂離骨折，坐骨結節裂離骨折）（avulsion fracture of the anterior superior iliac spine/avulsion fracture of the anterior inferior iliac spine and avulsion fracture of the ischial tuberosity） 154
- 7.2 股関節唇損傷（acetabular labrum tear of the hip） 158
- 7.3 骨盤・大腿骨の疲労骨折（stress fracture of pelvic cavity and femur） ... 162
- 7.4 大腿骨頭すべり症（slipped capital femoral epiphysis） 164
- 7.5 筋打撲，筋腱移行部損傷（肉ばなれ）および血腫（pulled muscle and hematoma） 166
  - 付図 7.1　恥骨結合炎 170
  - 付図 7.2　大腿骨疲労骨折 171

第8章 膝関節・下腿の損傷 173
- 膝関節の解剖 174
- 半月板の解剖 175
- 8.1 前十字靭帯損傷 [anterior cruciate ligament (ACL) tear] 176
- 8.2 内側側副靭帯損傷 [medial collateral ligament (MCL) tear] 184
- 8.3 後十字靭帯損傷 [posterior cruciate ligament (PCL) tear] 188
- 8.4 半月板損傷（meniscus tear） 192
- 8.5 外側側副靭帯損傷 [lateral collateral ligament (LCL) tear] 200
- 8.6 離断性骨軟骨炎 [osteochondritis dissecans (OCD) of knee joint] 204
- 8.7 腸脛靭帯炎（iliotibial band friction syndrome） 209
- 8.8 鵞足炎・鵞足滑液包炎（pes anserinus tendinitis/bursitis） 211
- 8.9 Osgood-Schlatter 病 214
- 8.10 ジャンパー膝および膝蓋腱断裂（jumper's knee/rupture of patellar tendon） ... 217
- 8.11 脛骨・腓骨の疲労骨折（stress fracture of tibia and fibula） 220
- 8.12 シンスプリント（脛骨疲労性骨膜炎/脛骨内側ストレス症候群）（shinsplints/medial tibial stress syndrome） 224

付図 8.1　Hoffa fat 症候群 ··· 226

第9章　足関節・足部の損傷 ··· 227

9.1　外側側副靱帯損傷（tear of lateral collateral ligament）··· 228
9.2　内側側副靱帯（三角靱帯）損傷 [tear of medial collateral ligament (deltoid ligament)]
　　··· 234
9.3　アキレス腱断裂・アキレス腱症・アキレス腱付着部症 [rupture of Achilles tendon/ midsubstance Achilles tendinosis/Achilles insertional tendinosis] ··· 236
9.4　足底筋膜炎（plantar fasciitis）··· 241
9.5　距骨滑車の骨軟骨病変もしくは骨軟骨損傷 [osteochondral lesion of talus (OLT)/ osteochondral disease of talus (OCD)] ··· 243
9.6　インピンジメント症候群（impingement syndrome）··· 246
9.7　副骨・種子骨障害（disorder of sesamoid bone and accessory bone）··· 250
9.8　足根骨癒合症（tarsal coalition）··· 254
9.9　疲労骨折（足根骨疲労骨折・中足骨疲労骨折）[fatigue fracture (stress fracture of tarsal and metatarsal)] ··· 258
9.10　Lisfranc 関節靱帯損傷（足根中足関節靱帯損傷）(tear of Lisfranc joint and ligament)
　　··· 263
9.11　腓骨筋腱脱臼（dislocation of peroneal tendon）··· 266
　　付図 9.1　腓骨筋滑車の過形成 ··· 269
　　付図 9.2　第 2 中足骨頭部骨折 ··· 269
　　付図 9.3　長母趾屈筋腱の狭窄性腱鞘炎 ··· 270
　　付図 9.4　母趾種子骨骨折 ··· 270

第10章　小児および思春期の骨端線損傷・骨端障害 ··· 271

小児および思春期の骨端線損傷・骨端障害の特徴 ··· 272
　　リトルリーガーズショルダー ··· 273
　　若木骨折 ··· 274
　　骨端線損傷 ··· 274
　　上前腸骨棘裂離骨折 ··· 275
　　下前腸骨棘裂離骨折 ··· 275
　　坐骨結節裂離骨折 ··· 275
　　大腿骨頭すべり症 ··· 276
　　Osgood-Schlatter 病 ··· 276
　　骨端線損傷 ··· 277
　　Tillaux 骨折 ··· 277
　　Triplane 骨折 ··· 278
　　Sever 病 ··· 278

第11章 たまたま検査でみつかってしまう腫瘍および腫瘍類似疾患 ……… 279

- 11.1 骨軟骨腫（osteochondroma）……… 280
- 11.2 類骨骨腫（osteoid osteoma）……… 283
- 11.3 単純性骨嚢胞（solitary bone cyst）……… 286
- 11.4 神経鞘腫（neurinoma, schwannoma）……… 289
- 11.5 線維性骨異形成（fibrous dysplasia）……… 291
- 11.6 非骨化性線維腫・線維性骨皮質欠損（non-ossifying fibroma/fibrous cortical defect）……… 293
- 11.7 femoral condyle irregularity（FCI）……… 296

第12章 アスリートの救急疾患（胸腹部を中心に）……… 299

- 12.1 口腔・咽喉頭・胸部疾患（oral cavity/pharyngolarynx/chest disorder）……… 300
  - (1) 歯の脱臼・破折（luxation of the tooth/fracture of the tooth）……… 300
  - (2) 咽頭喉頭炎（inflammation of the larynx and pharynx）……… 303
  - (3) 気管支炎・肺炎（bronchitis/pneumonia）……… 305
- 12.2 腹部疾患（abdominal disease）……… 307
  - (1) 胃・十二指腸：急性胃炎・胃潰瘍，胃アニサキス症，十二指腸潰瘍（acute gastritis/gastric ulcer/gastric anisakiasis/duodenal ulcer）……… 307
  - (2) 小腸・大腸：感染性腸炎，虚血性腸炎，憩室炎，急性虫垂炎，回盲部リンパ節炎（enterocolitis/ischemic colitis/diverticulitis/acute appendicitis/ileocecal lymphadenitis）……… 310
  - (3) 婦人科疾患：月経困難症としての子宮筋腫，子宮腺筋症，内膜症性嚢胞（uterine myoma/adeno myosis/endometrioma）……… 315
  - (4) 腎・泌尿器系：急性腎盂腎炎，尿管結石，急性膀胱炎（acute pyelonephritis/ureteral stone/acute cystitis）……… 319

和文索引 ……… 322
欧文索引 ……… 325

第 0 章

MRI の原理, シーケンス, 解釈の仕方

MRI にはさまざまなシーケンスが存在する. 本編に入る前にここでは, 非常に簡単に (原理などは含めず, 臨床にすぐに役立つ) シーケンスの区別の仕方, どのシーケンスが何をみるのに適しているのか, そして MRI の禁忌やアーチファクトについて概説する. 詳しい解説は成書にゆずる.

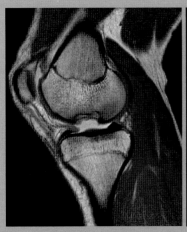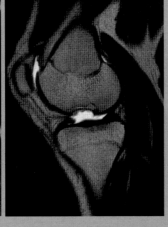

◀ MRI, プロトン強調像と T2 強調像
（詳細は本章 9 ページを参照）

0.1　MRIのT1強調像・T2強調像の見分け方[1]

（1）自由水はT2強調像で高信号，T1強調像では低信号である．
（2）TR（繰り返し時間）とTE（エコー時間）をみる．

（1）自由水はT2強調像で高信号，T1強調像では低信号である．

おそらく学生時代に無理矢理MRIを覚えるときに使用した言葉と思われる．しかし，これが最もわかりやすい．MRIをみるときに，自由水（関節液，脳脊髄液など）を観察し，信号が高ければ（白っぽくみえれば）T2強調像，低ければ（黒っぽくみえれば）T1強調像である（図0.1）．

＊解釈を大きくすると，
「水っぽくなってしまった構造物：浮腫，骨挫傷，（時間の経過していない）膿瘍や血腫，嚢胞性腫瘍（出血やタンパク質などがあまり含まれていないもの）はT2強調像で高信号，T1強調像で低信号」になる（図0.2）．

（2）TR（繰り返し時間）とTE（エコー時間）をみる．

TRとTEはMRIフィルムの端のほうや，モニターでみるMRIの四隅にアルファベットと数字の組み合わせで記載してある（図0.3）．施設によってMR画像の色合いは異なるので，色合いだけではどのシーケンスを撮像しているのか不明瞭なことも少なくない．そのようなときにはTRとTEをみるとよい．

TRはrepetition timeの略である．外部からの刺激［RFパルス：これを与えることで，組織内のプロトンがそろって回転するようになり，なおかつ磁場と平行であった磁化が傾く（横磁化が発生・縦磁化が減少）］によりMR画像をつくる信号を形成させるが，その信号強度（縦磁化）が回復するためにかかる時間をさす．回復にかかる時間が短いと強いT1強調像を得られることになる．TEはecho timeの略である．これはRFパルスにより位相のそろったプロトンが発する信号を採取する時間をさす．TEが長いほど，T2を強調する画像になる．

＊TEが短いほどT1を強調する画像，TRが長いほどT2を強調する画像になる．

＊臨床上での解釈：
・T1強調像ではTRを短く設定し，なおかつT2の影響を少なくするためにTEを短く設定すればよい．
・T2強調像はTEを長く設定し，なおかつT1の影響を少なくするためにTRも長く設定すればよい．
・どの撮像方法においても，この原理によるT1，T2の名づけ方は同じである．

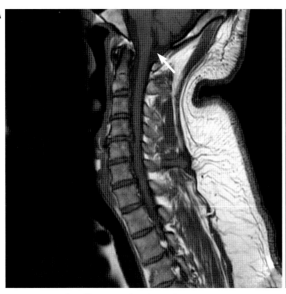 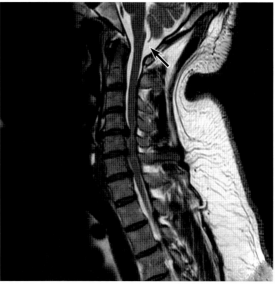

図 0.1　T1 強調像と T2 強調像の違い
A：頸椎 MRI, T1 強調矢状断像, B：T2 強調矢状断像　T1 強調像（A）では, 自由水（脳脊髄液）は低信号である（A, →）. 皮下脂肪は高信号, 骨髄信号はこの症例（18 歳）ではあまり脂肪髄化は進んでいないため中間信号を呈している. T2 強調像（B）では, 自由水（脳脊髄液）は高信号である（B, →）. 皮下脂肪は T1 強調像と同様に高信号をきたしており, 自由水と同じような信号である. C4〜5 にヘルニアがある.

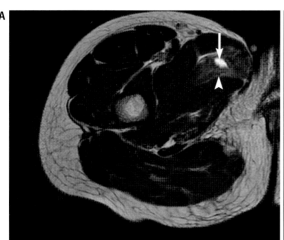 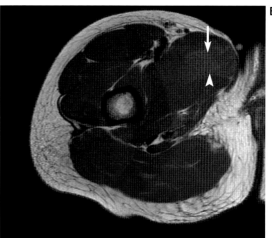

図 0.2　血腫や筋挫傷（内転筋損傷）のみえ方
A：大腿 MRI, T2 強調横断像, B：T1 強調横断像　T2 強調像（A）で, 右内転筋の血腫は高信号を呈している（A, →）. その周囲の筋肉は出血および浮腫性変化をきたしており（A, ▶）, 正常な筋肉より信号が高い. T1 強調像（B）では, 血腫は低信号から中間信号を呈している（B, →）. 周囲の筋肉は他の筋肉より信号の高いところと低いところとがあり, 出血および浮腫を反映している（B, ▶）.

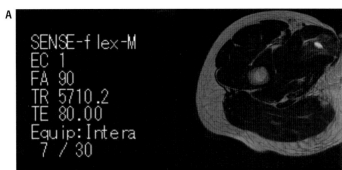

←FAとはflip angleとよばれるものである．スピンエコー法ではFA 90°といった，信号がよく出現しやすくなる角度を選択し，GRE法ではFA 30°と浅いものが選択される．

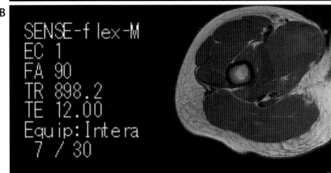

←flex Mとは使用しているコイルの名称である．

図0.3　TR（繰り返し時間）とTE（エコー時間）
A：MRI，T2強調横断像（図0.2と同様），B：T1強調横断像（図0.2と同様）　T2強調像（A）では，TR 5710.2 msecであり，T1の影響が少なくなっている．TEも80 msecであり，T2の強調された画像構成になっている．T1強調像（B）では，TR 898.2 msecであり，T1を強調した画像になっている．またTE 12 msecと短くしており，T2の影響を少なくした画像になっている．

0.2　gradient echo法（GRE法）ってなに？

いわゆる通常のT1・T2強調像はスピンエコー法というものを用いて撮像している．GRE法はTSE法とは異なる方法で画像を形成している．GRE法ではRFパルスの照射後，位相がばらばらと早く減衰していく信号［自由誘導減衰：free induction decay（FID）］を採取して画像化したものである．短時間での撮像が可能になる一方で，磁場の不均一に極端に弱い画像になる．T2*画像がこれにあたる．

＊GRE法の特徴：
・撮像時間が短い．
・磁場の不均一に弱い：歯の充填物，スクリュー，人工関節などが存在していると信号の低下が著しく，評価できない．

0.3 脂肪抑制画像について

T1強調像でもT2強調像でも「脂肪は高信号」である．

　脂肪も水と同様にMR画像を形成するプロトンを多数もっているが，結合状態が異なるために信号の出現が異なる．脂肪と水の周囲に存在している電子が外部磁場を干渉し，水と脂肪の周波数が3.5 ppmずれる．これが位相のずれとなって画像に現れる．またT1時間（T1緩和時間といい，縦磁化の回復時間をさす）が脂肪は短くなるため，T1強調像で高信号になる．脂肪抑制画像はこのような脂肪と水の周波数の違いや位相のずれ，緩和時間の違いを利用して作り上げる．

*脂肪と水の周波数の違いを利用するもの：選択的脂肪抑制画像（chemical shift saturation：CHESS法）
*周波数の違いによる位相のずれを利用するもの（GRE法にて作成するout of phaseまたはopposed法）：腹部MRIでよく利用している．
*緩和時間の違いを利用する（short TI inversion recovery：STIR法）
*CHESS法にSTIR法を加えたもの：SPIR，SPAIR，CSS-IR法

実際の臨床では，CHESS法は幅広くいろんな部位で撮像しているが，磁場の不均一に弱い．手関節（ほかには乳房や頸部）など凹凸が激しいところでは脂肪抑制されないことがある[2]．

　また混乱させるようだが，CHESS法はGE社ではChemSAT，東芝やSimens社ではFatSatと呼称するので注意が必要である．

　Philips社のSPIR，GE社のSpec IR（SPECIAL）なども，CHESSと類似しているが異なる手法とされる脂肪抑制画像である（成書を参照）．

STIRは骨軟部領域で幅広く用いている．STIRは磁場の不均一に非常に強いので，骨軟部領域ではどの部位でも利用しやすい反面，緩和時間のみで信号を分別しているため，脂肪以外のものも抑制される（出血や造影されてT1短縮しているものなど）欠点がある．

*脂肪抑制画像の目的：
・高信号の脂肪が存在していると同定しにくい高信号病変の検出．
・脂肪抑制して画像のコントラストを向上させる．
・組織内に脂肪組織があるか確認する．

0.4 骨軟部領域で多用するプロトン強調像とはどんな画像か？

プロトン強調像はスピンエコー法において，T1もT2も強調しない画像［TRを長く（T2のように長く）する］，TEを短くする（T2より十分短くする）画像をさす．MRIの画像は本来プロトンを信号化しているので，T1もT2も強調しなければ本来のプロトンの密度を反映しているという考えに基づいている．歴史あるシーケンスであり，現在ではほぼ骨軟部領域のみにしか用いられていない．

0.5 骨軟部領域におけるシーケンス決定方法

骨軟部領域で観察するものは大きく分けると四つに大別できる．

(1) 腱・靱帯・半月板などの損傷
(2) 筋肉の損傷，腫瘍，膿瘍（炎症）
(3) 骨髄病変（腫瘍，浮腫）
(4) 軟　骨

(1) 腱・靱帯・半月板などの損傷

これらは他の構造物と比較して血管分布が少なく，密なコラーゲン，エラスチンなどで形成されている．腱はⅠ型コラーゲンが豊富であり，力の伝達に適している．半月板は線維軟骨で形成されており，腱と同様にⅠ型コラーゲンを豊富に含む．靱帯は比較的エラスチンの含有量がほかに比べて多いとされる．これらの構造物は水分が少ないためすべてのシーケンスで低信号に認められる．

＊MRIで腱・靱帯・半月板の損傷を観察する場合，
「損傷がある＝出血や炎症などで水分が増える＝信号が高くなる」と考える．

> よく使用するシーケンス：プロトン強調像
> プロトン脂肪抑制像
> T2＊強調像
> T1強調像
> 脂肪抑制T2強調像　など．

＊T2＊は病変が大きくみえやすいので，他のシーケンスと併せて判断する．

(2) 筋肉の損傷，腫瘍，膿瘍（炎症）

筋肉も腱や靱帯同様にコラーゲンの多い構造物ではあるが，血管に富むことや筋間に介在する脂肪の存在などもあり，均一な組成ではない．T1，T2強調像でどちらも低信号から中間信号を占める．これらも炎症や損傷や腫瘍などの存在でT2強調像の信号が高くなる．脂肪の存在は筋肉や腫瘍や炎症の広がりを不明瞭にするため，適宜脂肪抑制画像を併用すると観察しやすくなる．

> よく使用するシーケンス：脂肪抑制T2強調像（高信号にみえる）
> STIR像（高信号にみえる）
> T2強調像（高信号にみえるが，腫瘍の種類によってはそのかぎりではない）
> T1強調像（低信号にみえるが，出血などがあると高信号になることもある）

*腫瘍の場合，細胞密度が高く変性や出血，壊死などが伴わないと，T1・T2強調像でともに信号が下っていることが多い．

*膿瘍も時間の経過とともに信号が変化する．細菌性の膿瘍と結核や真菌などによる膿瘍などのみえ方（壁の厚みや造影による増強効果，周囲の組織の変化など）は多少異なる．

(3) 骨髄病変（腫瘍，浮腫）

骨髄の信号は年齢によって異なる．小児や若年成人では骨髄細胞が豊富で造血も盛んであるため，すべてのシーケンスで低信号をきたす．しかしながら加齢とともに脂肪細胞に置換されるため，信号はT1・T2強調像でともに高信号になる（脂肪を反映する）．腫瘍が存在すると，T1強調像で信号低下，T2強調像ではさまざまな信号を呈する傾向がある．脂肪の多い領域であるため，脂肪抑制画像を用いると，腫瘍と骨髄とのコントラストがついて診断しやすくなる．骨髄浮腫も同様であり，T1強調像で低信号，T2強調像でさまざまな信号を呈する．

> よく使用するシーケンス：T2強調像
> T1強調像
> 脂肪抑制T2強調像
> STIR像（コントラストを向上）
> プロトン脂肪抑制像

*骨髄浮腫は正常骨髄との境界が不明瞭で放射状である．脂肪抑制画像を追加すると，浮腫の範囲と形状がわかりやすくなる．それに対して腫瘍はT1強調像で骨髄脂肪との境界は明瞭である（図0.4）[3]．

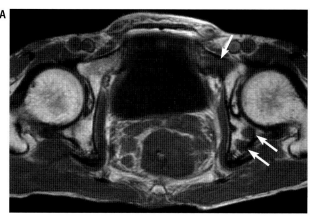
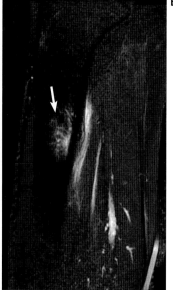

図0.4 腫瘍と浮腫の違い
A：股関節MRI, T1強調横断像
B：下腿MRI, STIR矢状断像
股関節MRI, T1強調横断像（A）で，左恥骨および寛骨臼の背側に円形の低信号腫瘤がみられる（A, →）．骨転移である．周囲の正常骨髄との境界は明瞭である．下腿MRI, STIR矢状断像（B）では，脛骨の骨髄内には放射状の骨髄浮腫が認められる（B, →）．脛骨の疲労骨折周囲の骨髄浮腫である．

(4) 軟　骨

関節面に存在している関節軟骨は硝子軟骨であり，水分含有量が多く，均一な組成であり，血管は認めない．軟骨を描出させるシーケンスは多岐にわたるが，軟骨の損傷や変性を完全に表現できるものはまだ存在していないようにも思える．また小児の場合では骨端軟骨が大きく，軟骨が高信号にみえるシーケンスでは高信号過ぎるためかえって観察しにくい．

よく使用するシーケンス：プロトン強調像
　　　　　　　　　　　　プロトン脂肪抑制像
　　　　　　　　　　　　T2*強調像
　　　　　　　　　　　　3D SPGR (spoiled gradient echo sequence)
　　　　　　　　　　　　GRE T1強調像
　　　　　　　　　　　　（ものすごく条件のよい）T2強調像
　　　　　　　　　　　　T1強調像

＊最近はT2マッピングやT1ρマッピングを用いて軟骨のコラーゲンの配列や水分含有量を評価する方法もある．膝関節でよく利用されている（関節軟骨の厚みがないと難しい）．

0.6　MRIで評価するのが難しい構造物，MRIに入れない患者

骨軟部領域のMRIはすべてにおいて万能ではない．以下のものは評価できない（評価しにくい，評価に値しない）ため，CTや超音波や核医学，単純X線写真など，他のモダリティに変更するか，もしくは他のモダリティと併せて評価する必要がある．またMRI検査が根本的にできない患者もいるので注意する．

①小さな関節遊離体，骨片：描出されにくい．
②人工物・異物の周囲の組織の評価：アーチファクトが強い．
③空気を沢山含むような状態になったもの：術後のairや胸部
④でこぼこが強いものの撮像：乳腺，足趾，手指など
⑤とにかく何でも大きく撮像：CTではないので画質が下がる．
⑥じっとできない患者の撮像：体動で評価不可能
⑦MRI非対応のペースメーカー装着の患者
⑧MRI非対応の創外固定装具などを装着している患者

＊刺青のある患者は刺青部分が発熱することもある．
＊人工内耳，補聴器利用の患者もそれを外さないと入れない．

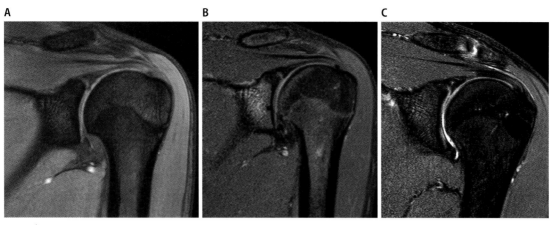

A：T2*強調斜冠状断像
　TR：5180 msec
　TE：18 msec

B：脂肪抑制プロトン強調斜冠状断像
　TR：2400 msec
　TE：24 msec

C：脂肪抑制T2強調斜冠状断像
　TR：2432.75 msec
　TE：65 msec

図0.5　さまざまな画像シーケンスの比較（肩関節）
皆似たような信号を呈しているが，撮像方法は大きく異なっている．T2*強調像（A），脂肪抑制プロトン強調像（B）では棘上筋腱の大結節付着部の信号がやや高くみえやすい（魔法角効果が強いといえる）．脂肪抑制T2強調像（C）ではTEが長いためA，Bの画像より魔法角効果の影響は少なく付着部が明瞭に描出される．関節軟骨の描出能力の優劣はなさそうである．

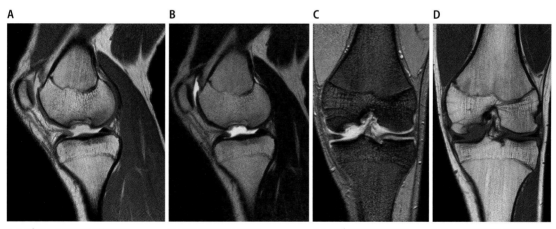

A：プロトン強調矢状断像
　TR：2864.02 msec
　TE：7.10 msec

B：T2強調矢状断像
　TR：2864.02 msec
　TE：110 msec

C：T2*強調冠状断像
　TR：549.20 msec
　TE：13.81 msec

D：T1強調冠状断像
　TR：640.64 msec
　TE：10 msec

図0.6　さまざまな画像シーケンスの比較（膝関節）
プロトン強調像（A），T1強調像（D）では関節軟骨は中間信号にみえ，骨との境界も明瞭である．T2強調像（B）では軟骨はさらに低信号に描出されている．条件をよくすれば分離は可能となる．T2*強調像（C）では軟骨は骨と比較すると高信号にみえるが，関節液が貯留している状態では境界が曖昧になることがある．半月板はどのシーケンスでも低信号にみえる．

0.7 MRIで高信号にみえるもの，低信号にみえるもの，無信号にみえるもの

大まかに表すと以下のようになる．

	高信号	低信号	無信号
T1強調像	出血（亜急性期） 脂肪 タンパク質の多いもの	水 出血（超急性期，急性期，慢性期） 筋肉・腱・靱帯 軟骨	石灰化 骨皮質 血管（流速のあるもの） 空気 ヘモジデリン
T2強調像	水 出血（超急性期・亜急性期の一部） 脂肪 タンパク質の多いもの	軟骨 出血（急性期から亜急性期，慢性期） 筋肉・腱・靱帯	石灰化 骨皮質 血管（流速のあるもの） 空気 ヘモジデリン

＊出血はヘモグロビンの変化によって信号が変化する．ヘモジデリンになると無信号化する．
＊血液は血管内に存在し流速をもって存在している．この場合はプロトンの信号強度を検出できないため，無信号になる．
＊空気はプロトンが極端に少ないため，無信号になる．
＊脂肪とタンパク質の豊富な構造物はともにT1・T2強調像で高信号になるため，脂肪抑制画像を併用して診断する．

0.8 MRIにおけるアーチファクト[1,3]

MRIにはさまざまなアーチファクトがあり，その意味を理解すると診断ミスを防ぐことができる．患者側の体動や血液などの流れによるアーチファクトのほか，体内の組成によるアーチファクト，MRIの撮像設定や信号変換上出現してしまうアーチファクトがある．下記に示す以上に存在するが，骨軟部画像の診断のうえでは魔法角効果と磁化率アーチファクトを記憶しておけばよいかと思われる．

(1) **モーションアーチファクト (motion artifact)**：体動によるアーチファクト．呼吸，腸管の蠕動，心拍やそれに伴う血流や脳脊髄液の動きをさす．
(2) **フローアーチファクト (flow artifact)**：血液や脳脊髄液の流れによるアーチファクト．
(3) **磁化率アーチファクト**（図0.7）：磁場に影響を与える物質同士が隣り合うことで出現するアーチファクトのこと．具体的にいうと，手術で留置する脳動脈瘤のクリップ，関節固定具，人工関節，歯の装填物など．そのほか空気との境界面，出血に伴う変化（ヘモジデリン）など．
(4) **化学シフトアーチファクト**：水と脂肪の共鳴周波数の違いで画像が微妙にぶれること．白と黒の帯状のバンドができる．
(5) **魔法角効果 (magic angle effect)**（図0.8）：靱帯や腱のように膠原線維が一定の方向に配列する組織が静磁場と55°の角度をなすと，その部位の信号が上昇すること．エコー時間 (TE) の短いシーケンス（プロトン強調像，T1強調像，T2*強調像）などで発生しやすい．魔法角効果を受けにくいT2強調像（TEが長いため）を加えると，偽陽性かどうか鑑別がつく．
(6) **折り返しアーチファクト**：撮像範囲 (field of view : FOV) が小さい時に発生する．これはMRIでの撮像設定の問題で発生する．
(7) **トランケーションアーチファクト**：コントラストの強い描速面付近に存在する平行線のアーチファクト．これもMRIの信号変換上の問題である．

＊魔法角効果を示しやすいところは，肩関節の大結節付近を走行する棘上筋腱，Bankart病変を起こしやすい関節唇の前下方，足関節の内果・外果レベルの腓骨筋腱，長母指屈筋腱（曲がりの部分）に多い．

●参考文献
1. 田中 宏：Chapter 2. MRIの基礎．福田国彦・編，多田信平・監修：MRI免許皆伝．日本医事新報社，2006：16-60．
2. 扇 和之・編，土屋一洋・監修：MRIデータブック．メジカルビュー社，2006：2-360．
3. 小橋由紋子：ジェネラリストのための高齢者画像診断—基礎からわかる骨・関節・筋疾患のみかた．メディカル・サイエンス・インターナショナル，2015．

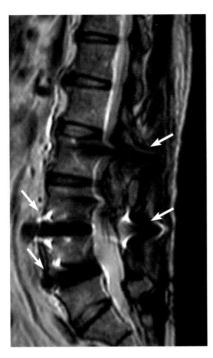

図0.7 磁化率アーチファクトの例（文献3より）
腰椎MRI，T2強調矢状断像　後方除圧が施行され，後方固定後である．L3〜4，L4〜5には無信号を示す構造物が留置されている．これらによって強い画像のゆがみを呈している（→）．

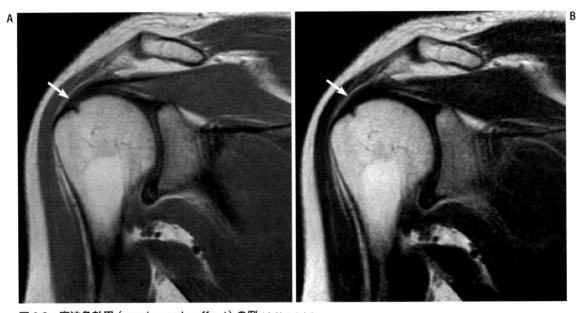

図0.8 魔法角効果（magic angle effect）の例（文献3より）
A：肩関節MRI，プロトン強調斜冠状断像（TE 9.47 msec），B：T2強調斜冠状断像（TE 90 msec）
MRI，プロトン強調像（A）では，棘上筋腱の大結節付着部の領域で信号上昇が認められる（A, →）．プロトン強調像（A）で信号上昇していた領域はT2強調像（B）では均一な低信号を示しており（B, →），魔法角効果といえる．

第1章

頭部外傷

コンタクトスポーツやスピードの出るウインタースポーツでの受傷が多く，強い衝撃や回転などが加わるため，目にみえない外傷が潜むことが多い．脳振盪を起こしている場合では厳重な経過観察が必要である．また顔面骨の骨折ではボールがぶつかることによる受傷が多い．

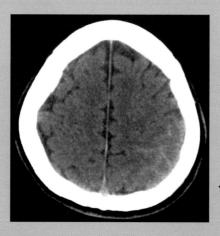

◀ 30歳代男性
ラグビーで激しく衝突し，転倒した．
（詳細は本章21ページを参照）

頭部外傷の種類と特徴

スポーツにおける頭部外傷は，ボクシング，空手，柔道といった格闘技や武道，ラグビー，アメリカンフットボールのようなコンタクトスポーツ，スキーやスノーボードといったウインタースポーツで頻度が高い．具体的には，外傷性急性硬膜外血腫，硬膜下血腫，くも膜下血腫など，脳表面を包む膜近傍の出血，脳実質の挫傷（脳挫傷），脳に激しい回転が加わることで発症するびまん性軸索損傷などが挙げられる．脳挫傷やびまん性軸索損傷などは，主に交通外傷でみられ，スポーツ損傷での頻度はそれほど高くはないと思われる．また上記の外傷において画像診断は必須であり，迅速な判断やフォローの撮影が容易な頭部 CT が選択される．また，頭部打撲，挫傷など，目にみえる出血があっても画像所見で異常を認めない頭部外傷ももちろん存在する．

　頭部外傷直後，意識がはっきりしているかどうかは頭部外傷を推測するうえで必須であり，以下の四つに分類できる．

（1）意識がある（受傷後意識障害がないもの）
（2）一過性の意識障害があるが 6 時間以内に回復するもの
（3）意識障害が 6 時間以上持続するもの
（4）一時的な意識消失のあと，再度意識障害が起こるもの

（1）はほぼ問題なく，すぐにスポーツへ復帰できるが，外傷に伴う健忘が起こっていることもある（外傷性健忘）．

　（2）においても特別な治療を必要としないことが多い（この意味は，脳挫傷や外傷性のくも膜下血腫などが存在しても，経過観察で何とかなるもの，という意味合いを含む）．いわゆる脳振盪はこのあたりの状態である．脳振盪の主な症状は，頭痛，吐き気，嘔吐，立ちくらみ，めまい，目の焦点が合わない，ボーッとしている，歩行不安定など，多彩である．試合中などに脳振盪を起こしてすぐに意識を回復した場合では，スポーツ復帰をただちにさせることは危険を伴う．短期間に 2 度目の脳振盪を起こした場合，セカンドインパクト症候群になり脳障害を残す可能性がさらに高くなる．

　（3）は脳損傷を強く疑う．脳機能の著しい低下があることを示唆しており，外科的な治療が必要になる．大きな脳挫傷がこれにあたる．

　（4）は急性硬膜外血腫もしくは急性硬膜下血腫に多い意識障害のパターンである．一時的な意識回復期は意識清明期 lucid interval とよぶ．意識清明期が 2 時間ほど存在すると急性硬膜外血腫であり，意識清明期が数分程度の場合では急性硬膜下血腫となり，ボクシングなどでみられ，外科的治療が必要になる．

実際のスポーツ現場では画像診断がすぐにできるわけではないため，頭部外傷においては意識障害の重症度で競技の続行を決定する．米国神経学会議（American Academy of Neurology：AAN）の提唱している『脳振盪判定基準』は非常に使いやすく高評価である．

顔面骨は左右に一対の骨と顔面中央の骨が複雑に合わさって形成されている．個性ある顔面を作るとともに感覚器官を支持し，感覚器から脳へ，また脳から感覚器や四肢への神経や血管を通す複雑な骨孔を形成している．また，顔面の筋肉はきわめて複雑であり発語，呼吸，咀嚼などの機能を円滑に行う．顔面の損傷は，スポーツ外傷においては，野球やソフトボールが顔に当たることで発症することが多い．そのほかはボクシングや空手といった格闘技・武道などがある．この損傷は単純な美醜の問題から，感覚器の機能低下（眼球の運動障害など），発語不良（下顎骨骨折など）や呼吸困難などを伴うため，見落としなく判断する必要がある．

頭部の局所解剖

頭蓋骨は頭蓋冠と頭蓋底に分類することができる．成人の脳頭蓋は正中線上に存在する1つの骨（前頭骨，篩骨，蝶形骨，後頭骨）と左右に存在する2対の骨（側頭骨，頭頂骨）の合計8個の骨が存在する．頭蓋底は外側からみる外頭蓋底と内部からみる内頭蓋底がある．内頭蓋底は前頭蓋底，中頭蓋底，後頭蓋底に分けられる．頭部外傷では前頭蓋底，中頭蓋底の領域での脳挫傷や血腫の形成が多い．また脳を包む髄膜は硬膜，くも膜，軟膜と3層あり，脳の保護や動静脈，静脈洞の支持，くも膜下腔の閉鎖を行っている（図1.1）．硬膜は厚い線維性の膜であり，外層は頭蓋骨と結合し，内層はくも膜と接している．外層と内層との間には静脈洞が存在している．通常，生体では硬膜と頭蓋骨が分離することはなく，硬膜外血腫や膿瘍といった病的な場合のみである．

くも膜と軟膜は薄い膜であり接しているが，この間は脳脊髄液で隔たれている．

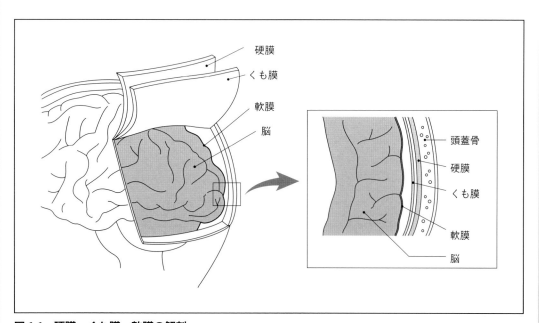

図1.1 硬膜・くも膜・軟膜の解剖
脳を包む膜を髄膜とよび，表層から硬膜，くも膜，軟膜である．硬膜は非常に強靱であり，動静脈や静脈洞を支持する．くも膜と軟膜の間にはくも膜下腔があり，この内部に脳脊髄液を満たしている．

1.1 外傷性急性硬膜外血腫
traumatic acute epidural hematoma（AEDH）

■病態および症状
主に交通外傷でよくみられる外傷であるが，スポーツにおいてはラグビー，スノーボード，ボクシング，アメリカンフットボールなどの頭部の激しい接触や頭部（脳）を激しく振られるような動きで発生する．そのほかに階段や高所などからの転落でも起こる．脳が強く揺すられることで硬膜と頭蓋骨の間に存在する架橋静脈が脳側で破綻してしまい，硬膜外に血腫が形成される．たいていは頭蓋骨の骨折を伴っている．

■診　断
明らかな頭部への衝撃の既往があることと，非造影CTで判断する．

■合併症
硬膜外血腫の場合は頭部への強い衝撃で意識消失を起こすことが多い．この際，意識が戻ったとしても（意識清明期），架橋静脈からの出血および血腫が大きくなることで，再度意識消失することになる．最初の衝撃の際，CTを撮影しても血腫が小さく発見できない場合もあるので，短い期間での再撮影が必要である．

■治　療
血腫が小さく，拡大傾向がない場合は経過観察する．血腫が大きく脳の圧迫が高度な場合は硬膜外血腫の除去を行う．

画像診断
頭蓋内の血腫の部位と種類を同定するのが目的である．CTが最も簡便で有用である．硬膜外血腫は外傷直後に血腫が同定されないことも多いため，経時的に検査を重ねて硬膜外血腫の同定，もしくは否定を行う．脳にかかる回転や衝撃による出血であるため，骨と脳が近接し入り組んでいる中頭蓋の血腫の有無も確認する．

単純X線写真	側面像で斜走する線状の透亮像を認める．これは骨折線に一致する．
CT	血腫の発見および血腫の大きさのフォローをするには最適である．血腫は典型例では半円形の高吸収域として同定できる．血腫の近傍には骨折を認めることが多い（図1.2）．このため，骨条件を必ず確認すること．
MRI	血腫の同定においては，CT以上のモダリティはないので，撮像する必要がない．頭部外傷に伴うびまん性軸索損傷を疑う場合には適応となる．

●参考文献
1. 川又達朗，片山容一：第10章 頭部外傷．太田富男，松谷雅生・編：脳神経外科学 II，改訂9版．金芳堂，2004：1087-1232.

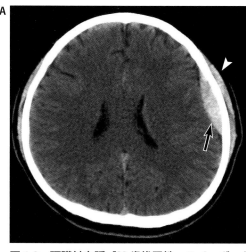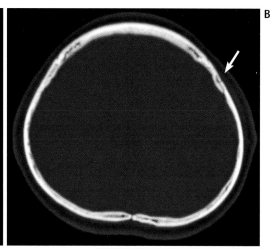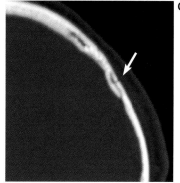

図 1.2 硬膜外血腫[20歳代男性．スノーボードで転倒]
頭部CT 横断像（A：軟部条件，B：骨条件，C：骨条件の拡大像）
頭部CT，軟部条件（A）で，左前頭頭頂葉の硬膜外腔に半円形の高吸収域があり，硬膜外血腫に一致する（A, →）．頭蓋骨を挟んで頭皮側にも軟部腫脹と高吸収域があり皮下血腫を形成している（A, ▶）．骨条件（B）では，左頭頂骨に線状の骨透亮像があり骨折である（B, →）．Bの拡大像（C）では，骨折線を認める（C, →）．

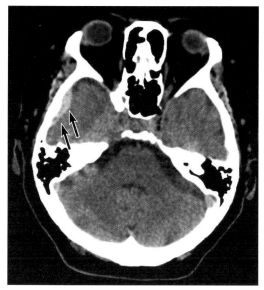

図1.3 外傷性硬膜外血腫（中頭蓋窩の硬膜外血腫）[50歳代女性．スノーボードで転倒]
頭部CT横断像 右中頭蓋窩に半円形の高吸収域があり血腫に相当する（→）．骨条件において明らかな骨折は指摘できなかった（非呈示）．

診断のポイントと注意点
- ぶつけた場所の皮下血腫・骨折の有無を確認する．
- 必ずしも半円形の血腫を形成しているとはかぎらない．
- 他の血腫（くも膜下血腫・硬膜下血腫）を合併していることもある．
- 経時的にフォローして血腫の増大がないか確認する．
- 脳挫傷の有無をチェック，なければ予後はよい．

1.2 外傷性急性硬膜下血腫
traumatic acute subdural hematoma (ASDH)

■病態および症状
スポーツの受傷例ではボクシングが多く，頭部への反復打撃によって脳が振られることで発症する．近年，日本では若年者の柔道での急性硬膜下血腫が注目されている．柔道における急性硬膜下血腫は二つの原因があり，一つ目は頭部への直接打撃であり，受け身をしっかり習っていない状態で投げられ，後頭部を畳にぶつけ発症する．二つ目は頭部への直接打撃による損傷ではなく，投げられることで脳が振られ脳と硬膜をつなぐ架橋静脈が破綻するためとされる．前者は学生であれば，中学1年や高校1年など，武道に触れて間もないと思われる時期に発生する．後者に関しては脱水が危険因子であり，夏場の発症が多い．

■診断
非造影頭部CTで判断する．

■合併症
血腫が大きくなり頭蓋内圧の亢進からヘルニアを合併する場合もある．また脳浮腫や大きな血腫の除去後に新たな血腫が出現することもある．受傷時に外傷性くも膜下出血を認めることもある．

■治療
血腫が大きい場合は外科的に除去する．脳浮腫が強い場合では低体温療法やバルビツレート療法を行う．血腫が小さく増大傾向がないときのみ，厳重な経過観察を行う．

画像診断

単純X線写真	血腫の同定はできないため頭蓋骨骨折の有無をみる程度．
CT	迅速に血腫の評価が可能になる．半円形の血腫が脳表に沿って帯状に認められる．外傷であるため，くも膜下血腫を同時に認めることもある．脳溝や脳室の不明瞭化は脳浮腫を疑う．
MRI	血腫の存在診断には用いない．ヘルニアや脳挫傷の合併がある場合に用いる．

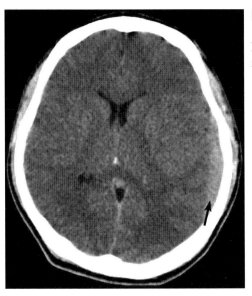

図 1.4　外傷性急性硬膜下血腫
[18 歳男性（外傷の詳細は不明）]
頭部 CT 横断像　左硬膜下腔の拡大が認められ，内部に高吸収を示す液体貯留を示す（→）．急性硬膜下血腫に位置する所見である．左大脳半球は右と比べてやや浮腫を呈している．頭蓋骨骨折は指摘できない．

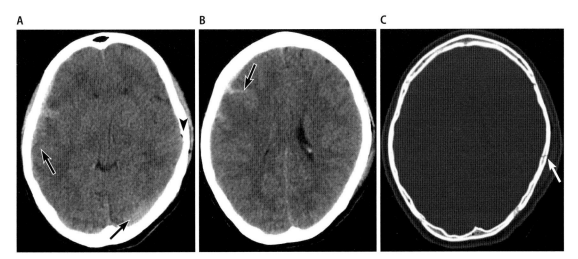

図 1.5　外傷性急性硬膜下血腫 [17 歳女性．交通外傷]
頭部 CT 横断像（A：中脳レベル，B：側脳室レベル，C：骨条件）　中脳レベルの頭部 CT（A）で，両側大脳半球に沿うように硬膜下腔の拡大と血腫を示す高吸収域を認める（A, →）．既往を考慮すると急性硬膜下血腫に矛盾しない．左頭頂骨の内側に air があり（A, ▶），骨折を疑う所見である．側脳室レベル（B）では，脳溝に沿うような高吸収域もあり，外傷性くも膜下出血も合併している（B, →）．骨条件（C）では，左側頭骨に骨折線を認める（C, →）．

診断のポイントと注意点
- 脳を強く圧迫するため，意識障害の程度が硬膜外血腫より強い．
- 脳挫傷を合併していることが少なくない．
- 血腫は高吸収である（慢性硬膜下血腫との違い）．
- 経時的にフォローして血腫の増大がないか確認する．
- 脳挫傷を合併している場合は，その旨を記載する（高次機能障害や運動麻痺といった重篤な後遺症が残存しやすいため）．

1.3 外傷性くも膜下血腫
traumatic subarachnoid hematoma (SAH)

■病態および症状
通常のくも膜下出血はWillis動脈輪に発生する脳動脈瘤の破裂によって発症する．ただし激しい頭部への衝撃でも，くも膜と軟膜の間の血管が破綻し出血する．症状は激しい頭痛，嘔吐，意識障害である．出血の程度で症状は多少変化する．くも膜嚢胞が存在し血腫がくも膜嚢胞内に貯留することもある．

■診 断
非造影頭部CTで早急に判断する．スポーツ中の脳動脈瘤の破裂によるくも膜下血腫の可能性も否定できない場合は積極的に造影剤を使用しCTAを行うべきである．

■合併症
血腫が小さい割に意識障害が遷延している場合，びまん性軸索損傷を疑う．MRIを撮像し，脳幹部や脳梁の軸索損傷の有無を確認する必要がある．

■治 療
外傷性くも膜下血腫の場合では手術による治療の適応はない．血腫が縮小するのを経過観察する．頭蓋内圧が亢進しているときは，それに対して減圧術を施行する．

画像診断

硬膜外血腫の診断と同様に早急に損傷を判断するには頭部CTが最適である．くも膜下出血を発見した場合，明らかな頭部外傷の既往があるかないかで追加する検査が変わる．頭部外傷がはっきりしない場合では，脳動脈瘤の有無を確認するために造影剤使用による頭部CTAが必須である．

単純X線写真	有用ではない．頭蓋骨骨折の有無が確認できる．
CT	非造影CTで脳溝に沿った高吸収域を同定する．脳挫傷を認める場合もあるが，スポーツの場合はそこまでの強い外傷性変化はまれである．スポーツ中の意識障害で，頭部に強い衝撃の既往がはっきりしない場合，血腫がWillis動脈輪周囲にある場合では，脳動脈瘤破裂の可能性も考慮し，造影検査を行う．
MRI	くも膜下血腫の診断や血腫の同定のためには不必要な検査である．造影剤を用いた検査が行えない患者の場合での脳動脈瘤の同定にMRAは有用になる．血腫はT2強調像よりFLAIR像やT1強調像で同定しやすい．

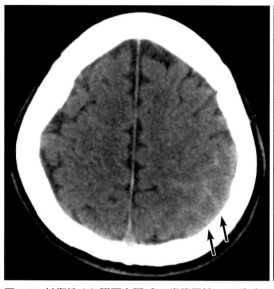
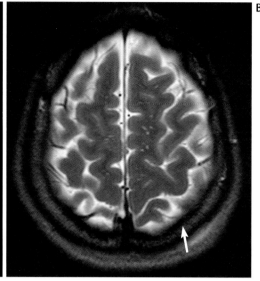

図 1.6 外傷性くも膜下血腫［30 歳代男性．ラグビーで激しく衝突，転倒した（詳細不明）］
A：頭部 CT 横断像，B：頭部 MRI, T2 強調横断像　CT（A）で，左頭頂葉の脳溝に沿うように高吸収域を認める（A, →）．脳実質の局所的な腫脹がある．既往を考慮すると外傷に伴うくも膜下血腫に一致する．当日撮像された MRI（B）では，血腫ははっきりと同定できない（B, →）．この MRI は外傷機転が曖昧であったため脳動脈瘤の否定のために撮像された．脳動脈瘤は認められなかった．

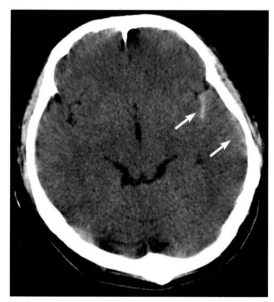

図 1.7　外傷性くも膜下血腫
［40 歳代男性．スキーで転倒］
頭部 CT 横断像　左 Sylvius 裂に沿うように高吸収域を認め，外傷に伴うくも膜下血腫に一致する（→）．

診断のポイントと注意点
- 脳溝に沿うような血腫はくも膜下血腫である．
- 脳底槽の血腫の場合では脳動脈瘤の破裂との区別がつきにくいため，CTA が必要になる．
- 経時的にフォローして血腫の増大がないか確認する．

1.4 脳挫傷
brain contusion

■病態および症状
脳実質の挫滅であり，挫傷を起こした脳組織の機能回復は望めない．大部分の症例は交通外傷によるものが多く，スポーツでの受傷例では，ボクシング，柔道，ラグビーなどの格闘技やコンタクトスポーツ，スキーやスノーボードといったウインタースポーツで起こる．脳挫傷の好発部位は前頭蓋底や側頭葉の側頭極であり，この部位は頭蓋骨の構造が複雑（でこぼこしている）なためとされる．急性硬膜下血腫や外傷性くも膜下血腫が合併していることもある．挫傷をともなう浮腫，激しい頭痛，めまい，吐き気，嘔吐などが認められ，これに挫傷した領域に応じて思考能力や運動能力の障害，視力や言語障害，記憶障害などを認める．またぶつけた部位と反対側に血腫が生じることもある．これはコントラクー外傷とよぶ．

■診　断
非造影頭部CTで迅速に判断する．その後MRIによる精査が追加されることが多い．

■合併症
血腫の大きさ，意識障害の程度などで変わる．後遺症として高次機能障害が発生することもある．

■治　療
挫傷した部分が小さい場合では安静および経過観察であるが，大きい場合は外科的に血腫除去を行う．

画像診断

頭部単純X線写真	頭蓋骨骨折の評価に時として用いる．
CT	早期診断には頭部CTが最適である．非造影CTで血腫の同定を行う．
MRI	挫傷の診断には利用しないが，脳幹部の損傷やその他の異常を捉えるために用いる．

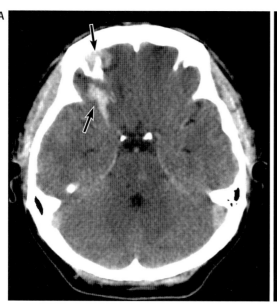
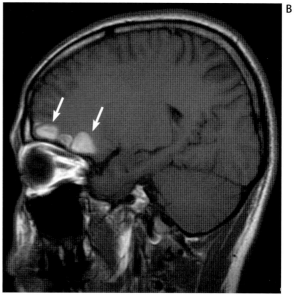

図 1.8　脳挫傷［40 歳代男性．スキーで損傷］
A：頭部 CT 横断像，B：MRI, T1 強調矢状断像　頭部 CT（A）で，右前頭葉の前頭蓋底に帯状の高吸収域があり，脳挫傷およびそれに伴う血腫を認める（A, →）．MRI（B）では，前頭蓋底に一致して高信号域が広がっており，挫傷による血腫である（B, →）．

診断のポイントと注意点
- 前頭蓋底，側頭極に高頻度である．骨や骨のアーチファクトがあるので読影に注意する．
- コントラクー外傷の有無を確認する．
- 受傷後時間が経過してから出血が発生するので，フォローの撮影は必須である．
- 脳挫傷に合併する脳腫脹やヘルニアの評価を行う．

外傷性頭蓋内出血のまとめ

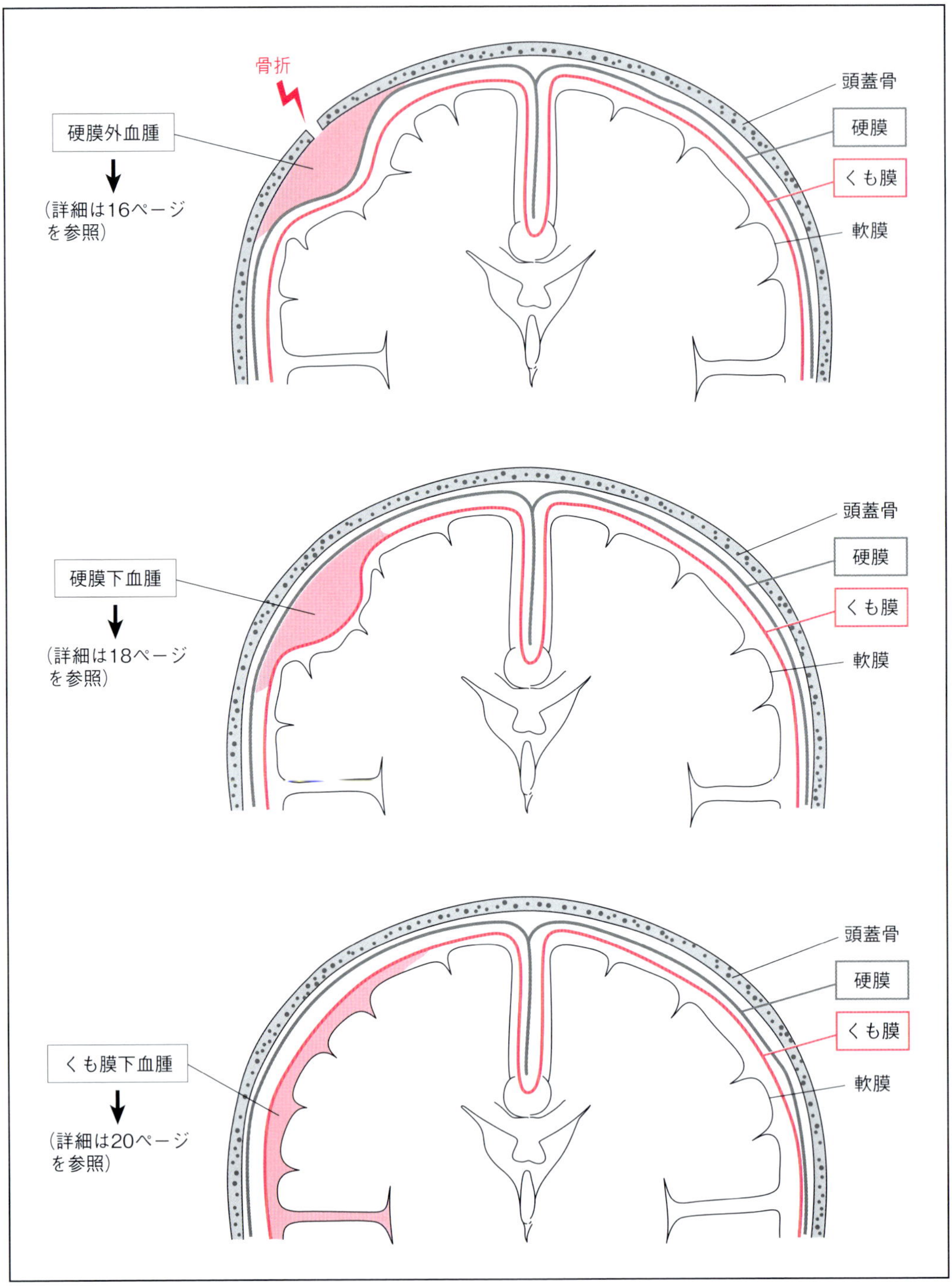

骨折

硬膜外血腫
↓
(詳細は16ページを参照)

頭蓋骨
硬膜
くも膜
軟膜

硬膜下血腫
↓
(詳細は18ページを参照)

頭蓋骨
硬膜
くも膜
軟膜

くも膜下血腫
↓
(詳細は20ページを参照)

頭蓋骨
硬膜
くも膜
軟膜

図1.9　外傷性急性硬膜外血腫と硬膜下血腫，くも膜下血腫の違い

1.5 顔面骨骨折 （鼻骨骨折，眼窩吹き抜け骨折，上顎洞壁骨折，ZMC 骨折，Le Fort 型骨折，下顎骨骨折）

顔面骨の解剖

顔面骨は 10 種類 16 個，頭蓋骨は 5 種類 7 個，合計 23 個の骨から成り立ち，複雑に組み合わさっている（図 1.10）．顔面骨格は口（上顎と下顎），鼻（鼻腔），眼窩の大部分を取り囲む骨で構成される．前頭骨，篩骨，蝶形骨，側頭骨は含気骨とよばれ，蜂巣や副鼻腔といった含気を含めるスペースを形成する．頬骨は顔面頬部の突出を形成し，なおかつ眼窩の前外側縁，外側壁，下壁，眼窩下縁などの大部分を形成する．上顎骨は上顎を形づくり上顎歯をもつ．上顎骨の外側は頬骨と幅広い接合面をもつ．下顎骨は下顎歯を支持するための歯槽突起をもつ．

後述する Le Fort 骨折はフランスの外科・産婦人科の医師が 19 世紀に提唱した骨折であり，顔面骨の骨折線を三つに分類している（図 1.10）．

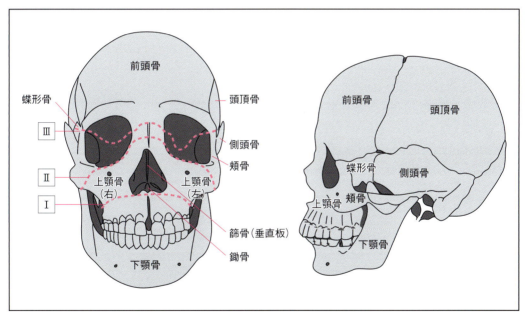

図 1.10 顔面骨の解剖および Le Fort 線
顔面は中央部分を形成する一つの骨［下顎骨，篩骨，鋤骨（鼻甲介の一部）］と左右に存在する 6 対の骨（上顎骨，下鼻甲介，頬骨，口蓋骨，鼻骨，涙骨）で構成される．Le Fort 線（Ⅰ～Ⅲ）を重なるように載せてある．

(1) 鼻骨骨折
nasal bone fracture

■**病態および症状**

スポーツにおける鼻骨骨折は球技（野球やソフトボール）で鼻にボールが当たることで発生する．若年者に多い．そのほかにボクシングや空手といったコンタクトスポーツでみられる．日常においての鼻骨骨折は喧嘩で鼻を殴られて発症することが多い．鼻の変形，腫脹，鼻出血，鼻閉を呈する．

■**診　断**

鼻への外傷既往，外見上で鼻部の腫脹，変形などで診断可能である．特に画像を必要としないが，鼻中隔血腫，髄液鼻漏がある場合，頭蓋底骨折，眼窩底骨折の合併が疑われる場合においてはCTによる評価が必要である．鼻骨にかかる外傷の向きによって鼻骨骨折は斜鼻型（lateral injury）（鼻部側面からの外力がかかる）と鞍鼻型（frontal injury）（鼻部正面に外力がかかる）に分類できる．斜鼻型は鼻中隔骨折や脱臼を伴いやすい．鞍鼻型は斜鼻型より大きな外力で発症し鼻背部の変形，鼻閉をきたしやすい．

■**合併症**

鼻中隔血腫がある場合は早急に吸引除去する必要がある（血腫によって鼻中隔穿孔や鼻中隔の壊死を起こす）．整復がうまくいかなかった場合は鼻部の変形が残る．

■**治　療**

急性期（受傷後1〜3時間以内）の鼻骨骨折の場合は鉗子挿入による矯正を行う．鼻部の浮腫や腫脹，時間が経過してしまい矯正困難な場合では外科的治療が必要になる．

画像診断

単純X線写真	かつて鼻骨骨折の同定に用いられていたが，信頼性には乏しい．
CT	鼻骨骨折の形状の把握や鼻中隔血腫の有無，その他の合併損傷の同定に優れる．再構成画像（MPR像）を作成すると，鼻骨の変形とともに鼻中隔の変形の程度も診断しやすくなる．
MRI	鼻骨単独損傷と思われる場合では撮像の適応がない．

●参考文献
1．尾尻博也：第12章 頭蓋顔面・頸部外傷．頭頸部の臨床画像診断学，改訂第2版．南江堂，2011；547-582．

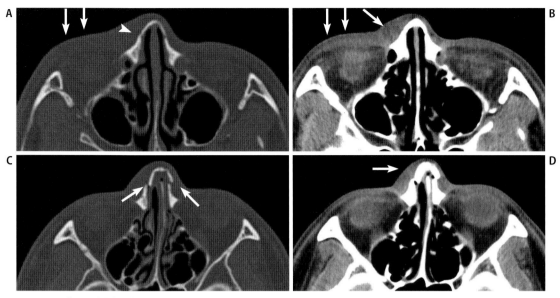

図 1.11 鼻骨骨折（斜鼻型）
顔面骨 CT 横断像（A, C：骨条件，B, D：軟部条件）
A：15 歳男性．硬球が鼻に当たる　右眼瞼から右鼻根部へかけての腫脹（A, →）と右から左側へ向かう外力によって骨折し変形している鼻骨を認める（A, ▶）．斜鼻型の片側性鼻骨骨折である．鼻中隔は保たれているようである．
B：Aと同一症例　鼻骨骨折ははっきりしないが，右眼瞼から鼻根部への軟部腫脹が明瞭に同定できる（B, →）．
C：16 歳男性．硬球が鼻に当たる　右側から左側にかけての外力によって両側性の鼻骨骨折を認める（C, →）．鼻中隔は弯曲しているようにみえる．
D：Cと同一症例　右鼻根部を中心に軟部腫脹を認める（D, →）．

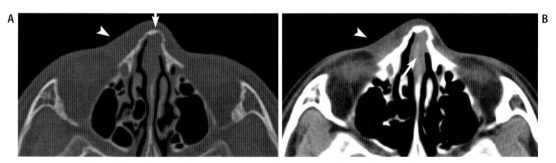

図 1.12 鼻骨骨折（鞍鼻型）と鼻中隔血腫［13 歳男性．ソフトボールが顔面に当たる］
顔面骨 CT 横断像（A：骨条件，B：軟部条件）　骨条件（A）で，鼻骨の正中部が陥没しており（A, →），正中からの外力による骨折である．ただし右鼻骨周囲の軟部腫脹も認められるため（A, ▶），右側面からの外力も存在したと思われる．軟部条件（B）では，右鼻部優位の両側性の鼻部周囲の腫脹を認める（B, ▶）．鼻中隔は腫大しており鼻中隔血腫を疑う所見である（B, →）．

診断のポイントと注意点
- 必ず鼻骨への直接打撃の既往がある．
- 画像上，鼻骨の転位がはっきりしない場合もある．
- 鼻中隔血腫の有無を確認すること．
- 合併する他の顔面骨骨折の可能性を考慮しながら読影すること．

(2) 眼窩吹き抜け骨折
blow-out fracture

■病態および症状
上眼瞼部から眼球部への外力による骨折である．スポーツ外傷の場合は鼻骨骨折と同様にボールが顔面にぶつかることで発生することがほとんどである．ボールの大きさが問題であり，眼窩より大きいボール（硬球，ソフトボールのボール，テニスボール）などで発症し，眼球の破壊を起こす小さいボール（ゴルフボールなど）では発症しない．そのほかはボクシングや空手といったコンタクトスポーツによる受傷が挙げられる．この場合では両側性のこともある．症状は上方視での複視（骨折によって下直筋が上顎洞内へ脱出して起こることが多い），同側の眼窩下神経領域の知覚異常，眼瞼腫脹，鼻出血など．視力障害の頻度は低い．眼窩下壁には眼窩下神経の走行する領域があり，この部分が脆弱であるため骨折しやすいとされる．

■診　断
顔面骨CTで評価する．MPR冠状断像を作成すると眼窩底骨折の判断が容易になる．

■合併症
眼窩底骨折の約50％で同側眼窩内側壁骨折を伴う．また骨折による眼窩内容積が大きくなることで，晩発性眼球陥没を起こすことがある．これも眼窩底・内側壁骨折がある場合は発生しやすい．

■治　療
受傷後1〜2週間後の手術が望ましい（血腫や浮腫が軽減するため）．経鼻的内視鏡的アプローチによる眼窩底修復が機能的・美容的障害が少ない．そのほかは中鼻道よりアプローチして上顎洞を開放して洞内より骨片を摘出する方法などがある．

画像診断

単純X線写真	Waters法による眼窩および上顎洞の評価が可能ではあるが正診率は50％程度である．
CT	眼窩底骨折の診断において最適な検査である．MPR冠状断像を用いると眼窩底の評価が容易になる．骨条件で眼窩底骨折や骨片の転位を確認し，軟部条件で下直筋の脱落，上顎洞内の血腫の評価を行う．横断像のみのCTでは，眼窩底骨折を見落とす恐れがあるので注意する．
MRI	眼窩底骨折の評価には不要である．

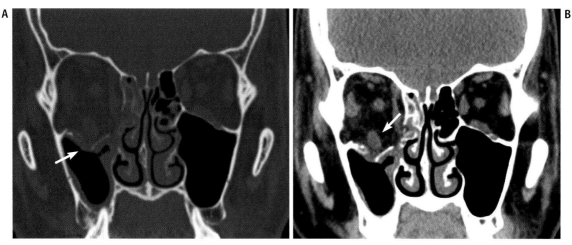

図1.13 眼窩吹き抜け骨折[30歳代男性.ボールが右頬部に当たる]
顔面骨CT, MPR冠状断像(A:骨条件, B:軟部条件) 骨条件(A)で,右眼窩下壁の骨折を認める(A,→).眼窩吹き抜け骨折である.右篩骨洞には軟部濃度を認めるが,明らかな骨折の合併はない.右上顎洞も粘膜肥厚を認める.軟部条件(B)では,下直筋が腫大し上顎洞側へ下垂している(B,→).篩骨洞,上顎洞内の軟部濃度はやや濃度が高いため,骨折に伴う血腫と推測される.

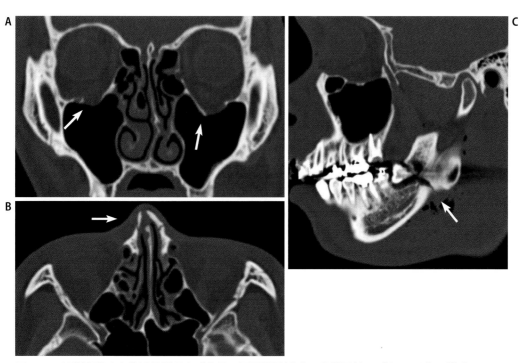

図1.14 両側眼窩吹き抜け骨折および鼻骨・下顎骨骨折[20歳代男性.ボクシングで受傷]
顔面骨CT(骨条件)[A:MPR冠状断像, B:横断像(眼窩レベル)], C:CT, MPR矢状断像(下顎骨のレベル) 顔面骨CT冠状断像(A)で,両側眼窩下壁の骨折を認める(A,→).両側眼窩吹き抜け骨折である.横断像(B)では,左から右に向かう外力による鼻骨骨折を認める(B,→).周囲の軟部組織の腫脹を伴う.矢状断像(C)では,左下顎骨の骨折を認める.骨折線は水平埋伏智歯の周囲に及んでいる(C,→).

診断のポイントと注意点
- 合併する他の顔面骨骨折の可能性を考慮しながら読影すること.
- CTでMPR冠状断像を必ず作成し評価すること.
- 眼窩内側壁の骨折がある場合もある.

(3) 上顎洞壁骨折
fracture of maxillary sinus

■ 病態および症状

鼻骨骨折や眼窩底骨折と同様に鈍的外傷（ボールをぶつけられる，殴られる）で発生する．この領域の骨折は外力の大きさによって近傍の骨の骨折が増えると思ってよい．頬部の腫脹，疼痛，鼻出血などを認める．上顎洞の前壁の骨折が多い．

■ 診 断

顔面骨CTで評価する．MPR冠状断像を作成すると，頬骨や眼窩底，他の部位の顎洞壁骨折の見落としが軽減される．

■ 合併症

上顎洞血腫，骨折の見落としが重要である．孤立性頬骨弓骨折，上顎洞の前後壁，外側壁骨折，上顎歯槽骨骨折などもあるので注意．

■ 治 療

特に治療を必要としないが，美容目的に整復する場合もある．

画像診断

単純X線写真	最近はあまり用いられることがない．Waters法で上顎洞内の濃度上昇や，骨壁の左右差の有無をみる．
CT	上顎洞の前壁の骨折は横断像で評価可能であるが，他の骨折が疑われる場合では必ずMPR冠状断像を作成すると見落としが少なくなる．上顎洞の前壁の骨折の場合は，前方からの鈍的外傷によって後壁まで吹き抜けるように骨折することがある．
MRI	骨折の診断には適応がない．

● 参考文献
1. 尾尻博也：第12章 頭蓋顔面・頸部外傷．頭頸部の臨床画像診断学，改訂第2版，南江堂，2011：547-577．
2. Fridrich KL, Pena-Veasco G, Olson RA：Changing trends with mandibular fractures：A review of 1067 cases. J Oral Maxillofac Surg 1992；50：586-589．

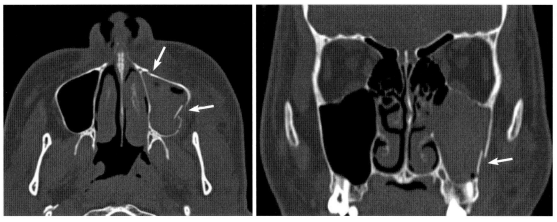

図 1.15　上顎洞前壁・外側壁骨折［15歳男性．ソフトボールが左頬部に当たる］
A：顔面骨 CT 横断像（骨条件，上顎洞レベル），B：CT, MPR 冠状断像　CT 横断像（A）で，左上顎洞の前壁と外側壁に骨折を認める（A, →）．上顎洞内には軟部濃度が認められ血腫が形成されている．冠状断像（B）では，左上顎洞の外側壁の骨折を認める（B, →）．左眼窩底の骨折はなく保たれている．左頬部の軟部腫脹が目立つ．

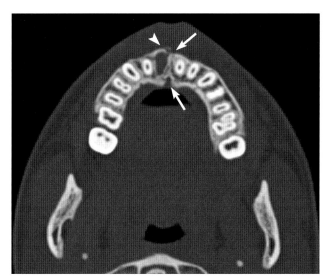

図 1.16　上顎歯槽骨骨折（参考症例）
［15歳男性．激しく転倒．右上顎正切歯の喪失がある］
顔面骨 CT（骨条件）横断像（上顎歯槽骨レベル）　上顎骨の中央部に骨折線が認められる（→）．右上顎正切歯は喪失している（▶）．

診断のポイントと注意点
- 合併する他の顔面骨骨折の可能性を考慮しながら読影すること．
- CT で MPR 冠状断像を必ず作成し，評価すること．
- 眼窩下壁の骨折がある場合もある．

(4) 頬骨上顎骨複合骨折（ZMC 骨折）
zygomaticomaxillary complex fracture

■病態および症状
上顎骨頬骨隆起への鈍的外傷によって生じる．眼窩下縁，眼窩外側壁，頬骨弓の骨折を含む．この骨折においても，ボールが当たる，殴られるといった外傷で発生する（交通外傷でも発生する）．上顎骨頬骨隆起は顔面の形態的にも重要（ちょうど頬の一番盛り上がっている部分）であるが，ほかに眼窩外側壁を形成し，眼球の側方からの支持も行っている．症状は局所の腫脹のほかに，複視，鼻出血，顎関節の可動域制限，咬合不全，眼窩下神経損傷などがある．

■診 断
顔面骨 CT で判断する．MPR 冠状断像，矢状断像のほかに，3D 画像も作成するとよい．

■合併症
時に中硬膜動脈損傷をきたしている場合があり，硬膜外血腫を伴う可能性がある．骨折が多方向にわたり，Le Fort I，II 型骨折と複合する場合もある．

■治 療
外科的に修復する．歯肉頬粘膜アプローチにてミニプレートなどで固定する．

画像診断

単純X線写真	最近はあまり用いられることがない．
CT	横断像のほかに MPR 冠状断像，矢状断像を加えて 3 次元的に診断する必要がある．3DCT を用いると立体的な把握の助けになり，頬骨隆起の変形の評価なども容易になる．
MRI	骨折の同定には適応がない検査である．

●参考文献
1. Balakrishnan K, Ebenezer V, Dakir A, et al：Management of tripod fractures (zygomaticomaxillary complex) 1 point and 2 point fixations：A 5-year review. J pharm Bioallied Sci 2015；7 (Suppl 1)：S242-247.

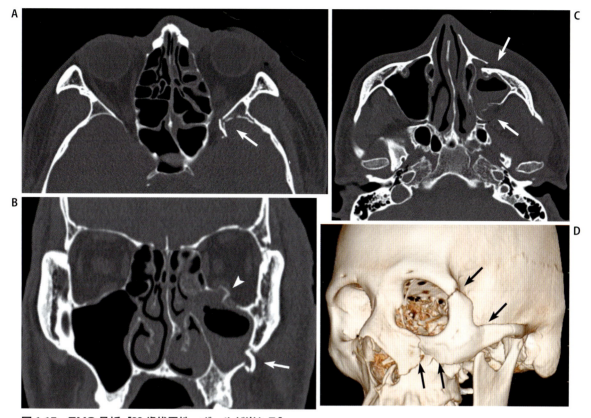

図 1.17　ZMC 骨折［30 歳代男性．ボールが当たる］
顔面骨 CT（骨条件）［A：横断像（眼窩レベル），B：MPR 冠状断像，C：横断像（上顎洞レベル）］　D：顔面骨 3DCT
眼窩レベルの顔面骨 CT 横断像（骨条件）（A）で，左視神経管の骨折が認められ，視神経の走行を妨げるように骨片が存在している（A, →）．左頬骨弓骨折も認められる（非呈示）．冠状断像（B）では，左上顎洞の側壁（B, →）と左眼窩下壁（B, ▶）の骨折を認める．眼窩下壁の骨片は眼窩内に転位している（blow-in fracture：眼窩内陰圧の影響で骨片が眼窩内に転位したもの，頻度は低い）．左上顎洞内に血腫と思われる液体貯留がある．上顎洞レベルの横断像（C）では，左上顎洞の前壁と後側壁の骨折を認める（C, →）．左頬部の軟部腫脹が著明である．3DCT（D）では，眼窩外側壁，頬骨弓，上顎洞の前・後側壁の骨折があり（D, →），ZMC 骨折に矛盾がない．

診断のポイントと注意点
- 合併する他の顔面骨骨折の可能性を考慮しながら読影すること．
- CT で MPR 冠状断像・矢状断像を必ず作成し評価すること．
- 3DCT も作ると骨折の把握によい．
- 術式決定に必要なため，骨折部位は明確にすること．

(5) Le Fort 骨折
Le Fort type fracture

■病態および症状

スポーツ外傷でここまで高度外傷を呈するのはまれである（詳しくは成書にゆずる）．顔面中心の骨折を Le Fort 線にもとづいて三つの高さで分類したものである（図 1.10）．Le Fort I 型，II 型，III 型骨折とよぶ．厳密に分類できるものではなく，両側非対称性の骨折であったり，混合型を呈したりと多彩である．疼痛や腫脹のほかに開口障害，咬合不全，顔面の著しい変形をきたす．

Le Fort I 型骨折：鼻腔底より上方の水平骨折で，最も頻度が小さい．ZMC 骨折を合併することがある．口蓋が後方へ偏位するため，咬合不良が合併する．

Le Fort II 型骨折：上顎骨の大部分と，鼻骨，硬口蓋，眼窩下内側部の骨折と障害を呈する．相当な外力によって発生するため，頭蓋内損傷や頸椎損傷の合併もあり得る．

Le Fort III 型骨折：鼻部から上顎上部への外力によって生じる．頭蓋底と平行した骨折線を形成し，顔面と頭蓋底とを分離する．咽頭後血腫を合併しやすいので注意する．

■診　断

顔面骨 CT で判断する．骨折線の方向や顔面骨の変形については 3DCT の作成が有用である．適宜頭部 CT や頸椎 CT，MRI も追加撮像し合併症の有無を確認する．

■合併症

骨折に合併する頭部外傷，頸椎損傷，髄液鼻漏，咽頭後血腫などに注意する．

■治　療

骨折部の整復固定．

画像診断

単純X線写真	ほとんど臨床的意義に乏しい．下顎骨骨折の有無の判定に使う程度である．
CT	骨折線の同定と骨折による変形や軟部腫脹の評価に優れる．必ず MPR 像と 3DCT を作成し，骨折の見落としがないようにする．
MRI	合併損傷（頭蓋内損傷，頸髄損傷など）がある場合には撮像を行う．骨折の評価や同定には基本的には必要ない．

●参考文献
1. Tahiri Y, Taylor J：An Update on Midface Advancement Using Le Fort II and III Distraction Osteogenesis. Semin Plast Surg 2014；28：184-192.
2. Chao MT, Losee JE：Complications in pediatric facial fractures. Craniomaxillofac Trauma Reconstr 2009；2：103-112.

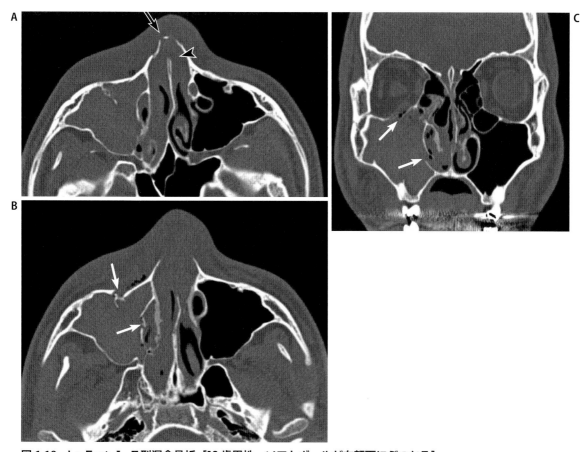

図1.18 Le Fort Ⅰ, Ⅱ型混合骨折 [16歳男性. ソフトボールが右顔面にぶつかる]
顔面骨CT横断像（骨条件）[A：鼻骨レベル, B：上顎洞レベル] C：顔面骨CT, MPR冠状断像　鼻骨レベルの顔面骨CT（A）で, 鼻骨の鞍鼻型の骨折を認める（A, →）. 右優位の両側頬部, 鼻部周囲の軟部腫脹を認める. 鼻中隔前方には軟部濃度腫瘤があり, 鼻中隔血腫を疑う所見である（A, ▶）. 上顎洞レベル（B）では, 右上顎洞前壁・内側壁の骨折（B, →）があり, 上顎洞内と右鼻腔内に血腫と思われる軟部濃度領域を認める. 冠状断像（C）では, 右上顎洞上壁（眼窩下壁）, 内側壁（下鼻道開口部近傍）の骨折がある（C, →）. 右眼窩下壁の骨折は眼窩下神経領域を含む骨折である. これらの骨折よりLe Fort ⅠおよびⅡの混合型骨折である. 眼窩尖部, 上顎洞後壁, 翼状突起は保たれる（非呈示）.

(6) 下顎骨骨折
mandibular fracture

■病態および症状
顔面骨骨折では鼻骨骨折に次いで頻度が高い．20〜30歳代の男性に多く，スポーツ外傷での受傷もあるが，もっぱらけんかや交通外傷が原因となることのほうが多い．

下顎骨はU字型を示し，頭蓋骨と関節面をもつ．このため，環椎と同様なリング状の形態を呈していると考えてよい．この形状は1か所に外力が加わると同時に2, 3か所の骨折を合併しやすい．実際，2か所の骨折は37％，3か所以上の骨折は9％を占める．また，オトガイ結合部から関節頭へ外力が伝わり顎関節脱臼や外耳道骨折をきたすこともある．

骨折部は，関節突起36％，体部（傍オトガイ部遠位から咬筋前縁）20％，下顎角部（咬筋前縁，咬筋後上縁の間の三角形の領域）20％，オトガイ結合部（犬歯歯槽部の間の傍正中部）14％，下顎枝部（角上縁から関節突起・筋突起の基部まで）3％，筋突起2％である（**図1.19**）．

症状は疼痛，咬合障害，下口唇・顎の感覚障害である．

■診断
単純X線写真でも診断可能であるが複数の骨折線の評価にはCTを用いたほうが簡便で診断も確実である．MPR冠状断像，矢状断像と3DCTを作成するとよい．

■合併症
下顎骨骨折の43％において合併損傷があるとされる．最も多いのが頭部外傷で39％，頭頸部裂傷が30％，顔面部中央部骨折が28％，眼球損傷が16％，鼻骨骨折が12％，頸椎損傷が11％である．ただし，この合併症は交通外傷による受傷が主体であり，スポーツ外傷では一応考慮すべきであるが頻度は低いと思われる．治療後は約3％で癒合不全，偽関節の形成がある．

■治療
咬合不全の回復が骨折修復の目的になる．転位のない骨折ではアーチバーと顎間固定，転位や骨片が多い場合では観血的にプレート固定になる．プレート固定を行うと，術後すぐに咀嚼が可能になる．顔面骨骨折を合併している場合では下顎骨の骨折の修復を最初に行う．

画像診断

単純X線写真	下顎骨骨折の診断には有用であるが，感度は86％である．
CT	下顎骨骨折はすべて診断できるモダリティである．MPR冠状断像，矢状断像，3DCTを用いて判断する．下顎歯の喪失などもあるので注意する．両側の傍オトガイ結合部骨折では，オトガイ結合部が遊離骨片となるため，付着しているオトガイ舌筋，オトガイ舌骨筋，顎二腹筋前腹の作用が低下し，舌の後偏位による気道狭窄を起こす可能性がある．
MRI	骨折の診断には不要である．

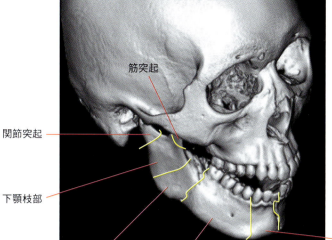

図 1.19 下顎骨骨折の骨折部位の分類
顔面骨 3DCT 下顎中央から，オトガイ結合部，体部，下顎角，下顎枝部，関節突起/筋突起に分類される．同時に2か所骨折することが多い（37％）ため，くまなく観察する必要がある．

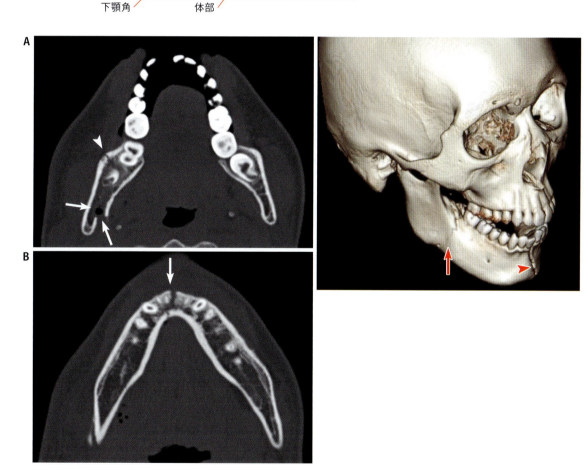

図 1.20 下顎骨骨折［17歳男性．硬球が顎に当たる］
A：顔面骨CT（下顎骨レベル，骨条件），B：Aより尾側（骨条件），C：顔面骨3DCT　下顎骨レベルの顔面骨CT（骨条件）（A）で，下顎骨の右下顎角の骨折があり（A，▶），埋伏智歯の歯槽とともに下顎管を横断している．下顎枝骨髄内への空気の迷入があり（A，→），口腔粘膜裂傷との開放性骨折を示唆する．Aより尾側（B）では，下顎骨オトガイ部から左体部前縁での骨折あり（B，→），骨折線は両側下顎中切歯間を通過する．3DCT（C）では，右下顎角の骨折（C，→）およびオトガイ部の骨折（C，▶）が明瞭に同定できる．

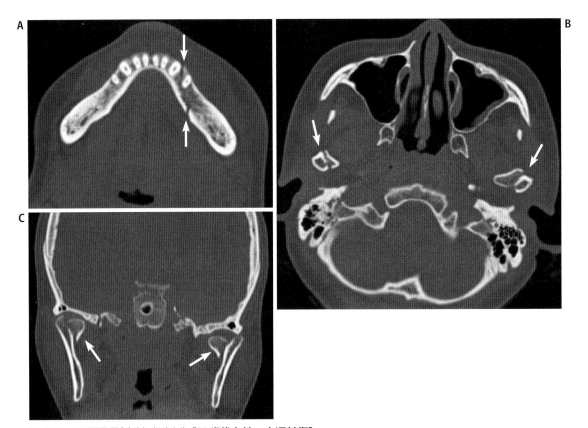

図 1.21 下顎骨骨折（参考症例）**[30 歳代女性．交通外傷]**
顔面骨 CT（骨条件）[A：横断像（下顎骨レベル），B：横断像（関節突起レベル），C：MPR 冠状断像（関節突起レベル）] 下顎骨レベルの CT 横断像（骨条件）(A) で，下顎骨左体部の骨折を認める (A, →)．舌側は左下顎第 1 大臼歯相当レベルから頬粘膜側は犬歯レベルに至る．犬歯，第 1 小臼歯レベルの歯槽を通過するが，歯の喪失は認められない．下顎管の横断もない．関節突起レベル (B) では下顎骨両側関節頭・突起の骨折あり (B, →)，関節突起レベルの冠状断像 (C) では下顎骨両側関節頭・突起の骨折があり (C, →) 骨頭はいずれも前内側への転位を示している．

診断のポイントと注意点
- 下顎は"2 か所折れることが多い"を頭に入れて読影する．
- 顎関節脱臼や外耳道骨折の合併があるか確認する．
- 下顎歯の喪失がある場合もある．
- 小児の場合，まれに若木骨折の形態を呈することもある．

第2章

頸椎損傷

頸椎は靱帯の軸骨格の主要な部分であり，頭蓋を支え，脊髄（頸髄），脊髄神経を保護する．頸椎周囲を覆う筋組織は胸椎，腰椎と比較して周囲の筋肉組織が薄いため，頸部の運動性や頭部の回転などにも優れる．頸椎の損傷は，頸髄の損傷に通じる．頸髄は障害されるレベルによって影響される領域が異なる．基本的に頸椎の高位の障害であればあるほど重篤で予後が悪い傾向がある（たとえば，C2〜5間の障害であれば呼吸筋や四肢の部分もしくは全筋肉の麻痺を呈する）．

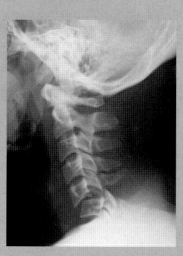

◀ **20 歳代男性**
サーフィンでボードから海へ飛びこんで受傷した．
（詳細は本章 55 ページを参照）

2.1 頸椎捻挫（外傷性頸部症候群）
cervical sprain (traumatic cervical syndrome)

■病態および症状
いわゆるむちうち症である．頸部に不意の衝撃を受けることで発症する．骨折は当てはまらず，頸椎の支持構成体（筋肉や靱帯，神経，血管など）が損傷を受けることを意味する．頸部の痛みのほか，頭痛，肩こり，吐き気，めまいなどを呈する．重傷の場合では自律神経失調症状を伴う．これはバレー・リュー症候群（Barré-Liéou syndrome）とよばれる．これらの症状は不定愁訴のように思われる傾向があり，正しい診断が困難である．

頸椎捻挫は四つに分類される（**表 2.1**）．

■診　断
頸部への外傷の既往があることが条件である．後は頸部MRIで基質的な障害があるか判断する．高齢者の場合，元々の頸椎の加齢性変化の上に外傷が加わるため，頸椎捻挫の画像所見は多彩を極める．このため，患者の外傷歴や愁訴と合わせて判断する必要がある．ただし，実際の画像診断では「頸椎捻挫」の依頼であっても，捻挫に起因した急性期外傷を疑う画像所見がはっきりしないことも多く，「頸椎症」，「頸椎症および神経根症」，「頸椎椎間板ヘルニア」，「頸部脊柱管狭窄症」などと診断せざるを得ないと思われる．

■合併症
頸部への外傷の程度による．高度であれば，上肢のしびれや下肢麻痺を呈することになる．

■治　療
まずは安静である．頸部の保護のために頸椎カラーを用いる．そのほかの筋の緊張を和らげるため筋弛緩薬，炎症を防ぐ抗炎症薬，抗不安薬なども使用する．神経ブロック療法も有効．

画像診断

単純X線写真	側面像で頸椎のアライメント，椎間板腔の狭小化や vacuum phenomenon の有無を確認する．また斜位像では両側椎間孔の狭小化の評価は可能である．骨折などの評価は困難である．
CT	骨傷が疑われる場合はきわめて有用である．MPR 矢状断像や冠状断像を作製するとよい．MRIでわかりにくい骨棘の同定は容易である．
MRI	頸椎周囲の軟部組織や頸髄の評価に優れる．捻挫に伴う棘間靱帯の浮腫性変化は STIR 像や脂肪抑制 T2 強調像で高信号域として認められる．骨棘やヘルニアなどで頸髄の圧迫がみられると頸髄の信号上昇が発生する．

●参考文献
1. Schneider RC, Cherry G, Pantek H：The syndrome of acute central cervical spinal cord injury；with special reference to the mechanisms involved in hyperextension injuries of cervical spine. J Neurosurg 1954；11：546-547.

表 2.1 頸椎捻挫の分類

頸椎捻挫型	大部分はこの型である．頸椎周囲の筋肉や靱帯，椎間関節の捻挫であり外傷に伴って炎症を呈する．
神経根症状型	頸髄から伸びる神経根が外傷によって伸展や圧迫などを受けて起こる．頸椎の動作時に上肢のしびれや痛みを自覚する．
自律神経症状型	自律神経由来の症状が主体である型である．耳鳴り，肩こり，頭痛，不眠，食欲不振などを呈する．頸椎前方に存在する星状神経節の障害とされる．
頸髄症状型	脊髄損傷を呈している型である．両手のしびれや筋力低下，下肢麻痺を呈することもある．

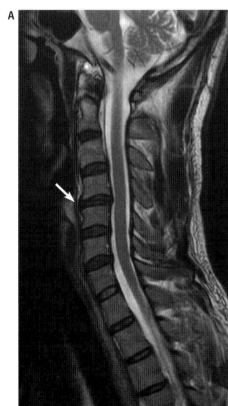
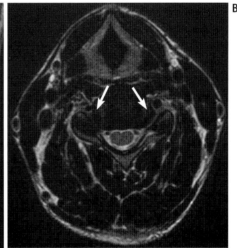

図 2.1 頸椎捻挫［40 歳代男性］
A：頸椎 MRI，T2 強調矢状断像，B：T2 強調横断像（C4/5 レベル）
MRI，T2 強調矢状断像（A）で，頸椎の生理的な前弯は消失し S 状を呈する．C4/5 椎間板の信号低下と上下径短縮を認める（A，→）．変性を疑う所見である．頸髄の信号変化はみられない．C4/5 レベルの T2 強調横断像（B）では，骨棘が両側椎間孔へ伸展しており，椎間孔の狭小化を呈している（B，→）．椎間板の膨隆も認める．画像上は頸椎症および神経根症といえる．

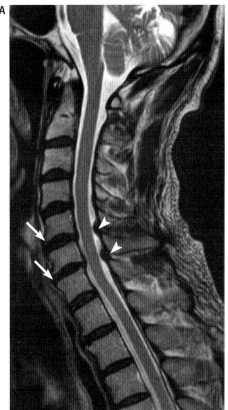
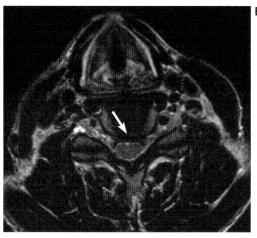

図 2.2　頸椎捻挫（参考症例）**[60 歳代男性．交通外傷，車に追突される]**
A：頸椎 MRI，T2 強調矢状断像，T2 強調横断像（C5/6 レベル）　MRI，T2 強調矢状断像（A）で，頸椎のアライメントはほぼ正常範囲内である．C5/6，C6/7 は上下径短縮を認める（A, →）．このレベルでは背側の黄色靱帯も肥厚している（A, ▶）．C5/6 レベルの T2 強調横断像（B）では，椎間板の正中後方への突出があり，軽微ながらヘルニアを疑う（B, →）．左神経根の圧迫を疑う．

> **診断のポイントと注意点**
> - 頸椎捻挫は臨床診断である．画像診断においては「頸椎捻挫」の特徴的な所見はない．
> - 受傷した患者の年齢やスポーツ歴なども考慮する．

2.2 頸椎椎間板ヘルニア
cervical disc herniation

■病態および症状
椎体と椎体を結ぶ椎間板が後方に突出することをさす．椎間板の辺縁をつくる線維輪に何らかの原因で亀裂が入り，そこから中央部分に存在する髄核が飛び出すとされる．実際は髄核だけが飛び出ているわけではない（線維輪も飛び出ていて，両者は判別できない）．21%で自覚症状のないヘルニアが存在する．ヘルニアの発生はC6/7で69%，C5/6で19%，C7/Th1で10%，C4/5で2%の頻度である．好発年齢は30～40歳代であるが，スポーツによるヘルニアでは20歳代の患者も多数存在する．主に交通外傷，スポーツ，加齢性変化，不良姿勢での仕事などで発症するが，しばしば誘因なく（原因がはっきりわからず）発症している．症状はヘルニアの存在している領域によるが，肩こり，筋緊張，感覚異常やしびれ，握力低下，腱反射の異常などを示す．頸部を後屈すると増悪しやすい．

■診 断
頸椎MRIで椎体の突出を確認する．

■合併症
ヘルニアによる頸髄圧迫が高度な場合，頸髄の浮腫やmyelomalaciaを呈する．

■治 療
まず安静にする．頸椎カラーなどによる固定，神経ブロック，牽引・理学療法，消炎鎮痛薬の内服，湿布など，保存治療を行う．大半は保存治療で突出したヘルニアは自然退縮する．外科的治療は，両側の手や足へのしびれや動きにくさ，筋力低下などがある場合であり，程度が大きいもので適応となる．主な手術として，経皮的レーザー椎間板減圧術，経皮的内視鏡的ヘルニア摘出術，開窓術などを行う．

画像診断

単純X線写真	頸椎のアライメント，骨棘の有無，椎間孔の狭小化の程度をみる．前後屈位撮影で椎体の動揺性をみることもある．
CT	ヘルニアの同定には通常用いられない．ミエログラフィ後に頸椎CTを撮影し，ヘルニア部位の把握や頸髄の圧迫の評価を行うことはある．
MRI	頸椎椎間板の信号低下や突出の程度を把握するのには最も適した検査である．頸髄の信号上昇を指摘するのも容易である．骨棘および変性した椎間板はともに低信号をきたすため，横断像で両者を鑑別するのは困難な場合もある．T1強調像はT2強調像に比べて椎間板と骨棘の分離がよい．

●参考文献
1. Lenehan B, Stree J, O'Toole P, et al：Central cord syndrome in Ireland：the effect of age on clinical outcome. Eur Spine J 2009；18：1458-1463.

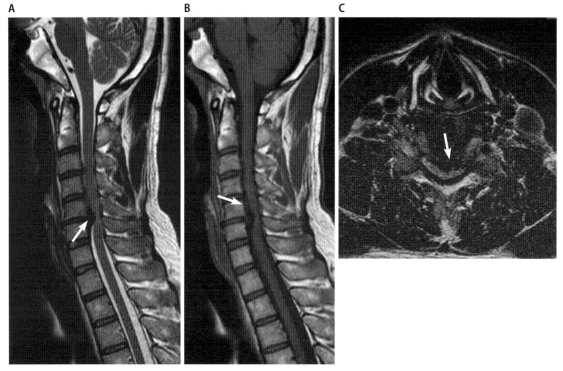

図 2.3　頸椎椎間板ヘルニア [30 歳代男性．剣道の稽古後，左優位の両側手のしびれが出現]
A：頸椎 MRI, T2 強調矢状断像，B：T1 強調矢状断像，C：T2 強調横断像（C5/6 レベル）　MRI, T2 強調矢状断像（A）で，頸椎のアライメントは直線的である．C5/6 椎間板は後方に突出し（A, →），ヘルニアを疑う所見である．脊柱管は明らかに狭小化している．T1 強調矢状断像（B）では，ヘルニアによって後縦靱帯がやや浮き上がっているようにみえる（B, →）．骨棘の形成はなく，椎間板からの髄核および線維輪の突出であることがわかる．C5/6 レベルの T2 強調横断像（C）では，正中から左傍正中後方に突出があり，ヘルニアである（C, →）．脊柱管は狭小化し頸髄は圧迫を受けている．頸髄内の信号上昇はみられない．

診断のポイントと注意点
- 自覚症状のないヘルニアがある．
- はっきりした原因がわからないヘルニアも多い．
- ヘルニアとしびれや痛みとのレベルが一致しないことも多い．

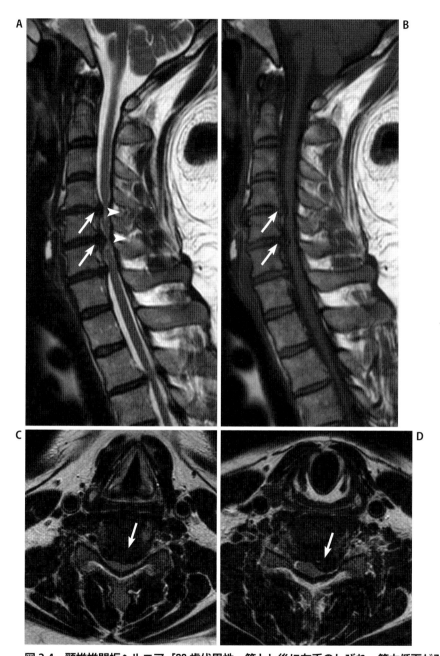

図2.4 頸椎椎間板ヘルニア［30歳代男性．筋トレ後に左手のしびれ，筋力低下がみられた］
A：頸椎MRI，T2強調矢状断像，B：T1強調矢状断像，C：T2強調横断像（C4/5レベル），D：T2強調横断像（C5/6レベル）　MRI，T2強調矢状断像（A）においてC4/5，C5/6，C6/7レベルで椎間板の信号低下と上下径短縮を認める．また椎体には骨棘の形成もある．C4/5，C5/6では黄色靭帯の肥厚も認められる．C4/5，C5/6は椎間板が後方に突出（A，→）を示しており，矢状断でも脊柱管の狭小化および頸髄の圧迫と信号上昇を認める（A，▶）．ヘルニアを疑う所見である．T1強調矢状断像（B）のC4/5，C5/6レベルでは後縦靭帯の肥厚があり，浮き上がっている（B，→）．C6/7レベルでは後縦靭帯の偏位はみられない．C4/5レベルのT2強調横断像（C）では，正中後方に広茎性の突出がみられ，ヘルニアに一致する（C，→）．硬膜嚢および脊柱管の圧迫が著明である．C5/6レベルのT2強調横断像（D）では，左傍正中後方に突出がみられヘルニアに一致する（D，→）．脊髄左側と左神経根の圧迫がみられる．

2.3 頸椎症（頸椎症性神経根症・頸椎症性脊髄症）
cervical spondylosis (cervical spondylosis radiculopathy/cervical spondylotic myelopathy)

■病態および症状
一言でいえば，頸椎の加齢性変化（退行性変化）である．骨棘の形成，骨硬化性変化，また椎間板の変性や椎間板高の減弱，黄色靱帯の肥厚やfacet関節の増殖性変化を示し，それらによって頸髄もしくは神経根が圧迫障害を受ける．脊髄に障害が発生すれば頸椎症性脊髄症（いわゆる頸髄症），神経根の障害であれば頸椎症性神経根症とよぶ．加齢性変化といっても，その早さは人それぞれであり，頸部の外傷，スポーツ歴，激しい肉体労働などがあれば早期に出現する．症状は肩や手指のしびれ，だるさ，肩こり，感覚障害，歩きにくさ，などを示す．頸部を反る動作で痛みが出現しやすい．広義には椎間板ヘルニアによる神経根症や脊柱管狭窄症も含まれる．コンタクトスポーツ，ラグビーやアメリカンフットボールなどでみられる．

■診断
しびれや感覚障害の部位を確認し，頸椎MRIでそのレベルに相当する神経根や頸髄の障害を同定する．

■合併症
脊髄の圧迫が高度になると，脊髄症状が増悪する．具体的には巧緻運動障害，痙性歩行障害，膀胱直腸障害など，下肢の症状も出現する．また両側性に発症してくる．

■治療
上肢への痛みが主体な場合は保存療法（頸椎カラー，頸部のマッサージ，筋弛緩薬，消炎鎮痛薬など）を行う．しびれや巧緻障害が存在する場合はビタミンB剤を投与する．上肢痛や筋力低下が改善しない場合，両側の手足のしびれや巧緻運動障害，歩行障害がある場合は手術が望ましい．

画像診断

単純X線写真	頸椎のアライメントを確認する．斜位像で椎間孔に伸展する骨棘を指摘できる．そのほか椎間板腔狭小化，終板を中心とした骨硬化性変化を認める．
CT	単純X線写真とほぼ同じである．ミエログラフィ後のCT撮影は骨棘による脊髄の圧迫所見や椎間孔の狭小化を同定できる．
MRI	椎間板の膨隆や信号低下，椎間板高の減弱を認める．骨棘はすべてのシーケンスで低信号にみえ，横断像では椎間板との区別が難しい．矢状断像と横断像で椎間孔と脊柱管の狭小化の程度を評価する．頸髄に障害がある場合は，頸髄の腫大もしくは萎縮，内部にT2強調像やSTIR像で信号上昇を認める．

●参考文献
1. Singh S, Kumar D, Kumar S：Risk factors in cervical spondylosis. J Clin Orthop Trauma 2014；5：221-226.

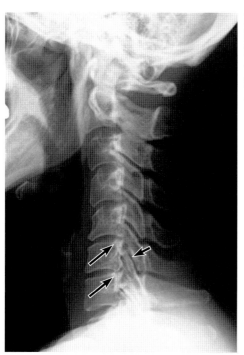

図 2.5 頸椎症［40 歳代女性．右手のしびれがある］
頸椎単純 X 線写真側面像　頸椎の生理的前弯は消失し，直線的になっている．C5/6, C6/7 椎間板腔の狭小化と椎体後方に骨棘形成を認める（大矢印）．また，facet 関節の関節裂隙の狭小化および骨硬化性変化を同レベルに認める（小矢印）．頸椎症を疑う所見である．

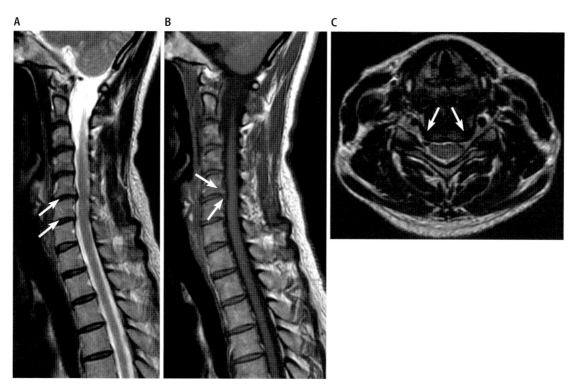

図 2.6　頸椎症（図 2.5 と同一症例）
A：頸椎 MRI, T2 強調矢状断像，B：T1 強調矢状断像，C：T2 強調横断像（C5/6 レベル）　MRI, T2 強調矢状断像（A）で，C5/6, C6/7 椎間板の上下径短縮と信号低下を認める（A, →）．T1 強調矢状断像（B）では，C5, 6 椎体後方に骨棘を伴う（B, →）．椎間板が菲薄化している．T2 強調横断像（C）では，骨棘が脊柱管および右優位の両側椎間孔へ進展している（C, →）．椎間孔の狭小化があり，頸椎症および神経根症に矛盾がない．頸髄の圧迫所見はなく，信号変化も認めない．

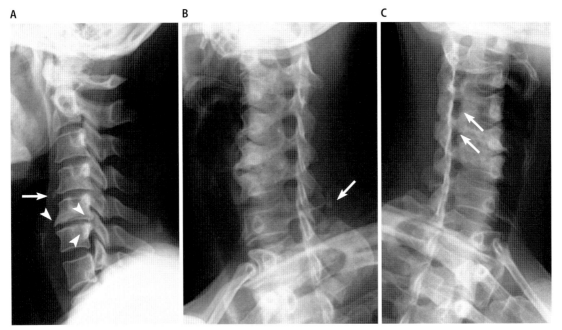

図 2.7　頸椎症［40 歳代女性（体育教師）．右手にしびれとだるさがある］
A：頸椎単純 X 線写真側面像，B：斜位像（左椎間孔），C：斜位像（右椎間孔）　単純 X 線写真側面像（A）で，頸椎の生理的アライメントは消失し，S 字型を呈している．C4/5 の前縁には前縦靭帯に一致した骨化（A，→）を認める．また，C5/6 では椎体の前後方向に骨棘形成と終板に一致した骨硬化性変化を認める（A，▶）．斜位像（左椎間孔）（B）では，左椎間孔の大きさはおおむね保たれている．項靭帯に一致した石灰化を認める（B，→）．斜位像（右椎間孔）（C）では，右椎間孔は C3〜4，C4〜5 において狭小化している（C，→）．椎体後方に骨棘が認められ，右椎間孔に進展しているためと思われる．頸椎症を疑う所見である．

診断のポイントと注意点
- 頸椎の疾患の名称はいろいろあるものの，出現する臨床症状は同じであるため，かえってわかりにくいと感じると思われる．
- 頸椎症，ヘルニアは合併することもある．
- 単純 X 線写真で椎間板腔の狭小化や骨棘形成のある部位は障害を起こしている部位であることが多い．
- 頸椎のアライメントはたいてい不良である．
- 骨棘や骨硬化性変化，骨化などは CT や単純 X 線写真のほうが見やすいが，頸髄の圧迫所見，信号変化，椎間板の突出などは MRI の評価が優れる．

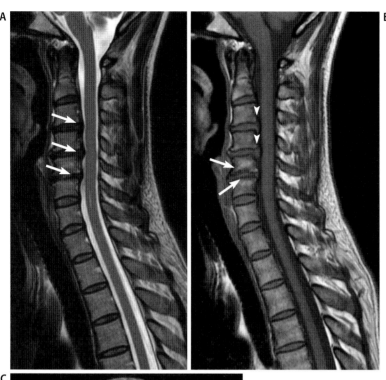
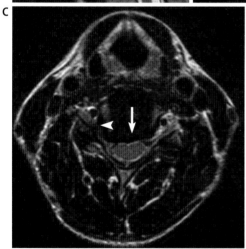

図 2.8 頸椎症（図 2.7 と同一症例）
A：頸椎 MRI，T2 強調矢状断像，B：T1 強調矢状断像，C：T2 強調横断像（C4/5 レベル）　MRI，T2 強調矢状断像（A）で，C3/4，C4/5，C5/6 椎間板の信号低下と上下径短縮を認める（A，→）．C3〜6 の椎体には骨棘を認める．T1 強調矢状断像（B）では，C3/4，C4/5 椎間板は後方および下方へ突出しているようにみえ，ヘルニアを合併している（B，▶）．C5/6 では終板中心に低信号域が帯状に認められ（B，→），骨硬化性変化を示唆している．T2 強調横断像（C）では，椎間板の正中後方への突出があり（C，→），また重なるように骨棘が脊柱管および右椎間孔へ進展している（C，▶）．頸髄への直接圧迫はない．骨棘による右神経根症を疑う．

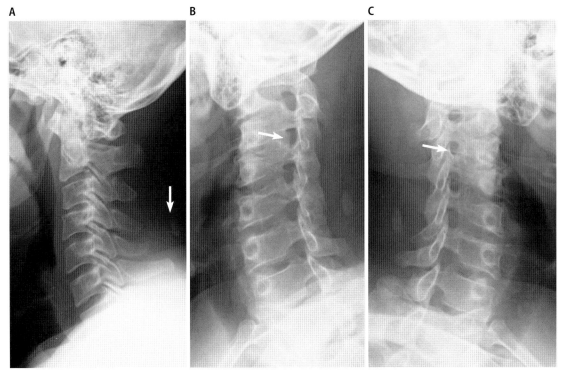

図 2.9　頸部脊柱管狭窄症（頸椎症性脊髄症）[40歳代男性．両手・両足のしびれ，筋力低下がある]
A：頸椎単純 X 線写真側面像，B：斜位像（左椎間孔），C：斜位像（右椎間孔）　単純 X 線写真側面像（A）で，頸椎の生理的前弯の消失があり，S 字型を呈している．項靱帯に一致して石灰化を認める（A, →）．斜位像（左椎間孔）（B）では，C3〜4 の左椎間孔内に進展する骨棘を認める（B, →）．椎間孔は狭小化している．斜位像（右椎間孔）（C）では，C3〜4 の右椎間孔内にも同様の骨棘が認められるが，左の骨棘のほうがより大きい（C, →）．

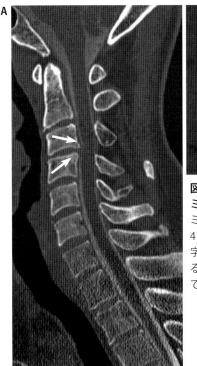
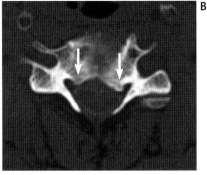

図 2.10　頸部脊柱管狭窄症（頸椎症性脊髄症）（図 2.9 と同一症例）
ミエログラフィ後頸椎 CT ［A：MPR 矢状断像，B．横断像（C3/4 レベル）］
ミエログラフィ後頸椎 CT 矢状断像（A）で，C3〜4 の椎間板腔の狭小化と C3，4 椎体後方の骨棘形成を認める（A, →）．頸椎のアライメントは不良であり，S 字型である．C3/4 レベルの横断像（B）では，椎体後面より脊柱管内に進展する骨棘を認める（B, →）．硬膜嚢を圧迫しており，頸髄の左前方は圧迫を受けている．

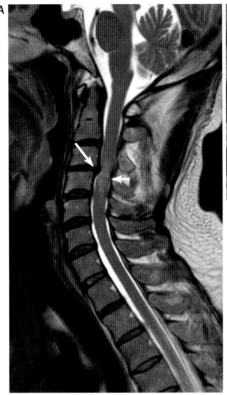
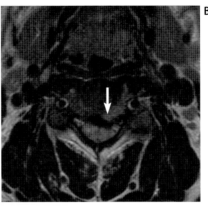

図 2.11　頸部脊柱管狭窄症（頸椎症性脊髄症）（図 2.10 と同一症例）
A：頸椎 MRI, T2 強調矢状断像, B：T2 強調横断像（C3/4 レベル）
MRI, T2 強調矢状断像（A）で，頸椎椎間板は複数のレベルで信号低下をきたしている．C3/4 椎間板では上下径短縮も伴っている．椎間板はやや背側に突出しておりヘルニアを合併している可能性がある（A, 大矢印）．背側の黄色靱帯も肥厚していることにより C3/4 レベルで脊柱管の狭小化がみられる．またこのレベルの頸髄の信号上昇を認める（A, 小矢印）．C3/4 レベルの T2 強調横断像（B）では，骨棘と椎間板の突出により，脊柱管の狭小化と頸髄の圧迫を認める（B, →）．頸椎症性脊髄症である．

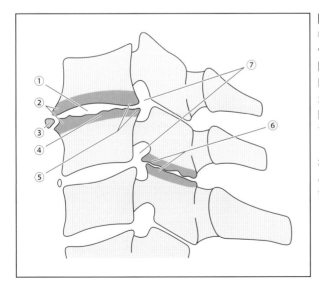

図 2.12　脊椎の加齢性変化
①椎間板腔の狭小化，②前方の骨棘，③前縦靱帯の骨化，④終板近傍の骨硬化，⑤後方の骨棘，⑥facet 関節の骨棘，⑦椎間孔狭窄

四肢の関節の変形性関節症と同様の所見を呈するが，荷重による変性所見が主体となる．脊柱管や椎間孔へ骨棘が及ぶことでさまざまな神経症状をきたす．ゆえに椎体前方の骨棘よりは後方，facet 関節などの骨棘の観察を行う．椎間板の変性が進行すると椎間板腔の狭小化や終板に沿った骨硬化性変化を認める．また靱帯内に骨化をきたすことも多く，主に前縦靱帯や項靱帯でみられる．

2.4 中心性頸髄損傷
central cervical spinal cord injury

■病態および症状
1954年にSchneiderら[1,2]によって最初に報告された概念である．もともとは外傷による頸部の過伸展によって頸髄が伸展し周囲の支持構成体に圧迫を受け，出血や浮腫を呈することが原因とされている．骨折や脱臼を伴わない．後縦靱帯骨化症や骨棘が目立つ中年期以降の患者に多いとされていたが，何の加齢性変化のない患者にも起こりうる．症状は不完全な左右対称の四肢麻痺を呈するが，下肢症状よりもむしろ上肢に強い所見を呈する．四肢の感覚障害の程度はさまざまであるが，尿閉（膀胱機能障害）がある．麻痺に関しては下肢，膀胱機能障害，上肢の順で回復するが，手指巧緻運動機能障害は最後まで残りやすい．以上のことにより，損傷後急激な麻痺や感覚障害が発生するものの，比較的予後良好とされる[1,3]．スポーツにおける頻度は5.4％程度である．コンタクトスポーツ（ラグビー，アメリカンフットボールなど）に多い．

■診　断
頸椎に何らかの外傷の既往があること，上肢優位の両側性の麻痺や感覚障害，しびれ，尿閉など特徴的な症状とMRIで評価する．

■合併症
障害の重症度によるが，重症であれば呼吸筋麻痺，その他は自律神経障害，尿路感染症，褥瘡など．予後良好因子は40歳以下，広い脊柱管，上肢型の損傷である．後縦靱帯骨化症のある患者の予後は悪いとされる[3]．

■治　療
そもそも回復する可能性があるため，麻痺が軽度で脊髄圧迫がない症例では，通常は安静臥床，頸椎カラー固定を行う．合併症予防のため，早期離床が推奨される．薬物療法はメチルプレドニゾロンの大量療法を施行する．高度脊髄圧迫例で麻痺が重度であったり，麻痺が進行したりしている場合では除圧術を行う．

画像診断

単純X線写真	加齢性変化以外の所見はない．
CT	基本的には単純X線写真と同様である．小さな骨折や脱臼の診断は可能．
MRI	頸髄の信号上昇を捉える．頸髄のC3～4レベルの信号異常が高頻度とされるが，それ以外のレベルにも発症する．またこの疾患は頸部の過伸展強制をされている場合が多いため，後縦靱帯の損傷や椎体前方の高信号域を伴うのが特徴的とされる[4]．早期にT1，T2強調像で信号の正常化があれば予後がよいとされる．

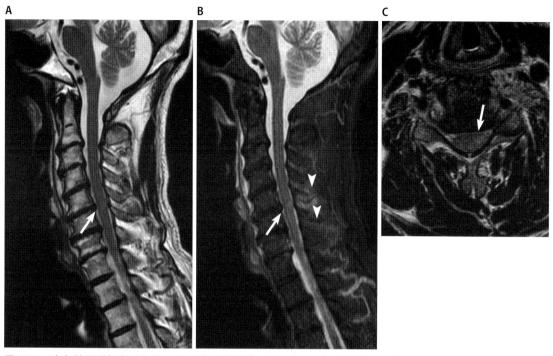

図 2.13 中心性頸髄損傷（参考症例）[50 歳代男性．駅のホームから転落．両手足のしびれ，両手の痛み，左手では物が持てない．ふらつきはあるが歩行は可能である]
A：頸椎 MRI，T2 強調矢状断像，B：STIR 矢状断像，C：T2 強調横断像　MRI，T2 強調矢状断像（A）で，C5～6 のレベルの頸髄に境界の若干不明瞭な円形の高信号域を認める（A，→）．今回の外傷に伴う頸髄損傷である．頸椎は全体的に骨棘形成が高度に認められる．椎間板の複数のレベルでの信号低下と上下径短縮を認める．STIR 矢状断像（B）では，頸髄の信号上昇（B，→）のほかに，棘突起の骨髄信号上昇および棘間靱帯の信号上昇を認める（B，▶）．棘間靱帯の損傷を疑う．T2 強調横断像（C）では，頸髄は中央からやや左側索にかけて淡い信号上昇として認められる（C，→）．椎体前面に異常信号は認められない．

診断のポイントと注意点
- 最初に臨床診断ありきである．特徴的な身体症状から疑う．
- 頸髄損傷は頸髄の高位レベルに多い．
- 棘間靱帯や棘突起の障害，椎体前面の異常信号を伴うのが特徴的とされる．
- 短時間で頸髄の信号異常が改善されると臨床上も予後がよい．

●参考文献
1. Schneider RC, Cherry G, Pantek H：The syndrome of acute central cervical spinal cord injury；with special reference to the mechanisms involved in hyperextension injuries of cervical spine. J Neurosurg 1954；11：546-547.
2. Lenehan B, Stree J, O'Toole P, et al：Central cord syndrome in Ireland：the effect of age on clinical outcome. Eur Spine J 2009；18：1458-1463.
3. 林 浩一，山崎正志，大河昭彦ほか：中心性頸髄損傷の実態と治療．千葉医学 2010；86：167-173.
4. Lee S, Lee JE, Yang S, Chang H：A case of central cord syndrome related status epilepticus—a case report—. Ann Rehabil Med 2011；35：574-578.

2.5 椎間関節亜脱臼・脱臼
facet subluxation and dislocation

■病態および症状

頸椎の外傷性損傷の一つである．若年男性に多く，30％は30歳代の男性である．受傷原因の第1位は自動車事故で，転落，スポーツと続く（アメリカでは銃傷が第3位である）．スポーツでは，プールや海での飛び込みの失敗，モータースポーツや自転車によるものが多い．その他アメリカンフットボールやラグビーのようなコンタクトスポーツなどが挙げられるが，近年防具やタックルの技術の向上により頻度は低下している．facet関節の脱臼・亜脱臼のほかに椎体の破裂骨折なども起こりうる．片側のfacet関節の亜脱臼では，屈曲伸展損傷で後方の靱帯（棘間靱帯，黄色靱帯など）や関節包は断裂しているが，椎間板の損傷はないとされる．24％に脊髄症状，68％に神経根症状を呈する．両側のfacet関節の脱臼はより高度な屈曲伸展損傷であり，下関節突起は上関節突起の前上方を乗り越える．このため，頸椎は著明な後弯をきたす．また黄色靱帯，椎間板の破綻を認める．整復前，55％にヘルニアが合併している．このため整復で椎間板を脊柱管内に押し込むことになる．

■診断

頸部に強い衝撃が加わる運動や外傷の既往があることが条件である．ほとんどの症例では救急センターに搬送されると思われるが，その際頸部のアライメントや骨折がないことを先に画像診断で確認する．頸椎の上位領域の損傷は上気道閉塞をきたすことがあるので注意する．頸部の軟部組織の腫脹や圧痛，轢音，棘突起間の離開は頸椎損傷を疑う所見になる．

■合併症

上気道閉塞，神経原性ショックによる血圧低下や徐脈，呼吸不全など．

■治療

外科的な整復術が必要．

画像診断

単純X線写真	側面像で約85％の頸椎損傷の診断が可能とされる．環椎や軸椎の損傷を疑う場合は開口位を撮影するとよい．椎体前面，椎体後面，椎弓の前方皮質領域，棘突起のラインを引き，アライメントが悪い場合は頸椎損傷を疑う．また椎体前方の厚みがある場合も頸椎損傷を疑うことができる（C1で10 mm以下，C3で4～5 mm以下，C6で15～20 mm以下）．
CT	頸椎損傷をみるには最も適している．MPR像や3DCTを作製するとよい．また合併する他の外傷の発見も行うことができる．
MRI	頸髄の信号上昇や圧迫の程度，棘間靱帯や椎間板の損傷，骨髄浮腫の評価が可能である．急性期の損傷はT2強調像で強い高信号をきたす．

●参考文献
1. Lee S, Lee JE, Yang S, Chang H：A case of central cord syndrome related status epilepticus—a case report—. Ann Rehabil Med 2011；35：574-578.

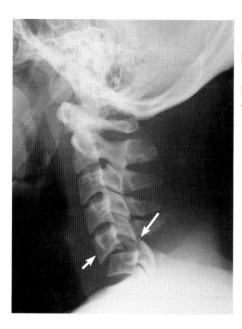

図 2.14 椎間関節脱臼 [20 歳代男性．サーフィンでボードから海に飛び込んだところ，意外と浅く地面に頭部をぶつけた]
頸椎単純 X 線写真側面像　C5 が C6 に対して前方へ偏位している（小矢印）．C6 椎体は回旋している．C5 の下関節突起が C6 の上関節突起を乗り越えて前方に存在しており，facet 関節（椎間関節）の両側性の脱臼を認める（大矢印）．

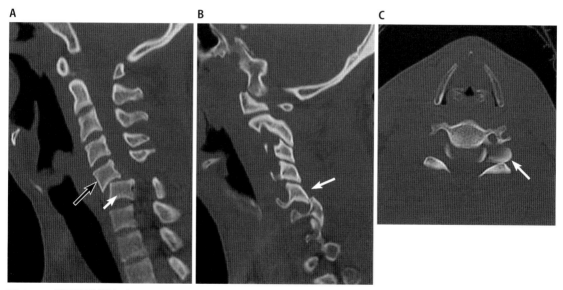

図 2.15　椎間関節脱臼（図 2.14 と同一症例）
A：頸椎 CT，MPR 矢状断像（中央のレベル），B：矢状断像（facet 関節のレベル），C：横断像（C5/6 レベル）　中央のレベルの頸椎 CT 矢状断像（A）で，C5 は C6 に対して前方への偏位（A，大矢印）を，C6 は C7 に対して後方へ偏位している（A，小矢印）．facet 関節のレベルの矢状断像（B）では，C5 の下関節突起が C6 の上関節突起を乗り越えて前方に存在しており，facet 関節（椎間関節）の脱臼を認める（B，→）．C5/6 レベルの横断像（C）では，椎間関節の関節面が反対方向を向いている（C，→）．reverse hamburger bun sign である．

診断のポイントと注意点
- 椎体のアライメントが不良であるため，指摘は容易である．facet 関節の脱臼の評価には CT がより有用である．
- 頸髄の圧迫所見は早期に解消すれば予後は悪くない．
- 脱臼時にヘルニアになる例が多く，整復の際，ヘルニア部分を脊柱管内にさらに押し込む危険性がある．

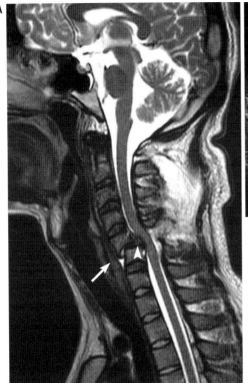
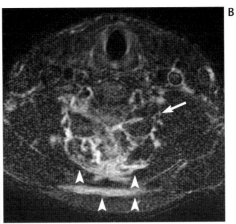

図 2.16 椎間関節脱臼(図 2.14 と同一症例)
A：頸椎 MRI，T2 強調矢状断像，B：STIR 横断像　MRI，T2 強調矢状断像（A）で，頸椎のアライメントは不良であり，C5 は前方へ，C6 は回旋して後方へ偏位している（A，→）．周囲に血腫と思われる高信号域を認める．また C5/6 椎間板は脊柱管内へ伸展し頸髄と接触している（A，➤）．棘突起周囲には高信号域が広がっており血腫である．STIR 横断像（B）では，C5/6 レベルの左 facet 関節の reverse hamburger bun sign（B，→）と背側の血腫（B，➤）を認める．

第3章

胸背部・腰椎損傷

胸背部の外傷は衝突による直接打撲が多い．ラグビーやアメリカンフットボールのようなコンタクトスポーツのほか，ボールが胸部に当たる，転倒による胸骨や肋骨の骨折なども挙げられる．胸椎は頻度こそ少ないものの，スキーやスノーボードにおける屈曲位での転倒，背部から尻餅をつく転倒などで胸腰椎移行部の骨折や靱帯損傷を発症させる．腰椎はスポーツ以外でも外傷の頻度が高く，ヘルニア，分離すべり症など，一つひとつ鑑別することが重要となる．

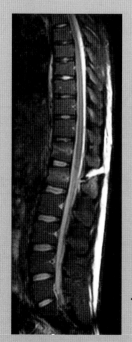

◀ **19歳男性**
スノーボードで転倒後，腰背部痛が持続する．
（詳細は本章61ページを参照）

3.1 気　胸
pneumothorax

■病態および症状
気胸とはさまざまな原因によって胸腔内に空気が貯留する状態をさす．原因としては特発性自然気胸と続発性自然気胸，外傷性気胸に分類されるが，スポーツ外傷では特発性自然気胸と外傷性気胸が多いと思われる．特発性自然気胸は身体的特徴があり，背の高いやせた10〜20歳代の男性に多いとされる．喫煙者にも多い．緊張性気胸は胸腔内圧が進行性に上昇し静脈灌流が傷害されるレベルにまで進行した気胸をさす．これは陽圧換気中の患者，外傷性気胸の患者の一部にみられ，スポーツ外傷ではまれといえる．

特発性自然気胸：胸膜直下に気腫性囊胞（ブラ）が存在しておりそれの破裂．

続発性自然気胸：悪性腫瘍，炎症，びまん性肺疾患（肺気腫や肺線維症など），気管支喘息，月経に随伴したもの，などといった疾患に合併する気胸のこと．

外傷性気胸：外傷に伴うものであり，胸郭や胸部の強い打撃や切創などが原因で発生する．開放性気胸，閉鎖性気胸，医原性気胸など．

■診　断
突然の胸痛や呼吸困難の自覚症状と，聴診上で気胸側の呼吸音の減弱，打診上で共鳴亢進，胸部単純X線写真などで診断可能である．緊張性気胸の場合，気胸による胸腔内圧が高度であるため，頸静脈の怒張，血圧低下，チアノーゼを伴う．

■合併症
緊張性気胸への進行，エアリークの存在，再膨張性肺水腫である．緊張性気胸では急激にショック状態に陥るため注意が必要である．エアリークは肺野から胸腔内へ空気の流出が続くことをさす．ドレナージ後などに多い．再膨張性肺水腫は肺野の急激な再膨張後に発生する肺水腫である．

■治　療
肺野の虚脱が軽度の場合，虚脱が進行しない場合は安静で経過観察を行う．肺野の虚脱が高度な場合，胸腔ドレーンを留置し脱気を行う．

画像診断

単純X線写真	縦隔寄りに肺の虚脱を認め，胸腔内の透過性が亢進する（図3.1）．虚脱した肺の臓側胸膜が円弧状の境界面として指摘できる．気管が軽度反対側へ偏位する．呼気での撮影を行うと，肺野の透過性の亢進があるため，気胸の診断が容易になる．緊張性気胸の場合は胸腔内圧が高くなっており，縦隔の偏位を伴う．肺の虚脱が小さい場合は単純X線写真で同定できないこともある．また，気胸になる前の胸部単純X線写真では，特に肺尖部にブラを認めることもある．立位での撮影は気胸の同定に有利に働く．
CT	単純X線写真同様に肺の虚脱と胸腔内への空気の貯留を認める．ブラを確認できることも多い．
MRI	適応がない．

● 参考文献
1. 小野修一：第12章 気胸・縦隔気腫．黒崎喜久・編：単純X線写真の読み方・使い方．医学書院, 2013：183-191.
2. Dahnert W：Radiology review manual, 7th ed. Philadelphia：Lippincott Williams & Wilkins, 2011.

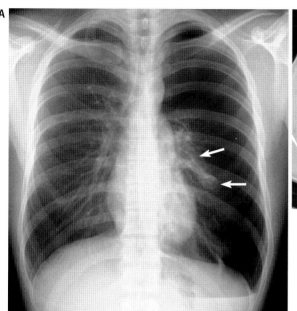
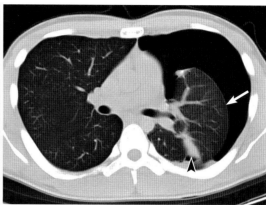

図 3.1 気胸 [20 歳代男性．突然, 胸が痛くなる]
A：胸部単純X線写真正面像, B：胸部CT（肺野条件）　単純X線写真（A）で, 左胸腔内に無血管野が広がり, 右肺に比べて透過性の亢進を認める．縦隔側に左肺の虚脱を認める（A, →）．気胸である．胸部CT（B）では, 左胸腔内に free air を認め, 虚脱した肺を認める（B, →）．背側にブラと思われる円形の構造物（B, ▶）を伴っている．ブラの破裂による気胸と考えられる．

診断のポイントと注意点
- 突然の胸痛と呼吸減弱から疑う．
- 胸部単純X線写真で肺野の透過性の左右差を確認し, 臓側胸膜を探すこと．
- 普段の胸部単純X線写真でブラの有無を確認する．
- 時に縦隔気腫なども合併する．

3.2 Chance 骨折
Chance fracture

■病態および症状
1948年にChanceによって報告された，椎体の圧潰をほとんど伴わない，棘突起から椎弓根を経て上方にカーブし椎体上縁に至る水平の骨折をさす．脊椎の過屈曲によって発症する骨折である．胸腰椎移行部に多い．スキーやスノーボードといったスピードの出るスポーツの転倒で発生するほか，シートベルトを着用しての交通外傷，バイク事故などに多い．棘突起から椎体に至る水平骨折をきたすが，この骨折はほかの名称でよばれていた時代もあり，さまざまな亜型も多く報告されている．現在では脊柱を三つの部位に分類するDenisのthree column theoryをベースとした分類で脊柱の安定性の評価を行うのが主流である．Magerl (AO) 分類，金田分類などがある．

■診断
受傷機転，単純X線写真およびCTでの棘突起の離開，椎体骨折の指摘ができれば診断は確実である．MRIで棘突起および胸髄，脊髄円錐の障害の有無を確認することが必須である．

■合併症
椎体の不安定性が強い骨折であり，受傷時に神経障害が存在することが少なくない．

■治療
不安定性が強くない場合は安静にて経過観察を行う．不安定性が大きい場合は固定術が選択される．

画像診断

単純X線写真	棘突起間の離開，椎体高の減弱を認める．
CT	単純X線写真と同様に棘突起間の離開や椎体高の減弱を指摘できる．さらに棘突起周囲の血腫の同定やMRP画像の作成で，椎体のアライメントの評価，水平に走行する骨折線の同定も可能になる．
MRI	棘間靱帯の断裂，および血腫の同定，骨折線および骨髄浮腫の評価，脊髄の障害の評価が可能になる．椎体高の減弱が軽度な場合でもMRIで骨髄浮腫があれば骨折が及んでいると考えられる．

● 参考文献
1. 太田秀樹, 芝 啓一郎, 香月正昭ほか：当センターにおけるChance型骨折の検討. 整形外科と災害外科 1990；39 (2)：207-511.
2. 田原徳人, 松井寿夫, 北野 悟ほか：椎体形成術を施行した第2腰椎Chance骨折の一治療経験. 中部整災誌 2005；48：1061-1062.

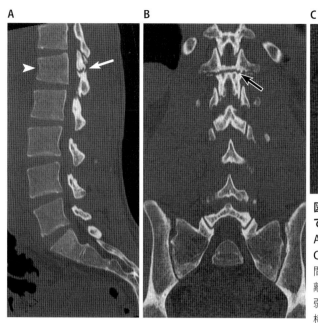

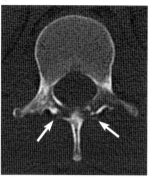

図3.2 Chance骨折〔19歳男性．スノーボードで転倒後，腰背部痛が持続する〕
A：腰椎CT，MPR矢状断像，B：MPR冠状断像，C：CT横断像　腰椎CT矢状断像（A）で，関節突起間に骨折線が認められる（A，→），一見すると分離症のようにみえる．L1椎体の椎体高がわずかに減弱している（A，▶）．冠状断像（B）では，棘突起，横突起の一部，椎弓根を水平に走る骨折線を認める（B，→）．Chance骨折に一致する所見である．CT横断像（C）では，わかりにくいが椎弓根が両側性に骨折しているのがわかる（C，→）．

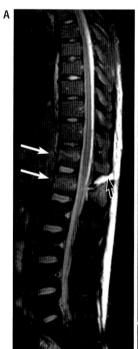

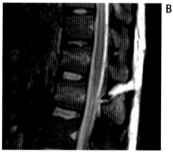

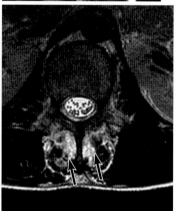

図3.3 Chance骨折（図3.2と同一症例）
A：胸腰椎MRI，STIR矢状断像，B：Aの拡大像，C：STIR横断像　MRI，STIR矢状断像（A）で，Th12，L1の椎体高の減弱と骨髄信号上昇があり，椎体骨折である（A，大矢印）．Th12〜L1間の棘間靱帯の信号上昇があり，断裂および血腫の形成がある（A，小矢印）．脊髄には異常はみられない．横断像（C）では，棘突起の周囲には血腫と思われる高信号域が広がっている（C，→）．椎弓根の信号上昇もみられ，骨折に伴う骨髄浮腫と考えられる．

診断のポイントと注意点
- 過屈曲位での外傷であることがポイントである．
- 神経障害はある場合とない場合があり，ない場合でなおかつ強い背部痛を訴えるときは，圧迫骨折の可能性とChance骨折の可能性の両方の可能性を考慮する．
- CTでの評価がいちばん骨折の同定にはよいが，神経障害があるときはMRIを撮像する必要がある．

3.3 鎖骨・肩甲骨骨折
clavicular and scapular fracture

■病態および症状

鎖骨骨折は，ラグビーやアメリカンフットボールなどのコンタクトスポーツによる鎖骨への直達外力や，自転車競技，スノーボードなどの肩からの転倒による介達外力で生じる．鎖骨骨幹部骨折は小児に比較的多いが，どの年齢層でも発生する頻度の高い骨折である．近位骨片は胸鎖乳突筋によって牽引され上方へ転位し，遠位骨片は上肢の自重と三角筋の筋力で下方へ転位する．鎖骨遠位端骨折は烏口鎖骨靱帯付着部の縦骨折である．烏口鎖骨靱帯の断裂を伴うものと伴わないものとある．靱帯損傷がある場合は不安定性が大きい．骨折によって遠位骨片，肩甲帯は下垂する．

肩甲骨骨折は肩外方から介達外力によって肩甲骨頸部，直達外力によって外側縁，下角，背側面などを骨折する．直達外力の場合は肋骨骨折を伴うことが多い．背部から強く地面にたたきつけられるような動作で受傷する．

■診 断

鎖骨骨折は視診上で局所の変形，疼痛，異常可動性がある．肩甲骨骨折は局所の疼痛，腫脹，呼吸，肩関節運動で疼痛が増強する．単純X線写真による評価は，鎖骨骨折では容易であるが，肩甲骨骨折ではわかりにくいことが多く，CTを撮影したほうがよい．

■合併症

鎖骨骨折ではまれに腕神経叢障害を合併することがある（腕神経叢が鎖骨の下方を走行するため）．

■治 療

保存療法が原則である．成人の鎖骨骨折では鎖骨の短縮を矯正し，ギプス包帯を巻く．鎖骨に第3骨片があり，皮膚を圧迫していたり，腕神経叢症状があったりする場合は手術適応になる．肩甲骨骨折の場合は，三角巾で患側上肢を吊すのみで問題がない．

画像診断

単純X線写真	鎖骨骨折に関しては比較的容易に指摘可能である．第3骨片の有無，転位の大きさを評価する．肩甲骨骨折は骨折部位によっては評価が難しい．
CT	肩甲骨骨折はMPR画像や3D画像で骨折の評価ができる．
MRI	適応がない．

● 参考文献
1. 中川照彦：第3章 画像診断 A) 肩関節（鎖骨，胸骨含む）の外傷3．鎖骨骨幹部骨折．帖佐悦男・編：必ず診療に役立つスポーツ傷害の画像診断．羊土社，2013：81-82．

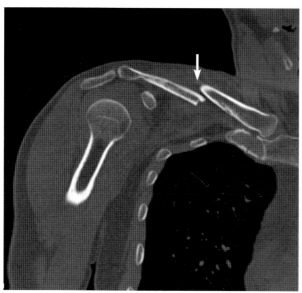

図 3.4 鎖骨骨幹部骨折
[50 歳代男性．転倒して右鎖骨を打撲]
肩関節 CT, MPR 冠状断像　鎖骨中央 1/3 の骨折を認める（→）．近位骨片は上方に転位している．

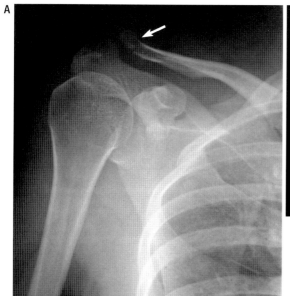
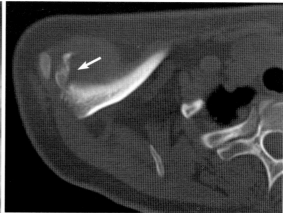

図 3.5　鎖骨遠位端骨折 [40 歳代男性．転倒して肩をぶつける]
A：肩関節単純 X 線写真正面像，B：右肩関節 CT 横断像　単純 X 線写真（A）で，鎖骨遠位端に線状の透亮像があり，骨折に一致する（A, →）．CT（B）では，鎖骨遠位端の骨折を認める（B, →）．周囲に軟部腫脹があり，血腫である．

診断のポイントと注意点
- 肩甲骨や鎖骨に直接もしくは間接的に力が加わるような受傷機転がある．
- 鎖骨は患部の変形があるので，診断は比較的容易である．
- 肩甲骨は骨折があっても保存的治療で問題がない．
- MPR 画像や 3D を利用して診断するとよい．

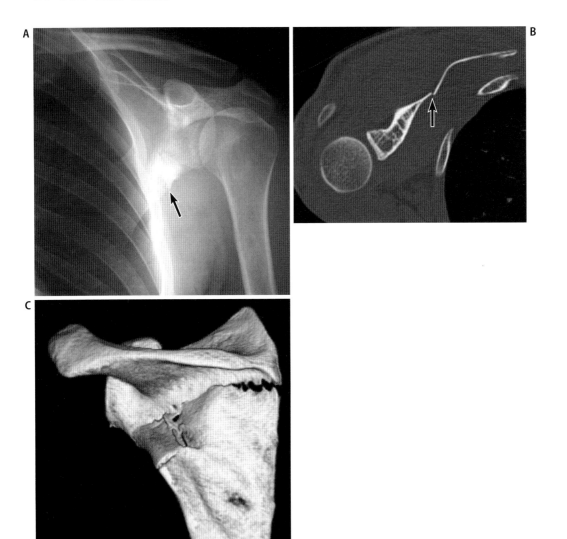

図 3.6 肩甲骨骨折 [30 歳代男性（参考症例）．交通外傷：車にはねられて背部を打った]
A：肩関節単純 X 線写真正面像，B：CT 横断像，C：3DCT　単純 X 線写真（A）で，肩甲骨体部下方に骨折線を認める（A，→）．CT（B）では，肩甲骨体部に骨折を認める（B，→）．周囲に軟骨組織の腫脹を認める．3DCT（C）では，骨折線が複数存在しているのがわかる．

3.4 胸腰椎の圧迫骨折，横突起骨折
compression fracture of thoracolumbar spine/fracture of transverse process of thoracolumbar spine

■病態および症状
圧迫骨折は骨粗鬆症を伴う高齢者に多い外傷であるが，スポーツ選手でも発生しうる外傷である．骨密度のやや低めの女性が尻餅をついて転ぶような動作で骨折する．横突起骨折は，サッカーやラグビーなどで背部を強く踏まれたり，背中から落下したり，膝蹴りなどを受けて受傷する．背部の強い痛みを自覚する．横突起骨折のときは動作時の腰痛のみの症状であることも多く，本人が骨折と自覚していないこともある．

■診 断
背部に強い衝撃を受けるような外傷の既往と痛みがあるときに疑う．単純X線写真で骨折線が不明瞭なときはCTを撮影するほうがよい．

■合併症
胸腰椎圧迫骨折では椎体の骨折の状態によって脊柱管狭窄をきたすことがある．

■治 療
運動中止，安静など．

画像診断

単純X線写真	圧迫骨折は側面像，横突起骨折は正面像で同定しやすい．ガス像などが重なってみえにくい場合がある．横突起骨折は左右で比較するとよい．
CT	圧迫骨折，横突起骨折ともに同定しやすいモダリティである．MPR画像を作成するとよい．
MRI	急性期の圧迫骨折を診断するのには優れる．また神経障害がある場合には必ず施行したほうがよい．横突起骨折の同定はCTに比べると劣る．

● 参考文献
1. 福田和馬，浅野博昭，高嶋成輝ほか：腰動脈損傷を伴う腰椎横突起骨折の一例．日職災医誌 2000；48 (5)：457-460．

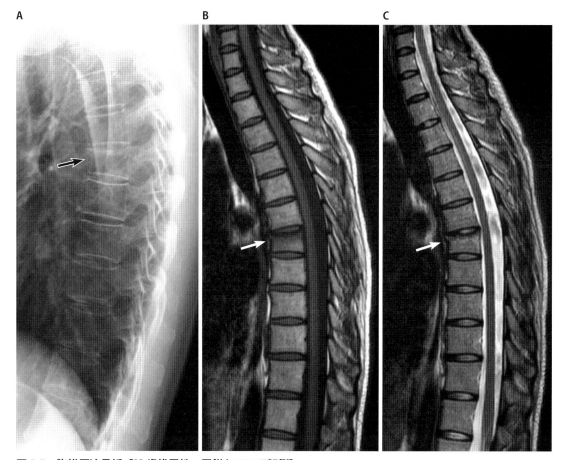

図 3.7　胸椎圧迫骨折［30 歳代男性．尻餅をついて転倒］
A：胸椎単純 X 線写真側面像，B：MRI, T1 強調矢状断像，C：T2 強調矢状断像　単純 X 線写真（A）で第 7 胸椎の椎体高の減弱があり，圧迫骨折を疑う所見である（A, →）．MRI, T1 強調矢状断像（B）では，第 7 胸椎の椎体高減弱と上半分の低信号化を認める（B, →）．圧迫骨折およびそれに伴う骨髄浮腫と考える．急性期の骨折であるといえる．T2 強調矢状断像（C）では，T1 強調像（B）と同様の所見である．骨髄浮腫が帯状の高信号域として認められる（C, →）．

診断のポイントと注意点
- 横突起骨折は複数レベル存在している可能性があるので注意する．
- 横突起骨折している場合，背部に相当な外力が加わったことを意味するため，後腹膜臓器の損傷の否定も必要である．
- 横突起骨折の周囲の血腫が大きい場合は腰動脈の損傷の可能性も考慮する．

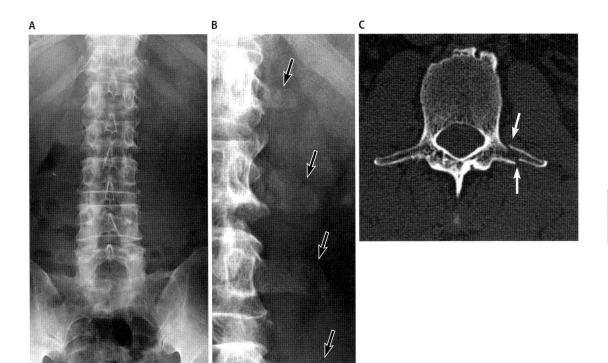

図 3.8 腰椎横突起骨折（第 1〜4 腰椎）（参考症例）**[50 歳代男性]**
A：腰椎単純 X 線写真正面像，B：A の拡大像，C：腰椎 CT 横断像（L2 レベル）　単純 X 線写真（A）で，L1〜4 の左横突起に線状の透亮像があり，骨折である．左右を見比べるとよい．A の拡大像（B）では，L1〜4 までの左横突起に骨折が指摘できる（B, →）．ガス像と区別する必要がある．L2 レベルの CT 横断像（C）では，左横突起の骨折があり，骨片はやや腹側に偏位している（C, →）．

3.5 黄色靱帯骨化症
ossification of the yellow ligament (OYL)

■病態および症状
黄色靱帯の椎弓間をつなぐ靱帯の骨化が発生し，脊柱管を背側より狭小化させ，脊髄の圧迫をきたす疾患である．原因は不明である．下部胸椎レベルに好発する．20歳以上で発生し症状が顕在化するのは40歳以上である．頸椎に好発する後縦靱帯骨化症と合併（13%）していることがある．野球選手などでよく話題になる疾患である．症状は脊髄症状である下肢のしびれ，脱力，こわばりなどを自覚する．腰背部痛や間欠跛行を呈することもある．腰部脊柱管狭窄症に類似した所見である．

■診 断
上記の症状とCTなどで診断する．

■合併症
後縦靱帯の合併を認めることも少なくない．その場合上肢の痺れやだるさなどの症状も呈してくる．またささいな転倒で脊髄症状の増悪をきたす．

■治 療
脊髄症状が出現すると治療の対象となる．症状が軽微であれば，安静臥床，消炎鎮痛薬の内服を行う．痛みが強ければ，硬膜外ブロック，硬化巣の切除を行う．

画像診断

単純X線写真	黄色靱帯の骨化が同定できることもあるが，わかりにくいことが多い．
CT	OYLの検出としては最も適している．横断像で脊柱管の背側にV字型の骨化として同定できる．MPR像で立体的に把握するとよい．
MRI	骨化が大きいと無信号域の構造物として同定できる．脊髄の圧迫症状が強く脊髄の信号変化の評価に優れる．

● 参考文献
1. 辰野 聡：第10章 退行性脊椎病変．黒崎喜久・編：単純X線写真の読み方・使い方．医学書院，2013：321-326．
2. 稲岡 努：第Ⅱ部 部位別各論 胸腰椎．江原 茂・編：放射線医学 骨格系 画像診断．金芳堂，2013：138-144．

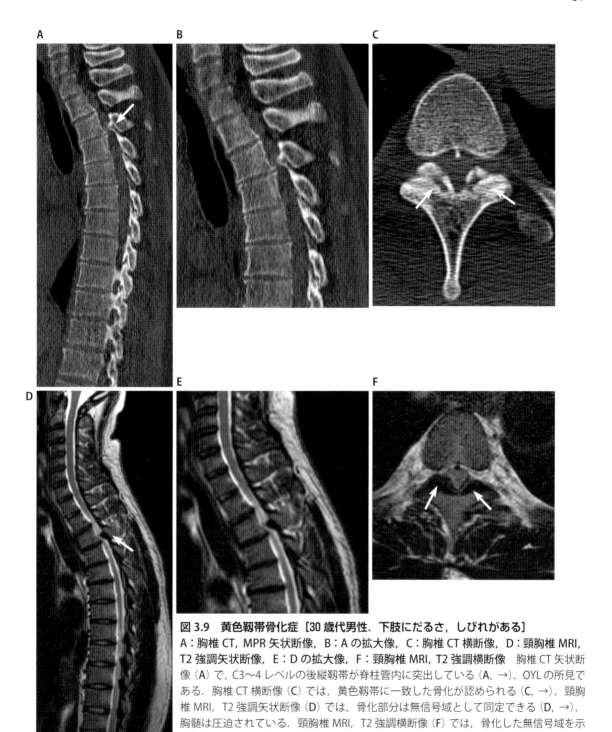

図 3.9 黄色靱帯骨化症[30 歳代男性．下肢にだるさ，しびれがある]
A：胸椎 CT, MPR 矢状断像，B：A の拡大像，C：胸椎 CT 横断像，D：頸胸椎 MRI，T2 強調矢状断像，E：D の拡大像，F：頸胸椎 MRI, T2 強調横断像　胸椎 CT 矢状断像（A）で，C3～4 レベルの後縦靱帯が脊柱管内に突出している（A, →）．OYL の所見である．胸椎 CT 横断像（C）では，黄色靱帯に一致した骨化が認められる（C, →）．頸胸椎 MRI, T2 強調矢状断像（D）では，骨化部分は無信号域として同定できる（D, →）．胸髄は圧迫されている．頸胸椎 MRI, T2 強調横断像（F）では，骨化した無信号域を示す靱帯（F, →）と背側から圧迫されている胸髄を認める．

診断のポイントと注意点
- 下部胸椎（胸腰椎移行部あたり）に多い．胸腰椎移行部は運動負荷が強いためといわれている．
- OYL があっても，症状のある人，症状のない人，と個体差が大きい．
- 単純 X 線写真でははっきりしないことが多い．
- 頑固な背部痛のみの場合で，内臓に異常がない場合，OYL を考慮する必要がある．

3.6 腰椎椎間板ヘルニア
hernia of lumbar intervertebral disc

■ 病態および症状
椎間板を構成している線維輪が何らかの原因で破綻し，髄核が椎間板外へ突出し，神経障害をきたす病態である．いかなるスポーツでも発症しうる．またスポーツ傷害以外でも高頻度な疾患である．姿勢の悪さ，肥満，車の長時間運転などはリスクである．L4〜5，L5〜S1 に好発し，胸椎には少ない．症状は下肢のしびれや痛みである．

■ 診 断
自覚症状のほか，下肢伸展挙上試験で坐骨神経痛の有無を確認，MRI で髄核の突出を確認して診断する．

■ 合併症
レベルによっては排尿障害，下肢麻痺などを起こす．

■ 治 療
痛みが強い場合は安静，スポーツの中止，消炎鎮痛薬投与．疼痛が持続する場合は神経根ブロックを施行する．神経麻痺が出現している場合や神経根ブロックが無効な場合は手術を検討する．経皮的髄核摘出術（レーザーを使用するものと内視鏡を用いるものとがある）．

画像診断

単純X線写真	ヘルニアのあるレベルの椎間板腔の狭小化や骨棘形成を認める．またヘルニアの痛みによる側弯をきたしていることもある．
CT	軟部条件にすると，突出している髄核の辺縁が認められるが，MRI には劣る．骨や facet 関節の変性の評価が可能である．
MRI	線維輪の断裂は帯状の高信号線状域として同定できる．髄核は線維輪より T2 強調像で高信号にみえる．髄核の突出は実際のところ線維輪との区別ははっきりしないことが多い．髄核が椎間板からちぎれ，遊離する場合は，信号が元の椎間板と異なり，硬膜外腫瘍のようにみえるので注意する．

● 参考文献
1. Lurie JD, Moses RA, Tosteson AN, et al：Magnetic resonance imaging predictors of surgical outcome in patients with lumbar intervertebral disc herniation. Spine (Phila Pa 1976) 2013；38：1216-1225.
2. Chadha M, Sharma G, Arora SS, Kochar V：Association of facet tropism with lumbar disc herniation. Eur Spine J 2013；22：1045-1052.

診断のポイントと注意点（図 3.10, 図 3.11）
- 椎間板から連続して存在しているため，MRI での指摘は容易である．
- 遊離髄核の場合は，硬膜外腫瘍との鑑別が重要になる．
- 遊離髄核も突出髄核も吸収されて消失する場合がある．

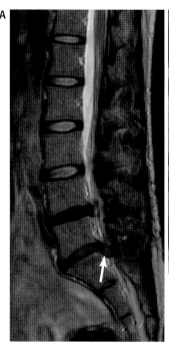
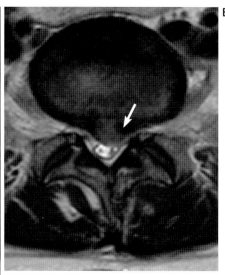

図3.10 腰椎椎間板ヘルニア [20歳代男性. 腰痛, 左下肢にしびれがある]
A:腰椎MRI, T2強調矢状断像, B:T2強調横断像 T2強調矢状断像(A)で, L5〜S1は脊柱管内に脱出する髄核が認められ, ヘルニアに一致する(A, →). L4〜5椎間板の信号低下と椎間板高の減弱を認める. T2強調横断像(B)で, L5〜S1は正中後方に脱出を認め, ヘルニアである(B, →). 左S1神経が不明瞭であり, 圧迫されていると考えられる.

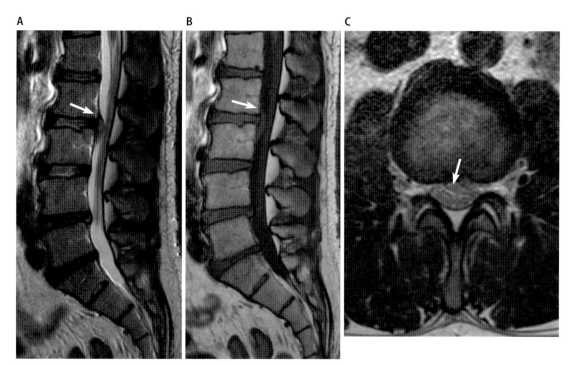

図3.11 腰椎椎間板ヘルニア (遊離髄核) [40歳代男性. 腰痛]
A:腰椎MRI, T2強調矢状断像, B:T1強調矢状断像, C:T2強調横断像 T2強調矢状断像(A)で, L2〜3椎間板の上下径短縮のほかに硬膜外腔に突出する線維輪よりやや信号の高い構造物を認める(A, →). 椎間板とは連続していないようにみえる. 遊離髄核にみえる. T1強調矢状断像(B)では, L2〜3椎間板の背側に帯状の構造物があり, T1強調像においても椎間板と連続性がないことがわかる(B, →). T2強調横断像(C)では, 遊離髄核と思われる構造物は左傍正中後方に存在し硬膜嚢を圧排している(C, →). 左L3神経根の圧迫を疑う.

3.7 腰椎分離症・すべり症
spondylolysis and spondylolisthesis of lumbar spine

■病態および症状

腰椎分離症は成長期（10歳代）の体幹運動の多いスポーツ競技で高頻度にみられる関節突起間部の疲労骨折である．成人の6％に存在するとされるが，スポーツ選手ではさらに頻度が高くなるとされる[1]．特に，体操，バレーボール，野球，サッカーなどの選手によくみられる．腰部の伸展と回旋運動で関節突起間部に強い応力が加わることで発症する．L5～S1レベルに多く，両側性の場合も，片側性の場合もある[1,2]．

腰椎すべり症は分離症が存在し，徐々に椎体が前方もしくは後方へ偏位した状態をさす．症状はどちらも腰痛が主体であり，ほかにしびれや下肢痛を伴うこともある．

■診 断

腰痛の訴えのほかに，単純X線写真の斜位像，CTなどで分離部分を指摘する．すべり症では，前後屈位による動態撮影で椎体の移動がみられる．MRIは関節突起患部の骨折が急性期のものか慢性期のものかの鑑別が可能とされる．

■合併症

特になし．

■治 療

CTおよびMRIで骨癒合が可能か検討することが必要である．骨癒合の可能性が高い場合は体幹装具の装着，最低3か月のスポーツ活動の中止を行う．骨癒合の可能性が低い場合は，疼痛に対する治療を行う．薬物治療，リハビリテーション，分離部のブロックなど．保存治療に抵抗する場合は手術治療を考慮する．高度の不安定性やすべり症を伴う場合は椎間固定術を選択する．

画像診断

単純X線写真	斜位像で関節突起患部の骨折が帯状の透亮像として指摘できる．いわゆる「スコッチテリアの首」である．単純X線写真で同定できないことも少なくない．Yamaguchiら[3]の報告では38％において単純X線写真で正常と診断されていた．
CT	すべり症・分離症ともに診断モダリティとしては最も有用である．矢状断像でfacet関節の長軸に合わせたMPRを作成するとよい．新鮮例での骨折では骨折部分の骨密度の低下，辺縁の不明瞭化を認める．偽関節化してくると，骨折部分の骨硬化性変化や関節遊離体が出現する．
MRI	分離初期（疲労骨折初期）の場合では分離部分周囲，椎弓の信号上昇をSTIR像や脂肪抑制T2強調像で指摘できる．ただし，疲労骨折そのものが急性期においても，偽関節化した状態においても明瞭に同定できるとはかぎらないことに注意する．またT2強調像ではわかりにくいことが多い．偽関節化すると，骨折部分の骨硬化性変化を反映しすべてのシーケンスで低信号を示す．椎弓の脂肪髄化が発生していると，すでに時間の経過した疲労骨折（偽関節化していると思われる）であると考えられる．この場合，T2強調像で高信号をきたし，一見すると浮腫状にみえるが，T1強調像でも高信号を示し脂肪抑制画像で信号が低下するので鑑別可能である．

● 参考文献
1. Kalichman L, Kim DH, Guermazi A, et al：Spondylolysis and spondylolisthesis：prevalence and association with low back pain in the adult community-based population. Spine (Phila Pa 1976) 2009；34：199-205.
2. Wiltse LL, Winter RB：Terminology and measurement of spondylolisthesis. J Bone Joint Surg Am 1983；65：768-772.
3. Yamaguchi KT Jr, Skaggs DL, Acevedo DC, et al：Spondylolysis is frequently missed by MRI by MRI in adolescents with back pain. J Child Orthop 2012；6：237-240.

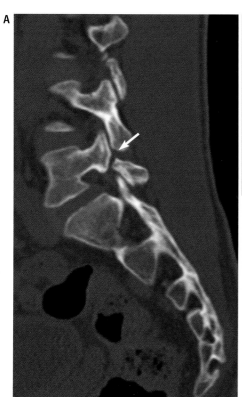
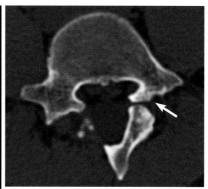

図 3.12 腰椎分離症［13 歳男性．腰痛］
A：腰椎 CT, MPR 矢状断像, B：CT 横断像（L5 レベル） CT 矢状断像（A）で，L5 の関節突起間部（左）に帯状の骨透亮所見があり，分離症に一致する所見である（A，→）．骨折の辺縁は明瞭で骨硬化があり，すでに偽関節化した状態である．L5 レベルの横断像（B）では，左の関節突起間部の分離を認める（B，→）．分離部分周囲の骨硬化性変化が他の領域より目立っており，偽関節化している状態である．

診断のポイントと注意点
- 単純 X 線写真，MRI では関節突起間部の骨折そのものの診断が困難な場合も少なくない．
- 分離の診断は CT が最も適している．
- 急性期の分離症（疲労骨折）では MRI で骨折部分や椎弓の骨髄浮腫が認められる．
- CT では骨硬化の有無や離開の程度を観察できる．

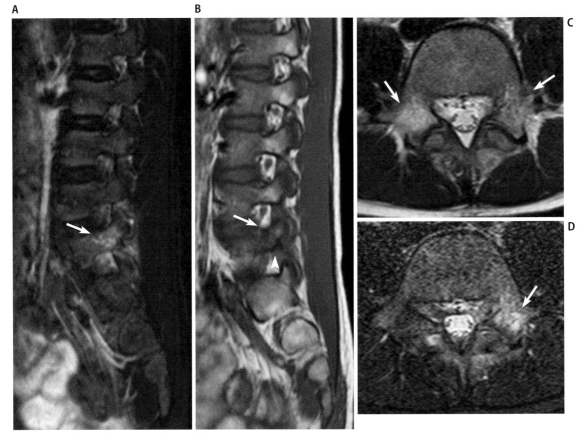

図 3.13 腰椎分離症［10 歳男児．腰痛］
A：腰椎 MRI，STIR 矢状断像，B：T1 強調矢状断像，C：T2 強調横断像，D：STIR 横断像　MRI，STIR 矢状断像（A）で，L5 の左椎弓の骨髄信号上昇が認められ，浮腫を呈している（A，→）．関節突起間部の骨折は不明瞭である．T1 強調矢状断像（B）では，L5 左椎弓の骨髄信号低下があり，浮腫である（B，→）．関節突起間部に低信号線状域があり，骨折線に相当する（B，▶）．T2 強調横断像（C）では，L5 の横断面で両側椎弓根部の信号上昇がみられる（C，→）．STIR 横断像（D）では，左椎弓根の骨髄信号上昇のみ残存しており，左側は急性期の疲労骨折および骨髄浮腫（D，→），左は脂肪髄化した状態であるといえる．

3.8 外傷後の骨化性筋炎
traumatic myositis ossificans

■病態および症状
筋肉内に骨および軟骨器質を産生する腫瘤性病変である．筋肉内の異所性骨化ともよばれる．真の腫瘍性病変ではなく，反応性の炎症性変化とされる．まれな病態であり，年間発生率は100万人に1人程度である[1]．詳しい病因は未だに不明ではあるが，2/3の症例で外傷後の筋肉内および，関節の周囲に発生する．筋肉量の多い筋に75％発生し，圧倒的に大腿四頭筋[2]に多く，次いで上腕筋である．傍脊柱筋の発生はまれである[1]．症状は外傷後（大部分は3か月以内）の筋肉の腫脹，疼痛，腫脹，運動制限である．

■診断
外傷歴の有無と単純X線写真，およびCT・MRIで腫瘤の有無を確認する．

■合併症
特になし．

■治療
安静および消炎鎮痛薬の投与など保存的治療を選択する．大きな血腫があるようならば，時に摘出することもある．

画像診断

単純X線写真	粗大な石灰化が関節周囲にリング状に認められる．軟部組織の腫脹や濃度上昇を伴う．外傷直後には石灰化の所見はなく，3か月以内に石灰化が出現してくる．
CT	筋肉の腫脹と関節周囲のリング状の粗大石灰化を指摘できる．石灰化は腫瘤の辺縁部に強く認められゾーン現象とよばれる．
MRI	骨化部分は低信号として認められる．筋肉の損傷部分や血腫などは高信号に認められる．

● 参考文献
1. Abdallah A, Gokcedag A, Ofluoglu AE, Emel E：Non-traumatic myositis ossificans in the lumbar spine. Am J Case Rep 2014；15：421-425.
2. 坂田浩章，水田博志，白石 稔ほか：ラグビー選手にみられた外傷性骨化性筋炎の一例．整形外科と災害外科 1987；36（2）：347-349.

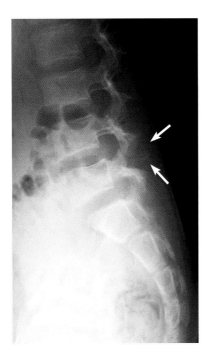

図 3.14　骨化性筋炎
[12歳男児．ヌンチャクの練習中，ヌンチャクが背部にぶつかり受傷．その後，徐々に背部痛が強くなり，受傷1か月後に受診した]
腰椎単純X線写真側面像　L4〜5レベルの棘突起周囲に淡い石灰化を認める（→）．

診断のポイントと注意点
- 外傷歴がある例が2/3であるため，外傷歴の有無の聴取が必須である．
- 外傷後何日経過しているか確認する．
- 石灰化は粗大なリング状を呈しており，腫瘤の辺縁に強い．
- 保存的治療後，石灰化は消失することも多い．
- 外傷が大きいほど，筋肉の損傷が大きくなり，それにより血腫が大きいと骨化性筋炎を合併する可能性も大きくなる．

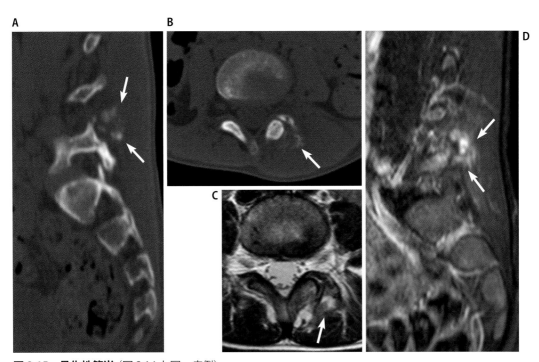

図 3.15　骨化性筋炎（図 3.14 と同一症例）
A：腰椎CT, MPR矢状断像，B：CT横断像（L5レベル），C：MRI, T2強調横断像，D：STIR矢状断像　CT矢状断像（A）で，L5背側に粗大石灰化が認められる（A, →）．リング状を呈している．L5レベルのCT横断像（B）では，左facet関節を取り囲むように淡い石灰化が認められる（B, →）．外傷の既往と外傷後時間が経過してからのリング状の石灰化沈着を考慮すると骨化性筋炎を疑うことができる．MRI, T2強調横断像（C）では，石灰化の有無はMRI上でははっきりしない．左facet関節周囲の高信号域が目立つ程度である（C, →）．STIR矢状断像（D）では，L5左椎弓の骨髄信号上昇と周囲軟部組織の強い高信号域を認める（D, →）．MRIでは石灰化が描出しにくいため，外傷による血腫や炎症性変化として認められる．CTや単純X線写真の所見と合わせて診断するほうがよい．

第4章

肩関節損傷

　肩関節（肩甲上腕関節）は肩甲骨の関節窩と上腕骨頭からなる関節であるが，関節窩の関節面が上腕骨頭と比較してはるかに小さい．これにより大きな関節可動域が得られる一方で，関節としての安定性は乏しくなる．このため関節の安定性は関節周囲の軟部組織（関節包，腱板，関節唇，関節上腕靱帯，烏口上腕靱帯など）に依存することになる．肩関節のスポーツ傷害はそのほとんどが野球に起因したもの（投球障害）が多いといえる．そのほか，水泳やテニスのサーブなどが挙げられる．またラグビーのようなコンタクトスポーツで肩の直接打撲による骨折や腱断裂なども多くみられる．

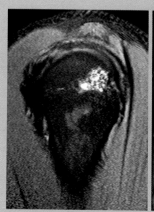
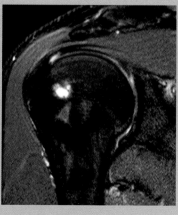

◀ 20歳代男性
テニスのサーブで痛みが生じる．
（詳細は本章100ページを参照）

4.1 反復性肩関節脱臼
recurrent shoulder dislocations

■病態および症状
肩関節の解剖学的な理由により，肩関節は他の関節と比較して脱臼する頻度が高い．初回脱臼はほぼ外傷が原因で発症する．10歳代以下（小学生以上）で90％，20歳代で80％，30歳代で50％の頻度で反復性肩関節脱臼へ移行する．40歳代以上では一度脱臼しても反復性脱臼になることは少ない．初回脱臼から2年以内に70％で再脱臼する．反復脱臼に移行しやすいのは初回脱臼で関節周囲の軟部組織の損傷を伴い，関節の支持性が低下するためである．脱臼は肩関節外転・外旋位（投球やテニスのサーブ，腕を水平伸展位にもって行かれるような動作）で発生する．この際前下方に脱臼することが多い．中学生以上ではどのスポーツにおいても発症しうるが，ラグビーやアメリカンフットボールといったコンタクトスポーツでの頻度が高い．そのほかスキーやスノーボードの転倒なども挙げられる．男女比は4：1で若年から若年成人の男性に多い．脱臼時は強い痛みがあり肩関節の自力での運動は困難である．他動運動においても回旋可動域制限がある．初回脱臼後は，脱臼していないときは正常であるが，外転・外旋時に不安感，肩関節前方の圧痛があることが多い．

■診断
脱臼時の上腕のばね様固定や前下方に上腕骨頭を触れる．そのほか脱臼の既往の有無などで診断する．肩関節単純X線写真で脱臼の証明と骨折のないことを判断する必要がある．

■合併症
初回脱臼時に関節窩の骨折（bony Bankart lesion），上腕骨頭外側の陥没骨折（Hill-Sachs lesion）を伴う．なお再発を予防することが大切である．

■治療
脱臼時はすみやかに脱臼の整復（挙上位法，Kocher法，Hippocrates法など）を行う．脱臼の整復までに時間がかかりすぎると徒手整復が困難になる．スポーツ選手の場合は筋肉が多すぎるので全身麻酔下で筋弛緩を行ってから徒手整復する．その後3週間は肩関節を内転・内旋位に外固定する．その後はリハビリテーションと腱板筋力強化を行う．スポーツ活動性の高さによっては手術も考慮される．

画像診断

単純X線写真	肩関節脱臼の診断に必須である．脱臼時は上腕骨頭が関節窩と関節を呈さず前下方に認められる．関節窩の骨折（bony Bankart lesion）や上腕骨頭外側の陥没骨折（Hill-Sachs lesion）の評価も可能．
CT	単純X線写真と同様である．わずかなbony Bankart lesionの検出に優れる．関節内に造影剤を入れて撮影すると関節包の破綻の評価も行うことができる．施設によってはairを関節内に入れることもある．
MRI	肩関節の周囲軟部組織の評価に優れる．初回脱臼の場合，Hill-Sachs lesionやbony Bankart lesionの領域に骨挫傷を認める．また骨折のないBankart lesion（関節唇のみの剥離）の場合はMRIもしくは関節造影後CTでのみ診断可能である．前下上腕関節靱帯（anterior inferior glenohumeral ligament：AIGHL）の弛緩や関節包断裂を認めることもある．

●参考文献
1. 中川照彦：第3章 画像診断 S2肩関節（鎖骨含む）・上腕 A）肩関節（鎖骨・胸骨含む）の外傷 2．肩関節前方脱臼．帖佐悦男・編：必ず役に立つスポーツ傷害の画像診断．羊土社，2013：79-111．
2. Jana M, Srivastava DN, Sharma R, et al：Spectrum of magnetic resonance imaging findings in clinical glenohumeral instability. Indian J Radiol Imaging 2011；21：98-106.

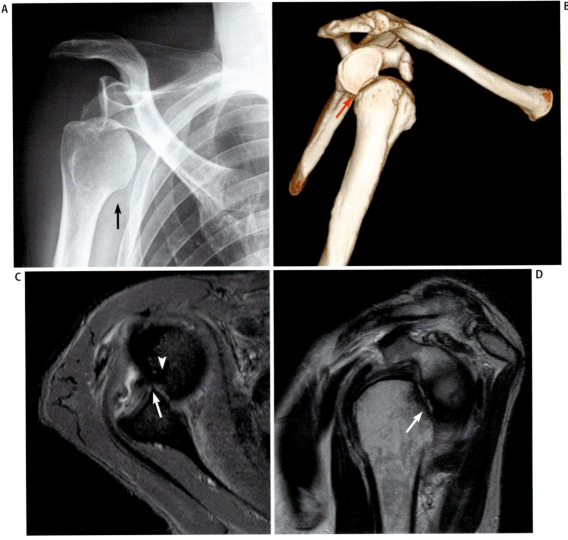

図 4.1 肩関節前方脱臼（参考症例）**[70 歳代男性．外傷で救急搬送された．右上肢の可動域制限がある]**
A：肩関節単純 X 線写真正面像，B：3DCT，C：MRI，T2*強調横断像，D：T2 強調斜冠状断像　単純 X 線写真（A）で，上腕骨頭が肩甲骨の関節窩と関節面を形成しておらず，下方に偏位している（A, →）．前方脱臼である．3DCT（B）では，関節窩に対して前下方へ偏位している．関節窩の前下方の欠損があり，骨折している（B, →）．bony Bankart lesion である．MRI, T2*強調横断像（C）では，関節窩の前下方レベルでは関節軟骨および関節唇の欠損が認められる（C, →）．上腕骨頭外側上方の陥没が認められる（C, ▶）．棘下筋腱は上腕骨頭の脱臼に応じて前方へ進展している．T2 強調斜冠状断像（D）では，関節窩に接触している上腕骨頭部分の陥没がみられる（D, →）．

> **診断のポイントと注意点**
> - 肩関節の MRI 撮像は患者によっては痛みのため外旋位（手のひらを上にする）を維持できない場合が多い．中間位（手のひらを身体に付ける位置）までは妥協できるが内旋位［手のひらが下（寝台側）を向く］になると腱板の位置が大きく移動する．また複数回撮像し比較してみると撮像肢位によって MRI での画像所見の印象が大きく変わることがわかる．術前術後などの比較を行う可能性が高い場合では再現性のある撮像を指示する．
> - 施設によっては外転外旋位（ABER 位）による関節造影後 MRI を施行する施設があるが，オープン MRI でないと撮像そのものが困難である．
> - 関節唇，棘上筋腱大結節付着部の領域は魔法角効果（magic angle effect）の多いところなので診断には注意する．

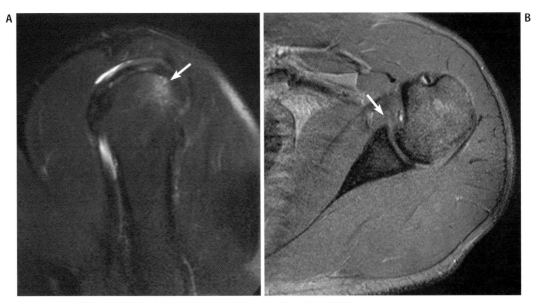

図 4.2　肩関節前方脱臼［40 歳代男性．ラグビーのプレー中に受傷］
A：肩関節 MRI，脂肪抑制 T2 強調斜冠状断像，B：T2*強調横断像　MRI，T2 強調斜冠状断像（A）で，上腕骨外側上部に骨挫傷と思われる高信号域を認める（A，→）．Hill-Sachs lesion である．T2*強調横断像（B）では，関節窩の骨欠損は認めないが関節唇が消失しており（B，→），関節唇損傷が疑われる（Bankart lesion）．

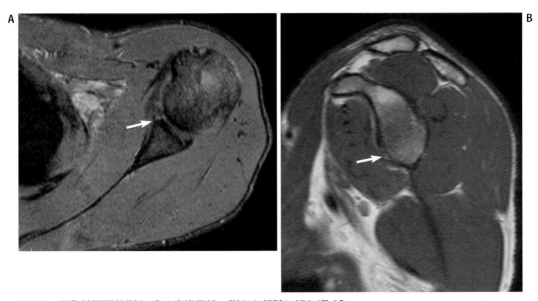

図 4.3　反復性肩関節脱臼［20 歳代男性．脱臼を頻繁に繰り返す］
A：肩関節 MRI，T2*強調横断像，B：プロトン強調斜冠状断像　MRI，T2*強調横断像（A）で，関節窩の前下方の骨欠損があり（A，→），bony Bankart lesion である．プロトン強調斜冠状断像（B）では，関節窩の前下方の関節唇の欠損がある（B，→）．

4.2 SLAP病変
superior labrum anterior and posterior (SLAP) lesion

■病態および症状
上腕二頭筋長頭腱の関節窩周囲付着部周囲の関節唇損傷をさす．野球選手（特に投手），体操選手によく認められる．投球動作や上肢荷重の繰り返し動作によって受傷する．肩関節回旋時のクリックや引っかかり感を自覚する．受傷し不安定になった上関節唇が上肢の運動時に関節内に挟まって疼痛や不安定感，引っかかり感をもたらすとされる（internal impingement syndrome）．

■診 断
SLAP病変を起こしそうな上肢を酷使するスポーツの既往があることと，誘発テスト（hyper-external rotation test：HERT）で痛みが誘発されるならばSLAP病変の可能性が高い．HERTは患者を臥位の状態で上肢の外転外旋を強制させて疼痛の有無を確認するテストである．MRIでSLAPを確認することも重要である．

■合併症
体幹や肩甲帯，股関節の柔軟性の低下を合併しやすい．理学療法でこれらの領域の機能改善を行うとよい．

■治 療
最初は保存的治療を試みる．特に肩甲帯の柔軟性低下は肩関節の運動時に引っかかり感や不安定感をもたらしやすいので，理学療法で改善を試みていく．身体機能の改善が乏しく，自覚症状が残存する場合では鏡視下手術が考慮される．病変の大きさや範囲に応じて手術内容が変わってくる．また施設間での手術方法も大きく異なる．手術適応や術式は後述のSnyderのSLAP分類に応じて選択される．数が大きくなるほど損傷の程度が大きく，修復術が必要になってくる．

画像診断

単純X線写真	SLAP病変は診断できない．bony Bankart lesionやHill-Sachs lesion，そのほか，SLAP病変以外の鑑別疾患同定のために行う．
CT	SLAP病変の描出は困難であるが，関節内造影後CT撮影で関節唇損傷を指摘することは可能．
MRI	SLAP病変の描出に優れる．SLAP病変はSnyderら[1]が4種類に分けて報告したが（図4.4），現在は新しい分類も報告されており，SLAP病変は10種類とされている[2,3]（表4.1）．しかしながら，日本ではSnyderの4種類の分類で治療方針を決定していると思われる．SLAP病変は上腕二頭筋長頭腱の付着部の信号上昇として描出され，損傷部は関節窩と損傷部分との位置によって分類される．

● 参考文献
1. Snyder SJ, Karzel RP, Del Pizzo W, et al：SLAP lesions of the shoulder. Arthroscopy 1990；6：274-279.
2. Maffet MW, Gartsman GM, Moseley B：Superior labrum-biceps tendon complex lesions of the shoulder. Am J Sports Med 1995；23：93-98.
3. Farshad-Amacker NA, Jain Palrecha S, Farshad M：The primer for sports medicine professionals on imaging：The shoulder. Sports Health 2013；5：50-77.

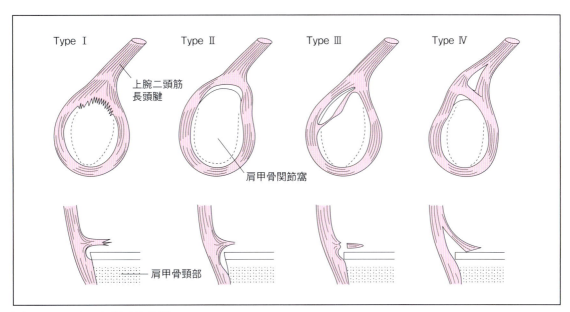

図 4.4　Snyder の SLAP 分類（文献 1 をもとに作成）
Type Ⅰ：上関節唇の変性と毛羽立ち様の不整
Type Ⅱ：上関節唇が肩甲骨頸部から剥離
Type Ⅲ：上関節唇のバケツ柄断裂があるが上腕二頭筋長頭腱の起始部に剥離なし．
Type Ⅳ：上関節唇のバケツ柄断裂と上腕二頭長頭腱起始部に剥離あり．

表 4.1　SLAP 病変の分類（10 種類）

Type Ⅰ	癒合部のfraying（毛羽立ち，ぼさぼさ），通常は病的とされない．
Type Ⅱ	癒合部から上腕二頭筋長頭腱まで及ぶ断裂，SLAP 病変で最多．
Type Ⅲ	癒合部のバケツの柄断裂（bucket-hundle tear）
Type Ⅳ	バケツの柄断裂が上腕二頭筋長頭腱まで及ぶもの
Type Ⅴ	癒合部から前方関節唇までの広範な損傷，言い換えればBankart病変が癒合部まで及ぶもの
Type Ⅵ	Type Ⅲあるいは Type Ⅳの損傷に加えてバケツの柄そのものにも断裂（flap tear）を認めるもの
Type Ⅶ	中関節上腕靱帯（middle glenohumeral ligament：MGHL）に断裂が及ぶもの
Type Ⅷ	癒合部から後方関節唇までの広範な損傷
Type Ⅸ	前方から後方までの広範な関節唇の損傷（Type ⅤとType Ⅷの損傷を合わせたもの）
Type Ⅹ	腱板疎部にも損傷が及ぶもの

Snyder の四つのほかに，ほかの損傷の修飾が加わったものを Type Ⅴ～Ⅹに分けている．やや煩雑である．
（佐々木泰輔：Ⅳ．四肢関節（各論）9．肩関節 9．7 投球障害 b．SLAP 病変．福田国彦，杉山英治，上谷雅孝，江原 茂・編：関節のMRI，第 2 版．メディカル・サイエンス・インターナショナル，2013：401．をもとに一部改変）

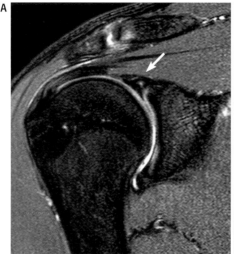
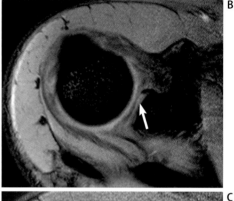

図 4.5 SLAP 病変 [19 歳男性．野球で肩関節痛]
A：肩関節 MRI，脂肪抑制 T2 強調斜冠状断像，B：T2*強調横断像，
C：脂肪抑制 T2 強調横断像　MRI，脂肪抑制 T2 強調斜冠状断像（A）で，上腕二頭筋長頭腱の上関節唇付着部の信号上昇を認める（A，→），関節唇損傷である．T2*強調横断像（B）では，上関節唇に淡い信号上昇があり境界は不明瞭である．上関節唇の剝離（B，→）である．脂肪抑制 T2 強調横断像（C）では，後上方関節唇も同様に線状の高信号域が認められ，損傷している（C，→）．

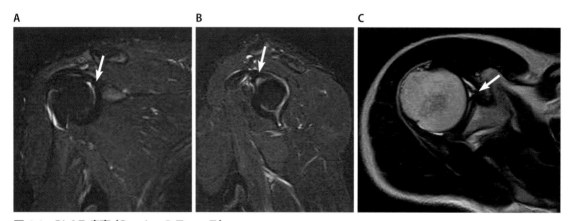

図 4.6 SLAP 病変（Snyder の Type II）
[30 歳代男性．バトミントン，数か月にわたり運動時に肩関節のクリック音と不安定感が続いた]
A：肩関節 MRI，脂肪抑制 T2 強調斜冠状断像，B：脂肪抑制 T2 強調斜矢状断像，C：T2 強調横断像　MRI，T2 強調斜冠状断像（A）で，上腕二頭筋長頭腱の上関節唇付着部にスリット状の高信号域が認められる（A，→）．上関節唇損傷である．T2 強調斜矢状断像（B）では，肩甲骨頸部と上関節唇との間に帯状の高信号域が広がっており（B，→），Type II の損傷である．T2 強調横断像（C）では，関節唇と上腕二頭筋長頭腱の起始部にスリット状の高信号域があり連続しており（C，→），SLAP 病変である．

診断のポイントと注意点
- 臨床症状から SLAP 病変を疑うことができるか，が大切である．
- 画像診断では MRI が最適のモダリティであり，単純 X 線写真や CT では指摘できない．
- 関節造影後に CT もしくは MRI を撮像すると，損傷部分に造影剤が入り込むため病変部の描出に優れる．
- 施設によってはオープン MRI を使用し，外転外旋位（ABER 位）による撮像で診断し良好な病変部指摘をもたらしている．

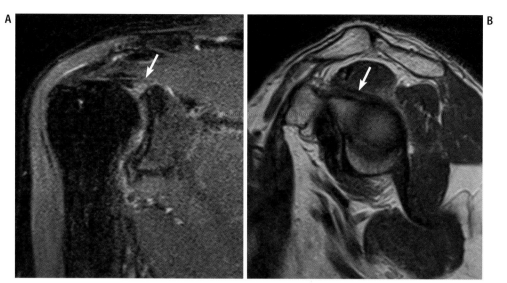

図4.7 SLAP病変（SnyderのType Ⅱ）[40歳代男性．さまざまな運動歴があり，肩の不安定感がある]
A：肩関節MRI，STIR斜冠状断像，B：T2強調斜矢状断像　MRI，STIR斜冠状断像（A）で，上腕二頭筋長頭腱の上関節唇付着部に広範な高信号域があり損傷を疑う（A，→）．T2強調斜矢状断像（B）では，上関節唇の信号上昇があり（B，→），Type Ⅱを疑う．

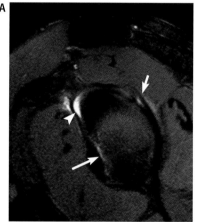

図4.8 SLAP病変（SLAP Type Ⅴ）
[17歳男性．サッカーで手をついて倒れた]
A：肩関節MRI，脂肪抑制プロトン強調斜矢状断像，B：脂肪抑制プロトン強調横断像，C：脂肪抑制プロトン強調斜冠状断像　MRI，脂肪抑制プロトン強調斜矢状断像（A）で，上関節唇に帯状の高信号域があり，断裂している（A，小矢印）．また，sublabral holeを認める（A，➤）．前方関節唇にも帯状の高信号域がみられ，損傷を認める（A，大矢印）．横断像（B）では，sublabral hole（B，小矢印），剥離した上関節唇（B，➤）と後上方関節唇が剥離し偏位しているのがわかる（B，大矢印）．斜冠状断像（C）では，上腕二頭筋長頭腱の起始部の信号上昇があり，損傷している（C，大矢印）．近傍の後上方関節唇の信号上昇もあり，断裂がある（C，小矢印）．以上の所見より，SLAPのType Ⅴを疑う所見である．

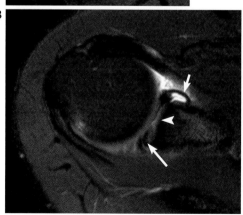

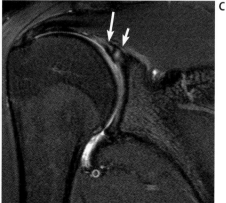

4.3 いろいろな原因で発生する関節唇損傷
labral tears caused by various trauma

■病態および症状
肩甲骨関節窩に存在し，上腕骨頭の関節運動の安定性をもたらす関節唇は，上肢の運動において損傷を受けやすい構造物である．損傷される部位によって，さまざまな名称でよばれる．肩関節脱臼で前下方関節唇の損傷があれば，(bony) Bankart lesion，投球動作などで上関節唇の損傷があればSLAP病変である．そのほか，後関節唇損傷で関節窩の変形（slant appearance）があればKim's lesionとよばれることもある．投球肩障害の一つでもある．これらの関節唇損傷は肩の使いすぎや，肩への強い打撲などで起こる．症状は野球などの投球時の痛みや違和感（コッキング期から加速期に多い）が多い．

■診　断
ほかの肩病変と同様である．MRIによる関節唇損傷の指摘が必要．

■合併症
体幹や肩甲帯，股関節の柔軟性の低下を合併しやすい．これもほかの肩病変と同様である．

■治　療
保存療法，修復術，ほかの外傷と併せて総合的に治療する．

画像診断

単純X線写真	骨折の否定に用いる．
CT	関節窩の骨折などに有用．slant appearanceの同定もできる．これがあるときは，後方関節唇損傷を疑う．関節造影後CTで関節唇の損傷部に造影剤が入り込んでいる所見を指摘する．
MRI	関節唇損傷の同定に必須である．関節唇のどの部位の損傷か判断する．上関節唇であればSLAP，脱臼の既往があり前下方関節唇損傷ならBankart lesionである．slant appearanceと後方関節唇損傷の合併に注意する．

●参考文献
1. Farshad-Amacker NA, Palrecha SJ, Farshad M：The primer for sports medicine professionals on imaging：The shoulder. Sports Health 2013；5：50-77.

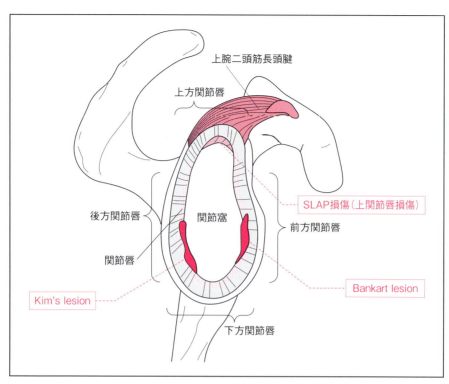

図4.9　関節唇の解剖
関節唇は関節窩を覆うラバーのような役目をしている．上腕二頭筋長頭腱の付着部のある領域が上方関節唇，Bankart lesionの発生する前方関節唇，Kim's lesionの発生する後方関節唇，下縁を形成する下方関節唇とある．運動でどの部位の関節唇損傷が起こってもおかしくない．

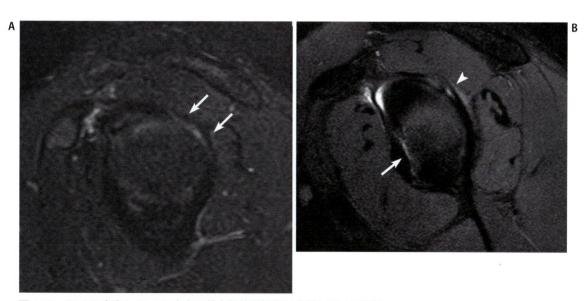

図4.10　SLAP病変とSLAP病変で前方関節唇損傷を合併している症例
A：20歳代男性（野球）．投球時に肩の不安定性がある　肩関節MRI，脂肪抑制プロトン強調斜矢状断像　上腕二頭筋長頭腱の付着部の上方関節唇にスリット状の信号上昇があり剥離した状態である（A，→）．SLAP病変である．
B：17歳男性（サッカー）．図4.8と同一症例　肩関節MRI，脂肪抑制プロトン強調斜矢状断像　上方関節唇（B，▶）および前方関節唇（B，→）に帯状の高信号領域があり剥離している．SLAP病変であり，前方関節唇損傷を合併している．このように関節唇損傷は決して1か所だけとはかぎらない．

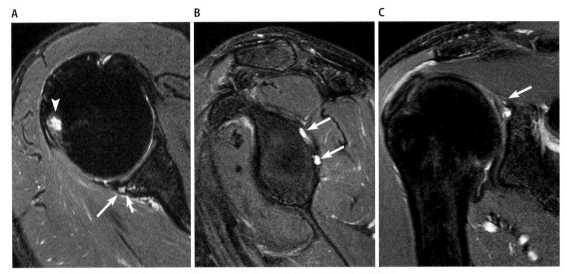

図 4.11　後方関節唇損傷［40 歳代男性．ソフトボールの後，肩に痛みが出現］
A：肩関節 MRI, 脂肪抑制 T2 強調横断像，B：脂肪抑制 T2 強調斜矢状断像，C：脂肪抑制 T2 強調斜冠状断像　MRI, 脂肪抑制 T2 強調横断像（A）では，後方関節唇の信号上昇が認められる．関節内というよりは関節外側の損傷のようにみえる（A, 大矢印）．近傍に関節窩由来の骨棘形成がある（A, 小矢印）．Bennett 病変といわれる所見であり，上腕骨頭に軟骨下嚢胞（A, ➤）を考慮すると衝突性の投球障害がありそうである．斜矢状断像（B）では，後方関節唇に一致して高信号域があり損傷による剥離である（B, →）．斜冠状断像（C）では，後方関節唇のやや上方寄りの損傷部分をみている（C, →）．

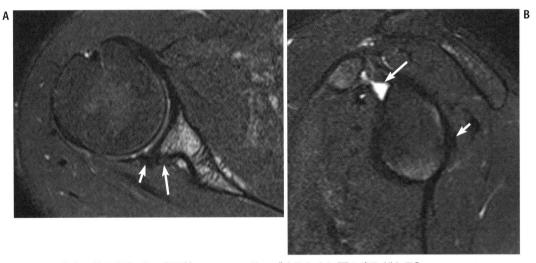

図 4.12　後方関節唇損傷［19 歳男性．テニスでサーブするときに肩の痛みがある］
A：肩関節 MRI, 脂肪抑制 T2 強調横断像，B：脂肪抑制 T2 強調斜矢状断像　MRI, 脂肪抑制 T2 強調横断像（A）で，後方関節唇は不整な形状を示しており関節唇損傷を疑う所見である（A, 小矢印）．背側に関節窩由来の骨棘形成あり（A, 大矢印）．Bennett 病変である．斜矢状断像（B）では，腱板疎部に液体貯留があり，疎部の炎症もしくは疎部損傷を疑う（B, 大矢印）．後方関節唇の不整も認められる（B, 小矢印）．

診断のポイントと注意点

- 腕を酷使する運動に対して起こりうる状態である．関節唇損傷のほかにさまざまな肩関節の異常があると考える．
- 上部に損傷があるもの（SLAP 病変）が代表的であるが，前方や後方関節唇の異常も起こる．
- 後方関節唇損傷は関節窩の骨棘があるときは疑う必要がある．

4.4 鎖骨骨幹部骨折，上腕骨大結節骨折，上腕骨骨幹部骨折
clavicular diaphyseal fracture/fracture of tubercle of humerus/humeral diaphyseal fracture

■病態および症状

肩甲帯および上腕骨の骨折をさす．鎖骨骨幹部骨折や上腕骨大結節骨折はラグビーやアメリカンフットボールのようなコンタクトスポーツ，スキーやスノーボードの転倒といった，肩や肩甲骨の強い打撲による骨折が多い．上腕骨骨幹部骨折は投球動作による急激な捻転力が原因で骨折する．ほかに腕相撲などで上腕での急激な体重移動が原因で骨折する．どの骨折においても，受傷時には骨の変形，腫脹，疼痛が発生する．鎖骨骨幹部骨折は中央1/3での骨折が多く，第3骨片を認めることもある．上腕骨大結節骨折は単独骨折であるが，転位が小さいとわかりにくく診断が遅れやすい．上腕骨骨幹部骨折は中央，もしくは下1/3領域のらせん骨折が多い．これらの骨折で注意するのは，神経障害である．鎖骨の近傍には腕神経叢，上腕骨骨幹部の近傍には橈骨神経が走行しているため，骨折時に神経の障害を合併することがある．腕神経叢の障害では手指の痺れ，知覚障害，橈骨神経障害では下垂手を呈する．

■診断

外傷の既往，局所の腫脹や痛み，骨片の触知，および単純X線写真での骨折の確認で診断できる．

■合併症

神経損傷，特に上腕骨骨幹部骨折による橈骨神経障害は10～17％と頻度が高い．

■治療

どの骨折においても，転位があれば徒手整復する．鎖骨骨折では，鎖骨バンドで固定する．アスリートで転位がある症例ではプレート固定がよい．
大結節骨折では保存的治療を行う．三角巾固定で2～3週間の安静を行う．
上腕骨骨幹部骨折では保存的治療として上腕懸垂ギプス，functional brace，U型ギプスシーネなどを用いる．観血的治療は整復保持が困難な場合の初期固定，橈骨神経障害のある例で神経の確認目的などで行う．内固定を行う．

画像診断

単純X線写真	骨折の確認に必須である．骨片の確認，転位の有無を指摘する．骨折の診断はほぼ単純X線写真のみで十分である．
CT	単純X線写真同様である．MPRや3DCTを活用するとよい（術前など）．
MRI	骨折の診断には不要である．転位の少ない骨折に対しては骨髄浮腫や骨折線が明瞭に描出される．神経障害が存在する場合は撮像の適応があるが，神経の同定は困難である．

●参考文献
1. 中川照彦：第3章 画像診断 S2肩関節（鎖骨含む）・上腕 A）肩関節（鎖骨・胸骨含む）の外傷 2．肩関節前方脱臼．帖佐悦男・編：必ず役に立つスポーツ傷害の画像診断．羊土社，2013：79-111．

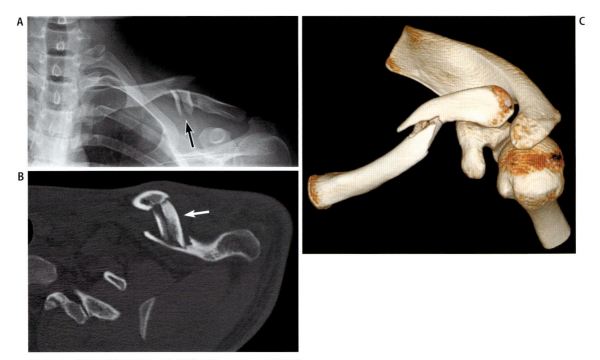

図 4.13 鎖骨骨幹部骨折［20 歳代男性．スキーで転倒］
A：鎖骨単純 X 線写真正面像，B：肩関節 CT 横断像，C：肩関節 3DCT　単純 X 線写真（A）で，鎖骨が中央 1/3 で骨折を認める．第 3 骨片（A，→）が認められる．近位端の骨折部は上方に転位しており皮膚面に近接している．CT 横断像（B）では，鎖骨骨折および第 3 骨片が明瞭に描出されている（B，→）．3DCT（C）では，ほかの骨との関係がわかりやすく，多角的に骨折の状況がわかりやすい．

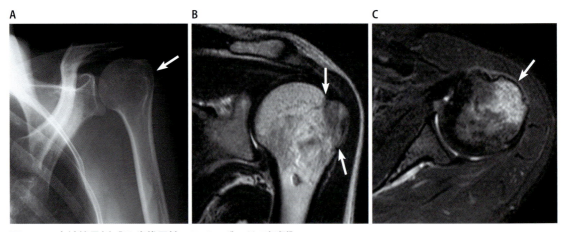

図 4.14 大結節骨折［30 歳代男性．スノーボードで転倒］
A：肩関節単純 X 線写真正面像，B：肩関節 MRI，T2 強調冠状断像，C：肩関節 MRI，脂肪抑制 T2 強調横断像　単純 X 線写真（A）で，大結節の下部にわずかな透亮像が認められ（A，→），骨折が疑われる．明らかな転位はない．MRI，T2 強調斜冠状断像（B）では，大結節は低信号を示し，骨折線と思われる低信号線状域が認められる（B，→）．脂肪抑制 T2 強調横断像（C）では，大結節は骨髄浮腫を呈しており，高信号を示す（C，→）．

診断のポイントと注意点
- 外傷の既往を自覚しており，診断も容易である．
- 神経障害の否定が大切であり，神経障害がある場合は何が原因か同定する必要がある．骨片の接触，神経溝への骨折の波及，手術などの影響が考えられる．

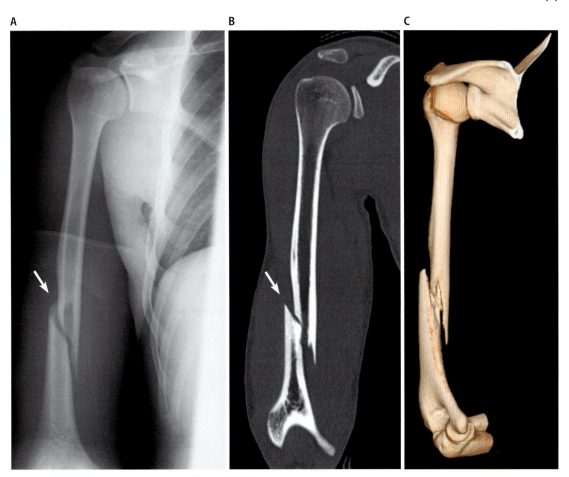

図 4.15 上腕骨骨幹部骨折［17 歳男性．腕相撲後に疼痛］
A：上腕骨単純 X 線写真正面像，B：上腕骨 CT，MPR 冠状断像，C：上腕骨 3DCT　単純 X 線写真（A）で，上腕骨の骨幹部にらせん骨折を認める（A, →）．CT 冠状断像（B）では，上腕骨幹部の骨折（B, →），転位などが明瞭に指摘できる．3DCT（C）では，橈骨神経溝の同定やほかの関節なども併せて評価可能である．

4.5 腱板損傷（断裂），疎部損傷
rotor cuff injury (rupture)/rotator interval lesion

■病態および症状

腱板とは肩関節を構成する棘上筋，棘下筋，肩甲下筋，小円筋の4種類の筋肉およびこれらの筋腱付着部のことをさす．中高年に多く，先行する腱板の変性があり損傷を起こす．このため，腱板損傷は中高年の肩関節痛の原因になっていることが多い．スポーツにおいては肩の酷使，肩の強い打撲などによって損傷（断裂）を起こす．野球選手，水泳選手などにみられる．夜間痛や手の挙上困難，不安定性が発生する[1,2]．四つの腱板のうち，棘上筋腱損傷が高頻度にみられる．critical zoneとよばれる大結節付着部の手前1～2 cmの領域で損傷が起こりやすい．原因として，critical zoneはほかの部位と比較して非常に血管がまばらな領域で虚血になりやすく，変性や損傷に脆弱とされる[3]．棘下筋腱損傷は棘上筋腱損傷に連続して発生しやすい[4]．肩甲下筋腱損傷は複数にわたる腱板損傷がある場合，もしくは外傷による単独損傷のことが多い[5]．小円筋腱損傷は，腱板の中で最後に損傷するといわれており，通常，損傷はまれとされる[6]．

腱板疎部損傷は腱板疎部とよばれる烏口突起の外方の棘上筋腱と肩甲下筋腱の間にある薄い膜様構造をさす．数層の被膜からなり，深層は関節包，表層は肩峰下滑液包である．外旋位から内旋位に急に動くことで損傷する．損傷後，瘢痕化すると拘縮を生じ，離開すると肩関節の不安定性を起こす．

■診 断

運動歴と自覚症状の期間の長さ，可動域のチェック，そのほかMRIによる腱板の評価を行う．

■合併症

手術を行った場合は神経損傷や感染症，三角筋の機能不全，再断裂の可能性もある．

■治 療

軽度な損傷では安静，活動制限（スポーツや重労働の中止），鎮痛薬の内服，筋力訓練，理学療法などを行う．関節内にステロイド剤やヒアルロン酸の注射も有効．保存療法に効果が認められない場合では手術的治療（腱板断裂修復術）を考慮する．患者の年齢や活動性も併せて考慮する必要がある．

●参考文献
1. Tawfik AM, El-Morsy A, Badran MA：Rotator cuff disorders：How to write a surgically relevant magnetic resonance imaging report? World J Radiol 2014；6：274-283.
2. Meislin RJ, Sperling JW, Stitik TP：Persistent shoulder pain：epidemiology, pathophysiology, and diagnosis. Am J Orthop (Belle Mead NJ) 2005；34：5-9.
3. Khan Y, Nagy MT, Malal J, Waseem M：The painful shoulder：shoulder impingement syndrome. Open Orthop J 2013；7：347-351.
4. Cooper A, Ali A：Rotator cuff tears. Surgery 2013；31：168-171.
5. Lyons RP, Green A：Subscapularis tendon tears. J Am Acad Orthop Surg 2005；13：353-363.
6. Melis B, DeFranco MJ, Lädermann A, et al：The teres minor muscle in rotator cuff tendon tears. Skeletal Radiol 2011；40：1335-1344.

画像診断

単純X線写真	関節間隙の狭小化や肩峰に骨棘形成の有無をチェックする．肩峰の骨棘形成は棘上筋腱の変性の原因になる．
CT	単純X線写真と同様に用いる．
MRI	腱板損傷や変性を診断するのに適した検査である．棘上筋腱は魔法角効果（magic angle effect）の影響を受けやすいので，斜冠状断での評価の際，TEの大きいシーケンスと併せて評価するべきである．棘上筋腱，棘下筋腱，小円筋腱は斜冠状断・矢状断，肩甲下筋腱は横断像での描出がよい．疎部損傷は斜矢状断像で烏口突起のみえるレベルで判定する．

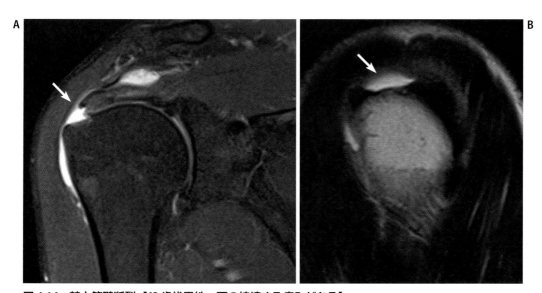

図4.16 棘上筋腱断裂［40歳代男性．肩の持続する痛みがある］
A：肩関節MRI，脂肪抑制T2強調斜冠状断像，B：T2強調斜矢状断像　MRI，脂肪抑制T2強調斜冠状断像（A）で棘上筋腱の全層断裂を認める（A，→）．腱の信号上昇と腫大を伴う．周囲に血腫と思われる液体貯留が認められる．斜矢状断像（B）では，大結節付着部のレベルで腱が描出されていないのがわかる（B，→）．

診断のポイントと注意点
- 棘上筋腱損傷が多いので，腕の挙上困難や痛みを訴える．夜間痛がある．
- 中高年に多く，腱板の変性が主体とされる（必ずしもスポーツ外傷で来院するとはいえない）．
- 腱板疎部の location が難しい．線維化している場合と液体貯留を呈している場合とがある．
- しばしばインピンジメント症候群と合併する．
- MRIで診断になるが，魔法角効果に注意する．

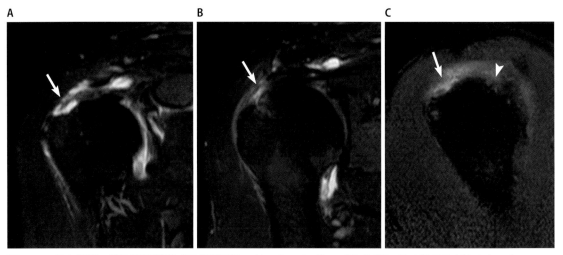

図 4.17　棘上筋腱・棘下筋腱断裂［50 歳代男性．サッカーのプレー中に転倒．その後痛みがとれない］
A：肩関節 MRI, 脂肪抑制 T2 強調斜冠状断像（棘上筋腱レベル），B：脂肪抑制 T2 強調矢状断像（棘下筋腱レベル），C：脂肪抑制 T2 強調斜矢状断像　MRI, 脂肪抑制 T2 強調斜冠状断像（A）で，棘上筋腱の走行が不整であり，大結節への付着を認めない（A, →）．周囲に血腫が認められる．矢状断像（B）では，棘下筋腱の口径不同があり，損傷が認められる（B, →）．完全断裂ではなさそうである．斜矢状断像（C）では，棘上筋腱断裂部（C, →）と棘下筋腱損傷部（C, ▶）の信号上昇を認める．

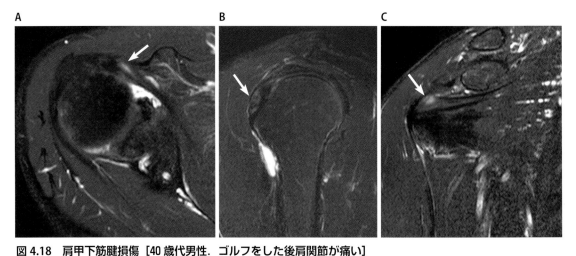

図 4.18　肩甲下筋腱損傷［40 歳代男性．ゴルフをした後肩関節が痛い］
A：肩関節 MRI, 脂肪抑制 T2 強調横断像，B：脂肪抑制 T2 強調斜矢状断像，C：脂肪抑制 T2 強調斜冠状断像　MRI, 脂肪抑制横断像（A）で，肩甲下筋腱の腫大と信号上昇が認められ（A, →），損傷を疑う所見である．斜矢状断像（B）では，肩甲下筋腱の小結節付着部レベルでの信号上昇（B, →）があり部分損傷を疑う所見である．斜冠状断像（C）では，肩甲下筋腱の部分的な信号上昇があり損傷を示している（C, →）．

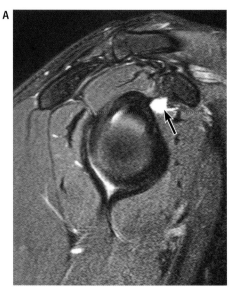
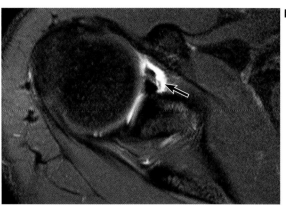

図 4.19 腱板疎部炎（損傷）[20 歳代男性．野球選手，肩の痛みがある]
A：肩関節 MRI，脂肪抑制 T2 強調斜矢状断像，B：脂肪抑制 T2 強調横断像　MRI，脂肪抑制 T2 強調斜矢状断像（A）で，腱板疎部が弛緩しており液体貯留を認める（A，→）．腱板疎部炎を疑う所見である．横断像（B）では，腱板疎部（B，→）と周囲の液体貯留を認める．疎部の損傷が原因による炎症と思われる．

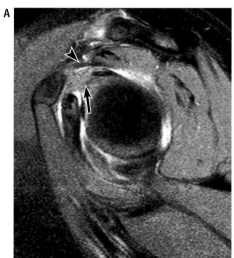
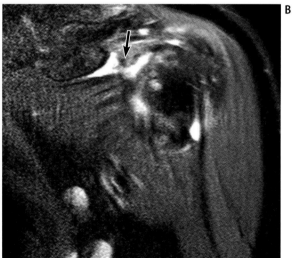

図 4.20 腱板疎部炎（損傷）[40 歳代女性．肩を強打し大結節骨折，その後]
A：肩関節 MRI，脂肪抑制プロトン強調斜矢状断像，B：脂肪抑制プロトン強調斜冠状断像　MRI，脂肪抑制プロトン強調斜矢状断像（A）で，腱板疎部に線維化と思われる中間信号から低信号を示す構造物を認める（A，→）．炎症後の瘢痕化（線維化）である．肥厚した烏口上腕靱帯が認められる（A，▶）．斜冠状断像（B）では，腱板疎部より線維性増殖が目立っている（B，→）．今後肩関節の拘縮になる可能性がある．

4.6 インピンジメント症候群
impingement syndrome

■ **病態および症状**

インピンジメントとは「挟みこみ」という意味である．関節運動で関節面に何らかの介在物が存在し挟まることで痛みや可動域制限を発生させる状態すべてをさす．インピンジメント症候群には2種類存在しており，external impingement syndrome（肩峰下インピンジメント症候群）と internal impingement syndrome が挙げられる．

● **external impingement syndrome（肩峰下インピンジメント症候群）**：肩峰と烏口肩峰靱帯で形成する烏口肩峰アーチと上腕骨頭の運動で肩峰下滑液包や腱板（棘上筋腱）が挟まることで痛みを生じる（図4.21）．インピンジに至る解剖学的な要因としては，①肩峰の形状（図4.22）[2]，②肩鎖関節の変性，③肩峰下の骨棘形成，④os acromiale（肩峰骨）の存在，⑤過形成（肥厚）した烏口肩峰靱帯が挙げられる[3]．このインピンジメントによって肩峰下滑液包や棘上筋腱が障害を受ける．また肩甲下筋腱，肩峰上腕靱帯，上腕二頭筋長頭腱がインピンジされることもある．後2者の頻度は低い．これら三つの構造物がインピンジされる要因としては，①肩峰の先天的な形状異常，②肩峰の骨折，③術後の変形などが挙げられる[4]．これらの骨の形態は先天的な骨の異常のほかに投球動作で出現しやすい骨の異常ともいえる．

● **internal impingement syndrome**：肩甲下筋腱の後方線維もしくは棘下筋腱の前方線維が，上腕骨頭と後方関節窩で挟まれて生じる痛みや障害をさす．後方関節唇が肥厚し前方関節唇のゆるみが生じるとされる．若年の上肢を酷使するスポーツ（野球，水泳など）によくみられる．

どちらのインピンジメント症候群においても，上肢の外転する過程で肩関節の痛みや不安定性，引っかかり感を認める．夜間痛を認めることもある．

■ **診 断**

運動歴の有無，自覚症状，誘発試験（Neer 手技や Hawkins-Kennedy の手技）のほかに単純X線写真での肩峰や肩鎖関節の変性の有無，MRI によるインピンジに伴う腱板損傷や関節唇の損傷を確認する．

■ **合併症**

進行すると慢性的な肩の痛みとともに早期の変形性関節症（OA）に進行する．

■ **治 療**

投球動作など痛みを感じる動作を控えるほか，温熱療法やヒアルロン酸・ステロイドの局所注射など．難治例に対しては関節鏡下に炎症をきたした滑膜の切除や肩峰骨棘の切除，烏口肩峰靱帯の切離を行う．さらに，肩甲体だけではなく体幹部や下肢の柔軟性の低下を合併しやすい．理学療法でこれらの領域の機能改善を行うとよい．

● 参考文献
1. Farshad-Amacker NA, Jain Palrecha S, Farshad M：The primer for sports medicine professionals on imaging：The shoulder. Sports Health 2013；5：50-77.
2. Bigliani LU, Ticker JB, Flatow EL, et al：Relationship of acromial architecture and diseases of the rotator cuff [in German]. Orthopade 1991；20：302-309.
3. Kassarjian A, Bencardino JT, Palmer WE：MR imaging of the rotator cuff. Radiol Clin North Am 2006；44：503-523, vii-viii.
4. Garofalo R, Conti M, Massazza G, et al：Subcoracoid impingement syndrome：a painful shoulder condition related to different pathologic factors. Musculoskelet Surg 2011；95 (suppl 1)：S25-S29.

画像診断

単純X線写真	肩峰，肩鎖関節の形態を観察するのによい．そのほか肩峰と上腕骨頭間の狭小化の有無をみる．
CT	肩峰，肩鎖関節の形態を観察するのによく，なおかつ肩峰骨の指摘に優れる．
MRI	インピンジメント症候群によって障害を受けている腱板や関節唇の観察に最も適している． ● external impingement syndrome：棘上筋腱の信号上昇をきたし損傷していることが多い．そのほか肩甲下筋腱の損傷も伴う．棘上筋腱上部の肩峰下滑液包の発達および炎症を伴うこともある． ● internal impingement syndrome：棘下筋腱や肩甲下筋腱（関節面側）の信号上昇があり損傷を認める．後方関節唇の断裂や関節窩後方の骨棘形成（Bennett病変），後方関節窩の slant appearance（関節窩の後下方が鈍化する状態）などを認める．そのほかの所見として上腕骨頭の軟骨下嚢胞（関節窩とぶつかるために発生する），関節包後方の肥厚と前方のゆるみなどを認める．

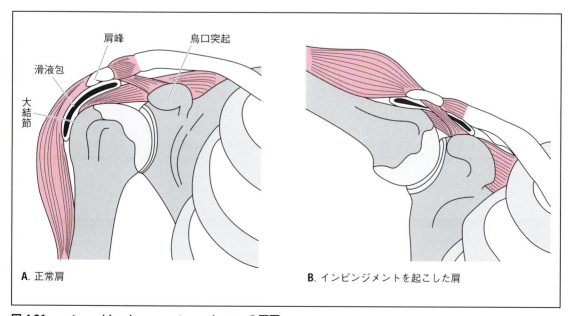

図 4.21　external impingement syndrome の原因
関節運動によって肩峰と上腕骨頭間で肩峰下滑液包や棘上筋腱が挟まれ，痛みを生じる．

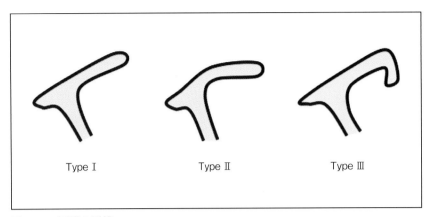

図 4.22 肩峰の形状
肩峰の形状は 3 型に分類される．Type Ⅰ→Ⅲ と数字が大きくなるとインピンジメントを発生しやすくなる．

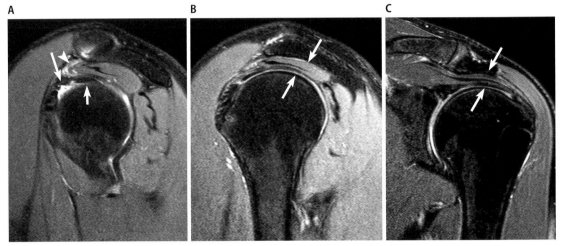

図 4.23 external impingement syndrome［30 歳代男性．野球の投球動作で痛みがある］
A：肩関節 MRI，脂肪抑制 T2 強調斜矢状断像（関節窩側），B：脂肪抑制 T2 強調斜矢状断像（上腕骨頭側），C：脂肪抑制 T2 強調斜冠状断像　MRI，脂肪抑制 T2 強調斜矢状断像（関節窩側）(A) で，肥厚した烏口上腕靭帯を認める（A, 大矢印）．近傍に上腕二頭筋長頭腱が損傷なく存在している（A, 小矢頭）．棘上筋腱とその周囲にわずかな信号上昇が認められ軽度の炎症を疑う（A, ▶）．斜矢状断像（上腕骨頭側）(B) では，肩峰と上腕骨頭の間は狭く（B, →），棘上筋腱がやや圧迫されている．斜冠状断像 (C) では，肩峰と上腕骨頭との間は狭い（C, →）．棘上筋腱の損傷はない．肩鎖関節の増殖性変化はみられない．これらの所見より external impingement syndrome と考えられる．

> **診断のポイントと注意点**
> - external impingement syndrome は肩峰や肩鎖関節の OA や形態異常を伴うことが多い．
> - 肩峰と上腕骨頭間の距離が短いことによる棘上筋の圧排変形がある．
> - internal impingement syndrome は上腕骨頭の軟骨下嚢胞の形成，後方関節唇損傷，棘下筋腱損傷もしくは肩甲下筋腱の関節包側の損傷を伴う．
> - ほかの損傷も合併していることが多いので注意．

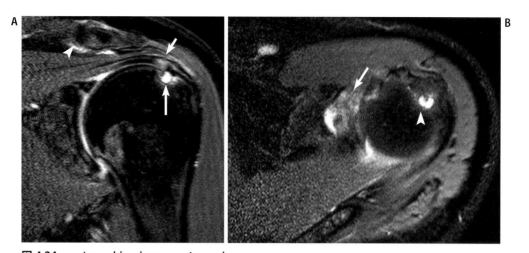

図 4.24　external impingement syndrome
[40 歳代女性．上腕骨大結節骨折（転位なし）後に，肩関節の運動時に痛みがある（骨折は治癒している）]
A：肩関節 MRI，脂肪抑制 T2 強調斜冠状断像，B：脂肪抑制 T2 強調横断像　MRI，脂肪抑制 T2 強調斜冠状断像（A）で，大結節近傍に骨の陥没が認められ，軟骨下嚢胞と思われる（A，大矢印）．棘上筋腱の信号上昇が認められ棘上筋腱損傷がある（A，小矢印）．肩鎖関節の増殖性変化があり OA がある（A，➤）．肩峰と上腕骨頭との距離は狭く，external impingement syndrome を疑う．横断像（B）では，軟骨下嚢胞（B，➤）を認める．腱板疎部（B，→）の線維増殖がみられ，疎部の炎症性変化がある．

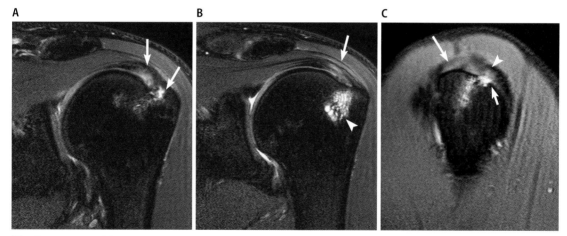

図 4.25　external impingement syndrome と internal impingement syndrome の合併例
[30 歳代男性．テニスのサーブを打つときに肩の痛みがある]
A：肩関節 MRI，脂肪抑制 T2 強調斜冠状断像（棘下筋腱レベル），B：脂肪抑制 T2 強調斜冠状断像（棘上筋腱レベル），C：脂肪抑制 T2 強調斜矢状断像　MRI，脂肪抑制 T2 強調斜冠状断像（棘下筋腱レベル）（A）で，棘下筋腱の腱内損傷および腱の腫大が高信号として認められる（A，→）．斜冠状断像（棘上筋腱レベル）（B）では，棘上筋腱の信号上昇が認められ（B，→），棘上筋腱損傷も認められる（B，→）．上腕骨大結節近傍には軟骨下嚢胞が認められる（B，➤）．これは衝突による変化と考えられる．棘下筋腱損傷もあることを考慮すると internal impingement syndrome を疑う所見である．斜矢状断像（C）では，上腕骨頭後方には骨の陥没が認められる（C，小矢印）．棘上筋腱（C，大矢印），棘下筋腱（C，➤）の腫大と信号上昇があり，腫大を示している．これにより肩峰との間に摩擦が生じ external impingement syndrome を発生させていると思われる．

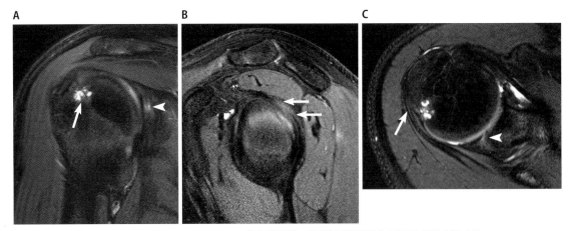

図 4.26　internal impingement syndrome［18 歳男性．野球の投球動作で肩の痛みがある］
A：肩関節 MRI，脂肪抑制プロトン強調斜冠状断像，B：脂肪抑制プロトン強調斜矢状断像，C：脂肪抑制 T2 強調横断像　MRI，脂肪抑制プロトン強調斜冠状断像（A）で，上腕骨頭に軟骨下囊胞と思われる円形の高信号域が認められる（A，→）．肩関節運動に伴う衝突によって出現していると推測できる．また後上方関節唇の信号上昇があり（A，▶），関節唇損傷がある．斜矢状断像（B）では，後上方関節唇の信号上昇があり損傷している（B，→）．横断像（C）では，棘下筋腱の腫大と信号上昇（C，→）とその近傍に軟骨下囊胞を認める．また後方関節唇に線状高信号域がみられ（C，▶），断裂がみられる．後方関節唇損傷，棘下筋腱損傷，軟骨下囊胞の形成より internal impingement syndrome に一致する所見である．

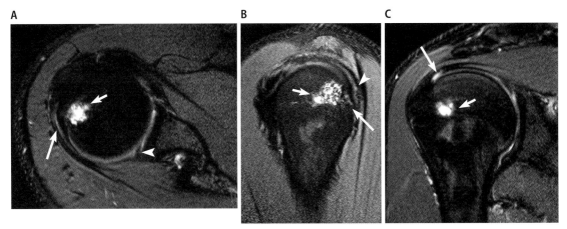

図 4.27　internal impingement syndrome［20 歳代男性．テニスのサーブで痛みを訴える］
A：肩関節 MRI，脂肪抑制 T2 強調横断像，B：脂肪抑制プロトン強調斜矢状断像，C：脂肪抑制 T2 強調斜冠状断像　MRI，脂肪抑制 T2 強調横断像（A）で，上腕骨頭背側に軟骨下囊胞（A，小矢印）を認め，関節運動に伴う衝突によって出現したものと考える．背側の棘下筋腱の腫大と信号上昇があり，損傷を認める（A，大矢印）．後方関節唇はスリット状の信号上昇がみられ，不全断裂が疑われる（A，▶）．斜矢状断像（B）では，軟骨下囊胞（B，小矢印），上腕骨後方に骨の陥没（B，大矢印）および棘下筋腱の信号上昇があり断裂を認める（B，▶）．斜冠状断像（C）では，棘上筋腱のレベルでは，棘上筋腱の関節内側の信号上昇がみられ，部分断裂を示している．棘下筋腱損傷（C，大矢印），後方関節唇損傷，および軟骨下囊胞（C，小矢印）の形成より，internal impingement syndrome であるといえる．

4.7 リトルリーガーズショルダー
little leaguer's shoulder

■病態および症状
骨端線の閉鎖前の小中学生の肩の障害の一つである．骨端線が閉鎖していない状態で肩を酷使する運動を行うことで発症する．骨端線は牽引力や剪断力に対して脆弱であり，特に野球の投球動作による骨端線損傷の頻度が高い．リトルリーガーズショルダーとよばれるゆえんである．肩の痛み（投球時の痛みや投球後の痛み）のほかに，肩関節の可動域制限がある．

■診　断
肩の使い過ぎの既往，患者の年齢（骨端線が閉鎖していないこと），および単純X線写真で骨端線の拡大を確認する．単純X線写真で左右差を比較することが大切である．骨端線拡大において兼松らはType 1からType 3に分類している．河合・菅谷ら[2]は，骨端線の拡大がみられないが，臨床的にリトルリーガーズショルダーを疑う症例をType 0としている．数字が大きくなるにつれて骨端線の拡大や骨端線周囲の骨硬化性変化が大きくなる．

■合併症
骨端線の早期閉鎖の可能性は考慮される．

■治　療
肩の安静が第一である．また，投球フォームの改善のほか，肩甲帯や体幹部の固さをなくすための理学療法を行う．また治療法の一つの選択として，肩関節の固定なしの腱板筋群のトレーニングは機能改善に有効である．投球の再開は兼松のType 3でやや遅く，治療期間が長い傾向がある．

画像診断

単純X線写真	リトルリーガーズショルダーの診断には必須である．両側肩関節の撮影を行い，左右を比較することが大切である．
CT	単純X線写真で骨端線の描出が不良の際に用いる．MPR画像などを用いると観察にはよい．可能であれば両側撮像したほうが比較できる．
MRI	リトルリーガーズショルダーの診断そのものには不要である．骨端線の離開の程度や周囲の浮腫性変化，肩関節の腱や筋肉の合併損傷などの観察を行う．

●参考文献
1. Shanley E, Thigpen C：Throwing injuries in the adolescent athlete. Int J Sports Phys Ther 2013；8：630-640.
2. 河合信昭，菅谷啓之：5．肩のスポーツ傷害．菅谷啓之・編：肩と肘のスポーツ傷害．中外医学社，2012：175-180．

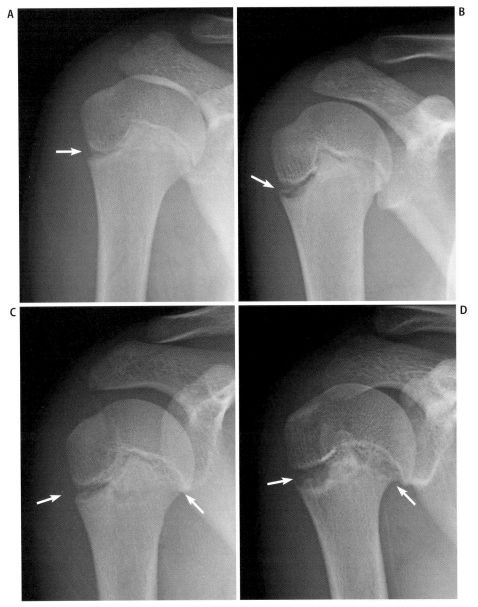

図 4.28 リトルリーガーズショルダー（兼松の分類）[9〜15 歳のリトルリーグの選手．投球障害がある]
肩関節単純 X 線写真正面像
Type 0：画像上左右差がない（ほぼ正常）の上腕骨近位骨端線である（A, →）
Type 1：上腕骨近位骨端線の拡大が大結節側で認められ，脱灰を伴う（B, →）
Type 2：上腕骨近位骨端線の拡大が骨端線全体に広がっているもの（C, →）
Type 3：上腕骨近位骨端線の拡大が骨端線全体に広がり，拡大が Type 2 より大きく骨端核の滑りを伴う（D, →）．

> **診断のポイントと注意点**
> - 骨端線閉鎖前の患者，野球，肩の痛みで疑うのは容易．
> - 単純 X 線写真で異常も指摘可能である．
> - 必ず左右差を比べる．

第5章

肘関節損傷

肘疾患の原因となる代表的なスポーツは肩関節と同様で，野球といってもよい．小児の頃からリトルリーグでボールを投げ始め，肘の外反ストレスが肘の損傷を形成していく．いわゆる野球肘を，肘の痛みと症状で三つに分類し，おのおのの代表的な疾患について概説している．そのほか，肘の使い過ぎによって発生する変形性肘関節症，その部分症でもある関節遊離体によるインピンジメント症候群，これらによって発生している神経障害についても着目した．

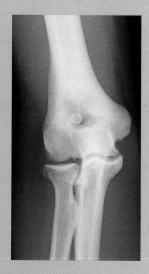

◀ 30歳代男性
　プロ野球選手（投手，右投げ）
　（詳細は本章 121 ページを参照）

野球肘の分類と病変の傾向

野球肘は小児期からのリトルリーグでの活動に始まり，長い期間を経て形成される，いわゆる肘の使い過ぎによって発症する．小児期と成人期の肘障害の違い，アマチュアとプロ野球選手の肘障害の違いなど，年齢や活動性，さらには投手か野手か，などによってさまざまな状態を呈する．Gregoryらによると，肘の内側部痛を訴える頻度は8〜12歳で20〜30%，13〜14歳で45%であり，50%以上は本格的に野球を行う高校生・大学生，そしてプロ野球選手である[1,2)]と報告している．

野球肘を考えるときは，内側障害，外側障害，後方障害と三つの部位に分けて考えるとよい．主な疾患は表5.1のように分類される．そのほかの疾患についてはほかで述べる．

表5.1 年齢・活動性別の野球肘疾患

	小児	思春期〜成人（アマチュア）	プロ野球選手
内側障害	・骨端症・骨端線損傷（内側上顆骨端核） ・内側側副靱帯損傷	・内側側副靱帯損傷	・内側側副靱帯損傷
外側障害	・離断性骨軟骨炎	・離断性骨軟骨炎	・離断性骨軟骨炎（まれ）
後側障害	・骨端症・骨端線損傷（肘頭骨端核） ・疲労骨折（肘頭）	・インピンジメント症候群（骨棘・関節遊離体など） ・疲労骨折（肘頭）	・インピンジメント症候群（骨棘・関節遊離体など） ・疲労骨折（肘頭）

これらの病変の傾向は以下のとおりである．

◎内側障害

小児では内側上顆骨端核の異常（骨端症，骨端炎ともいう）や骨端線損傷が多く，年齢が上昇するにつれて，内側側副靱帯の異常が出現してくる．

◎外側病変

骨端線閉鎖前の小児，思春期から成人期にかけての外側病変は離断性骨軟骨炎が圧倒的に多い．プロ野球選手になり何らかの理由で肘の画像を撮影すると，過去の離断性骨軟骨炎の所見をもつ選手はほとんどいない（新規病変もほぼ認めない）．外側病変＝離断性骨軟骨炎と定義する場合もある．

◎後側障害

小児では肘頭骨端核の炎症性変化もしくは骨端線損傷がある．思春期から成人，プロ野球選手などでは使い過ぎによる骨棘形成や関節遊離体の頻度が高まり，インピンジメント症候群を呈する．また肘頭の疲労骨折もみられる．

●参考文献
1. Gregory B, Nyland J : Medial elbow injury in young throwing athletes. Muscles Ligaments Tendons J 2013 ; 3 : 91-100.
2. Chen AL, Youm T, Ong BC, et al : Imaging of the elbow in the overhead throwing athlete. Am J Sports Med 2003 ; 31 : 466-473.

5.1 野球肘：内側障害

(1) 骨端症・骨端線損傷
epiphysiopathy/epiphysiolysis of medial epicondyle

■病態および症状
上腕骨内側上顆骨端核の炎症性変化および骨端線の離開を示す．骨端線の離開は成長軟骨の疲労骨折（軟骨骨折）ともいえる状態である．投球動作時の肘の外反強制と前腕屈筋群・内側側副靱帯の緊張が内側上顆にかかることで発症する．症状は投球動作時の肘の痛みであり，進行すると安静時でも痛みを自覚するようになる．内側上顆の腫脹や圧痛がある．

■診　断
野球の運動歴があること，肘の外反強制や同時に手関節背屈などを加えて疼痛が誘発される，内側上顆の限局性圧痛，そのほか単純X線写真で骨端線の離開や骨端部の脱灰などがあれば，骨端症および骨端線離開である．

■合併症
治療開始が遅れると，骨端部の分節化や骨端部壊死，早期の変形性関節症（osteoarthritis：OA）が認められるようになる．

■治　療
運動の中止と安静が第一である．骨端線離開や骨端の転位がある場合は手術による固定が考慮されることもある．

画像診断

単純X線写真	上腕骨内側上顆骨端核の脱灰や転位，骨端線の離開を指摘する．進行すると骨端核が分節化する．両側肘関節単純X線写真を撮影し比較する必要がある．
CT	単純X線写真と同様である．MPR像などを用いて離断性骨軟骨炎の否定なども行うことができる．
MRI	骨端症が存在すると，上腕骨内側上顆骨端核の信号上昇が認められる．骨端線の離開があると，離開した領域の信号上昇が強く認められる．周囲の関節液の貯留がある．小児の場合，骨端部の軟骨成分が大きく，T2強調像やSTIR，脂肪抑制T2強調像で強い高信号を示すため，異常を捉えにくいことに注意する（図5.1）．

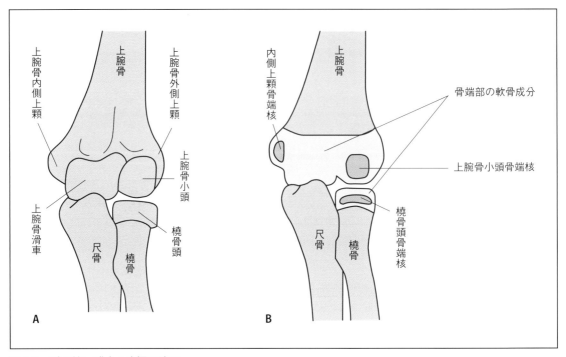

図 5.1　肘関節，成人と小児の違い
A：成人肘関節（正常），B：小児肘関節　小児肘関節（B）は骨端部に成長軟骨が存在し，上腕骨遠位端であれば内部に内側上顆骨端核・上腕骨小頭骨端核，橈骨頭であれば橈骨頭骨端核が出現する．

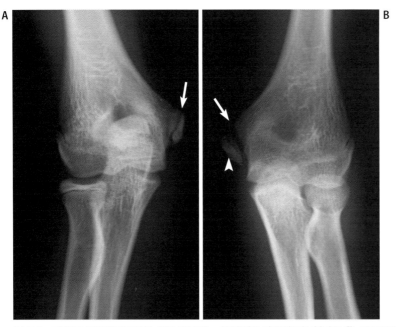

図 5.2　内側上顆骨端線離開［13 歳男性．投球時に内側部痛（左投げ）がある］
肘関節単純 X 線写真［A：右肘関節（正常），B：左肘関節］　単純 X 線写真で右肘関節の内側上顆骨端核および骨端線は正常である（A，→）．左肘関節（B）は，内側上顆骨端核はやや濃度が低く，炎症を伴っている可能性がある（B，▶）．骨端線は右と比較すると拡大しており，骨端線離開がある（B，→）．

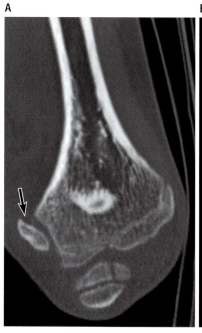
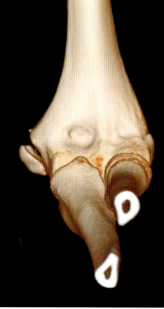

図 5.3　内側上顆骨端線離開（図 5.2 と同一症例）
A：肘関節 CT, MPR 冠状断像, B：3DCT　CT 冠状断像（A）では, 内側上顆骨端線は離開し, 骨端核はやや上方に転位している. 骨端線が損傷している状態である（A, →）. 3DCT（B）では骨端核の位置の把握に優れる.

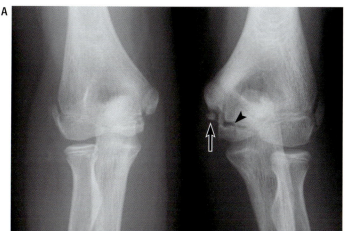
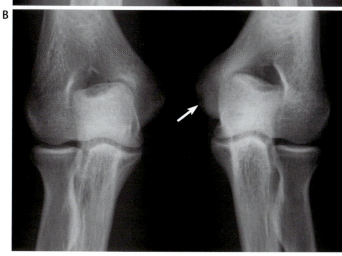

図 5.4　内側上顆骨端核の骨端症（左）
両側肘関節単純 X 線写真（A：11 歳時, B：15 歳時）　11 歳時（A）の両側肘関節単純 X 線写真では左内側上顆骨端核は変形しており, 一部分節化（A, →）を認める. また, 右側と比較して内側上顆骨端核の部分的な骨端線の離開（A, ▶）を伴う. 15 歳時（B）は 11 歳時に認められた分節化した骨端核は骨癒合をしたと思われ, 同定できない. しかしながら, 内側上顆の不整は残存している（B, →）.

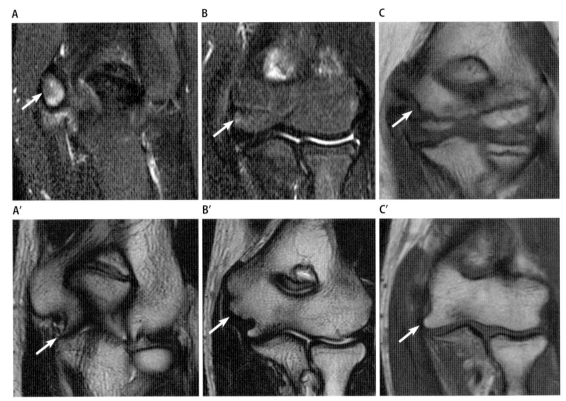

図 5.5　内側上顆骨端核の骨端症（MRI）（図 5.4 と同一症例）
A～C：11 歳時の肘関節 MRI（A，B：STIR 冠状断像，C：T1 強調冠状断像），A'～C'：15 歳時（A'，B'：T2 強調冠状断像，C'：T1 強調冠状断像）

11 歳時の肘関節 MRI，STIR 冠状断像（A）では，内側上顆骨端核の信号上昇があり，骨髄浮腫を伴っている（A，→）．骨端炎である．STIR 冠状断像（B）では，A より前方での骨端核も信号上昇を呈している（B，→）．T1 強調冠状断像（C）では，骨端線の離開が認められ，低信号にみえる（C，→）．

15 歳時の T2 強調冠状断像（A'）では，骨端核は完全に骨化し癒合している．背側に骨棘が出現している（A'，→）．T2 強調冠状断像（B'）では，内側上顆骨端核の骨癒合はみられるが，非常に辺縁が不整な状態である（B'，→）．T1 強調冠状断像（C'）では，上腕骨内側遠位端に骨棘が形成されている（C'，→）．

診断のポイントと注意点
- 骨端線閉鎖前の小児は，野球，投球時の痛みで疑う．
- 単純 X 線写真で左右を比較することが大切である．
- 十分な安静で改善は得られる．

(2) 内側側副靱帯損傷

medial collateral ligament tear

■病態および症状

投球障害の代表的な疾患である．投球動作でオーバーヘッドスローイング（早期コッキング期から加速期）の際の肘の外反動作が，肘関節の内側側副靱帯（MCL）の牽引ストレスをもたらし，最終的に断裂や損傷を発生させる（図5.6）．投球動作には下肢から体幹，上肢への連続したスムーズな力の移動が必須であり，体幹部や下肢の筋力のアンバランスさや関節の硬さは，肩関節や肘関節の負荷に繋がる．症状は投球時の肘関節内側部の疼痛や圧痛を呈する．投手にも野手にも起こりうる状態であるが，投球動作の頻繁な投手に多い．骨端線閉鎖前の小児の場合においては，内側側副靱帯損傷を成人と同様に「損傷」とみなすか，骨端症の所見の一つとして判断するか議論されており，治療にも一定した見解はない．MRIで観察すると，確かに内側側副靱帯の信号上昇（特に内側上顆付着部）がみられる症例が多いことは認めるが，内側上顆骨端核の信号上昇や骨端線の離開も同時にみられることが多い．小児の場合，治療方針を決定するうえでも，内側側副靱帯のMRI所見をどう判断するか統一したいところである．

■診　断

投球時の痛みがあること，外反ストレスをかけると肘関節内側に疼痛を認めること，MRIによる内側側副靱帯損傷を確認することで診断する．

■合併症

肘関節の不安定性を呈することや肘関節の早期のOAが挙げられる．また後側障害を合併することも多い．

■治　療

肘関節の疼痛があるときは運動（投球）の中止，安静を行う．全般的に保存療法が選択されることが多く，理学療法士による体幹，下肢，肩甲帯の筋肉強化や投球動作時のフォームの改善などを行う．

肘関節の不安定性が強い場合では手術が考慮されることもある．患者の肘関節の状態を考慮し，靱帯再建術（トミージョン手術）や関節内の増殖した滑膜の切除や関節遊離体の摘出などを行う．

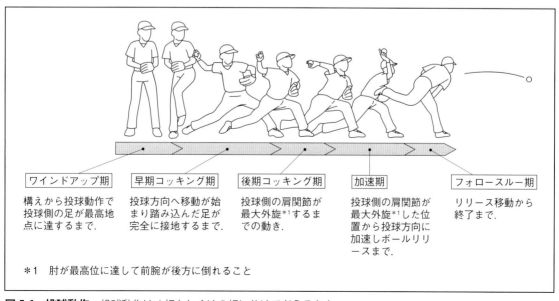

| ワインドアップ期 | 早期コッキング期 | 後期コッキング期 | 加速期 | フォロースルー期 |
| 構えから投球動作で投球側の足が最高地点に達するまで． | 投球方向へ移動が始まり踏み込んだ足が完全に接地するまで． | 投球側の肩関節が最大外旋*1するまでの動き． | 投球側の肩関節が最大外旋*1した位置から投球方向に加速しボールリリースまで． | リリース移動から終了まで． |

*1　肘が最高位に達して前腕が後方に倒れること

図 5.6　投球動作　投球動作は4相もしくは5相に分けて考えるとよい．

画像診断

単純X線写真	靱帯の評価はできないが，骨の異常を確認する．活動性の高い野球選手の場合，内側上顆の不整や関節遊離体，尺骨側の骨棘形成が目立つが，骨の異常は非野球選手でもみられることがある．
CT	単純X線写真と同様である．MPR像を用いて関節遊離体の位置の把握などが容易になる．
MRI	内側側副靱帯の評価に最適である．非野球選手（いわゆる正常な人）では内側上顆の不整や関節遊離体といった骨の変化はほぼみられない（まれに尺骨側の骨棘は存在する）．内側側副靱帯の内側上顆付着部に信号上昇がみられる症例もあるが，これは内側側副靱帯の周囲に脂肪が存在しているためである．内側側副靱帯の尺骨側はほぼ均一な信号である（図5.7，図5.8）． 活動性の高い野球選手の場合では，大なり小なり内側側副靱帯の腫大や信号上昇は存在している所見であり，非野球選手とはまったく異なる所見である（図5.9，図5.10）．これらの内側側副靱帯の所見を，治療が必要な「異常」と捉えるかどうかは画像診断だけでは不十分であり，患者の自覚症状や理学的な所見と併せて評価すべきである．

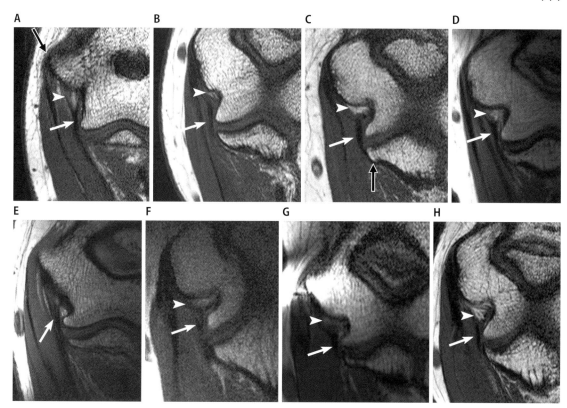

図 5.7 ボランティアの内側側副靱帯（正常例）
A〜H：肘関節 MRI，プロトン強調横断像　A〜H はともに内側側副靱帯（MCL）は中央部から尺骨付着部までは均一な低信号を示しており，損傷や変性を示唆する所見はない（→）．A〜D，F〜H で MCL の内側上顆付着部で信号上昇があり（➤），MCL はカップ状の広がりをもって付着している．この高信号は正常構造物である脂肪をみており，断裂や変性ではない．A は内側上顆の不整（A, ➡）があり，C では尺骨側に骨棘形成がみられる（C, ➡）．

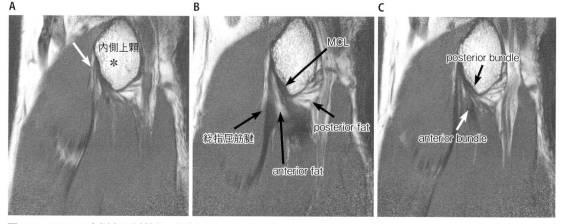

図 5.8 MCL の内側上顆付着部の解剖（ボランティア）
A〜C：肘関節 MRI，プロトン強調矢状断像　肘関節の内側面の矢状断像では最内側（A）で総指屈筋腱（A, →）が内側上顆（＊）の前方より起始する．その下部から MCL が内側上顆の辺縁を沿うように起始する（B）．総指屈筋腱と内側側副靱帯との間には anterior fat が認められる．ボランティアの内側側副靱帯内側上顆付着部の信号上昇の原因になっている構造物である（B）．内側側副靱帯は anterior bundle と posterior bundle に分かれるが，posterior bundle の背側にも posterior fat が認められる（B，C）．

112　第5章　肘関節損傷

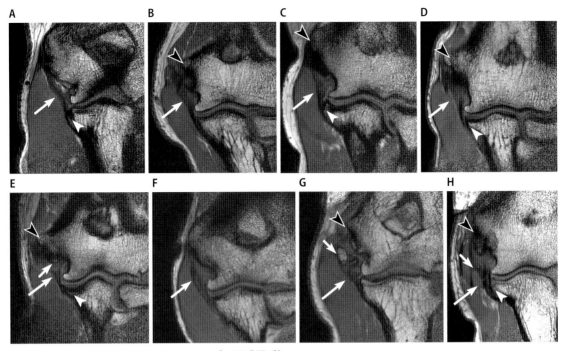

図5.9　内側側副靱帯損傷（アマチュア～プロ野球選手）
A～H：肘関節MRI，プロトン強調冠状断像　A～Hのすべての症例でMCLの信号上昇と腫大を認める（→）．尺側付着部側の信号上昇まで及んでいる点がボランティアのMCLと異なる．内側上顆の不整はB～E, G, H (A, F以外) に認められ（▶），内側上顆に付着するMCLの信号上昇も脂肪の介在による影響はない（そもそもMCLの周囲にほとんど脂肪組織がない）．尺骨側の骨棘形成はA, C～E, Hに認められる．また関節遊離体はE, G, H（小矢印）で認められ，MCLが関節遊離体に連続しているのがわかる．

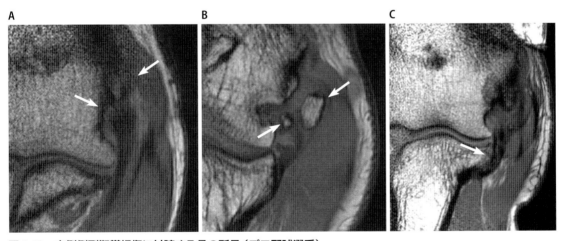

図5.10　内側側副靱帯損傷に付随する骨の所見（プロ野球選手）
肘関節MRI，プロトン強調横断像（A：内側上顆の不整，B：関節遊離体，C：尺骨の骨棘形成）　AではMCLの付着部に一致して不整が目立つ（A, →）．BではMCLが連続している．関節遊離体（B, →）と内側上顆が連続しているかは画像上不明瞭なことが多い．CではMCL付着部ではなく，関節面より連続して骨棘が内側に突出する（C, →）．このため，MCLを内側へ圧排させる．

> **診断のポイントと注意点**
> - 正常の内側側副靱帯とは形状も信号も，そもそも異なることに注意する．
> - 正常のMCLを基準に考えると，野球肘の患者の肘は全部異常所見ということになる．
> - 積極的な治療が必要かどうかを決定するのは画像診断だけでは不十分であり，理学的な所見や患者の痛みの程度や痛みの位置などを考慮する．

5.2 野球肘：外側障害（離断性骨軟骨炎）
osteochondritis dissecans of elbow

■病態および症状
離断性骨軟骨炎は外側病変の代表的な疾患である．投球動作の加速期からフォロースルー期にかけての，肘関節の外反ストレスと腕橈関節の回旋ストレスによる圧迫剪断力が原因で発症するとされる．このストレスによって特に上腕骨小頭に負荷がかかるため，小頭の離断性骨軟骨炎が発症する．症状は投球時，投球後（練習後）の違和感であり，肘関節の屈曲・伸展制限，前腕の回内外制限が出現する．投球側の肩関節外転と内・外旋の可動域の減少がみられる．関節の腫脹や関節水腫を伴うこともある．上腕骨小頭の圧痛を認める．痛みがある場合とまったく自覚がない場合とがある．骨端線閉鎖前の小児に発症し，症状出現時の患者の平均年齢は11歳とされる．また骨端線閉鎖前の離断性骨軟骨炎の患者は，肘関節の内側上顆の異常を認める例がほとんどである[1]．

■診 断
スポーツ歴，肘関節の違和感や痛み，屈曲・伸展制限があることと，単純X線写真で離断性骨軟骨炎を確認する．三波ら[2]が，単純X線写真で離断性骨軟骨炎を透亮期，分離期，遊離期の三つに病期分類し（図5.11），治療成績を報告している．これが今の離断性骨軟骨炎の分類の基礎になっている．その他の追加報告より，透亮期は外側骨端軟骨に存在しているときが最も早期病変とされ[3]，外側から修復が開始されるといわれる．この時に安静を保てない場合は不安定な骨軟骨片が形成され，分離期へ移行する．遊離期が最も進行している．また透亮期→分離期→遊離期になるにつれて患者の年齢層も高くなる．

■合併症
早期のOA．

■治 療
各施設によってまちまちであるが，最初は保存療法を試みる．投球の禁止および肘の安静を指導する．また，肩甲骨帯や股関節，体幹部の柔軟性の獲得のためのリハビリテーションを行う．投球禁止期間は病変の大きさや進行度合いにもよるが，おおむね半年から1年で，単純X線写真で病変部の修復が半分以上認められる場合投球を許可する．骨端線閉鎖前の投球禁止による保存療法は90％に病巣の縮小があり，70％で完全修復を認めた．しかしながら，骨端線閉鎖後の離断性骨軟骨炎の場合では，病巣の縮小は36％，完全修復は9％のみという報告がある[4]．手術療法はロッキングや著明な可動域制限がある例，日常生活動作に支障がある例，スポーツ継続が不可能な例が対象である．手術方法は多岐にわたるが，骨軟骨片の不安定性に応じて骨釘移植，病変の切除・固定術，骨軟骨片の摘出などを行う．

●参考文献
1. 高原政利，戸祭正喜，松浦哲也ほか：上腕骨小頭離断性骨軟骨炎の文献調査：画像診断，分類，病理，および病因．整スポ医学会誌 2011；31：3-16．
2. 三波三千男，中下 健，石井清一ほか：肘関節に発生した離断性骨軟骨炎25例の検討．臨整外 1979；14：805-810．
3. 岩瀬毅信，井形高明：上腕骨小頭骨軟骨障害．柏木大治・編：肘関節の外傷と疾患（整形外科MOOK 54）．金原出版，1988：26-44．
4. Takahara M, Mura N, Sasaki J, et al：Classification, treatment, and outcome of osteochondritis dissecans of the humeral capitellum. J Bone Joint Surg Am 2007；89：1205-1214.

画像診断

単純X線写真	離断性骨軟骨炎の有無を最初にチェックする．肘関節は45°屈曲位正面像か30°外旋斜位像が病変の指摘に優れる．
CT	骨軟骨片の指摘や骨軟骨片および母床骨の骨硬化の評価が可能になる．関節内造影後CTでは，骨軟骨片と母床骨の関係がわかりやすく安定性の評価ができる．
MRI	骨軟骨片と母床骨の関係がわかりやすく，安定性の評価によい．ただし，小児であればあるほど骨端軟骨が厚く，骨軟骨片の存在そのものの描出が難しい場合もある．

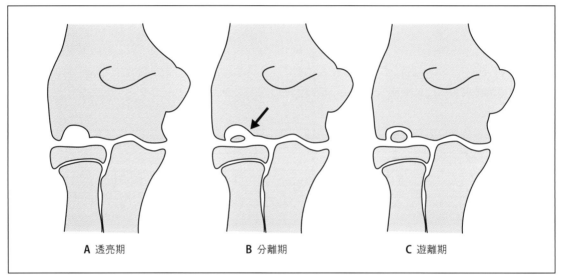

図5.11 離断性骨軟骨炎の病期分類（単純X線写真）
透亮期（A）は上腕骨小頭部分に透亮像が出現する．外側であればあるほど初期の病変である．分離期（B）とは，上腕骨小頭のレベルの骨軟骨片が母床骨から分離し始める時期（B，→）をさす．骨軟骨片が安定している場合と母床骨の骨硬化を認める．遊離期（C）には骨軟骨片が完全に分離し，骨軟骨片および母床骨の骨硬化がさらに強くなる．骨軟骨片の骨壊死が進行していると考えられる時期である．
＊病期分類をする際，肘関節は45°屈曲位正面像か30°外旋斜位像が病変部の描出がよい．

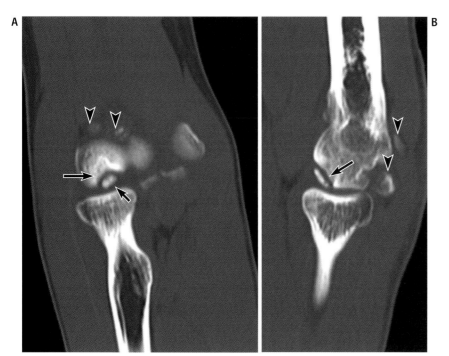

図 5.12 離断性骨軟骨炎［13 歳男性．投手．肘関節の痛みと可動域制限がある］
A：肘関節 CT，MPR 冠状断像，B：MPR 矢状断像　肘関節 CT 冠状断像（A）で，上腕骨小頭に一致して円形の骨（A，小矢印）が認められており，離断性骨軟骨炎に一致する．母床骨と骨（軟骨）片との間には完全な分離が認められ，遊離期に一致する．母床骨の骨硬化も強い（A，大矢印）．上腕骨遠位部には他の骨が認められ，関節遊離体である（A，▶）．矢状断像（B）では，骨（軟骨）片（B，→）が母床骨と連続していない状態がよくわかる．背側に関節遊離体がある（B，▶）．

診断のポイントと注意点
- 肘関節の外側部の痛み，可動域制限があるときには疑う．
- 単純 X 線写真で不明瞭なときは積極的に CT を撮影し，骨軟骨片の同定を行う．
- MRI は離断性骨軟骨炎の診断には有用である．骨軟骨片の不安定性をみる．骨軟骨片と母床骨との間に液体貯留があると，不安定性が高い根拠の一つとなる．
- 骨端線閉鎖前かあとかで予後も治療も異なる．十分な安静は骨端線閉鎖前の場合は良好な結果をもたらす．

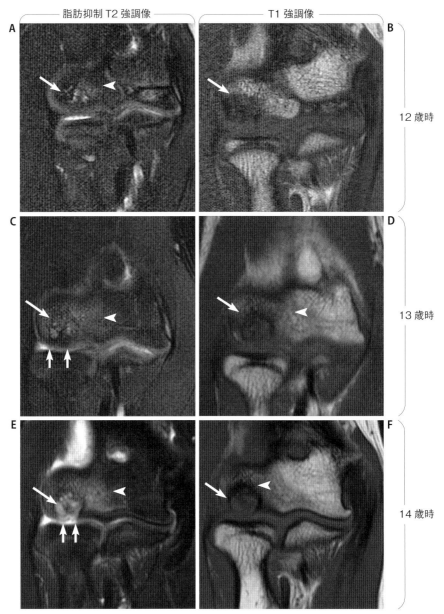

図 5.13　離断性骨軟骨炎の経時的変化[同一症例（男性，痛みと可動域制限がある）で 12〜14 歳の 3 年間を撮像]
A, C, E：肘関節 MRI，脂肪抑制 T2 強調冠状断像，B, D, F：T1 強調冠状断像

12 歳時（A, B）では，上腕骨小頭に点状の高信号域が広がっている程度である（A，→）．周囲に淡い高信号域があり骨髄浮腫である（A，➤）．周囲の軟骨面の信号変化は指摘できない．T1 強調像（B）では上腕骨小頭の外側から低信号が広がっている（B，→）．画像上は T1 強調像のほうが指摘はしやすいが，軟骨の損傷そのものは脂肪抑制 T2 強調像のほうがわかりやすそうである．骨硬化性変化は母床骨には指摘できない．

13 歳時（C, D）では，骨軟骨病変の辺縁がやや明瞭化してきており，骨硬化が存在しているといえる（C, D，大矢印）．浮腫が広範（C, D，➤）になっており，安静が多少足りないかもしれない．骨端軟骨は 12 歳時のときより縮小しており，骨の成熟が進んできている．下側の軟骨面が不明瞭化しており，骨軟骨片の分離が進行してきていると推測される（C，小矢印）．

14 歳時（E, F）では，骨軟骨片はさらに明瞭化し，母床骨と比較して高信号を呈している（E，大矢印）．T1 強調像では中間信号を示す（F，→）．下部の軟骨欠損も明瞭で，骨軟骨片と母床骨との間に連続性がなくなっているような像になっている（E，小矢印．注：本来は矢状断像でみるべきである）．骨髄浮腫の大きさは 13 歳時と変化なし（E，➤）．骨硬化縁がさらに明瞭化している（F，➤）．これらの所見より，本症例では骨軟骨片の修復，癒合がうまくいかなかった症例であり，骨軟骨片の信号変化が強くなり，母床骨も骨硬化し，軟骨の欠損も明瞭になっている．経時的に不安定性を示す骨軟骨片の状態になっていると思われる．

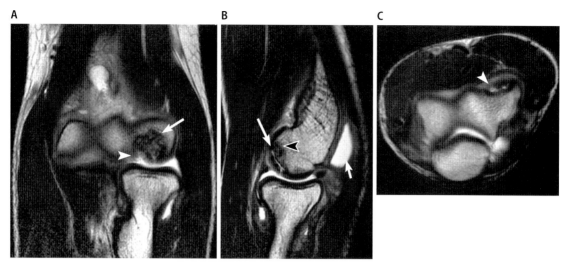

図 5.14 離断性骨軟骨炎［15 歳男性，野球選手．肘関節の痛みがある］
A：肘関節 MRI, T2 強調冠状断像，B：T2 強調矢状断像，C：T2 強調横断像　肘関節 MRI, T2 強調冠状断像（A）で，骨端線は閉鎖している状態である．上腕骨小頭に骨軟骨病変と思われる円形の低信号域があるが，信号はすでに低い状態で骨硬化性変化が出現している（A，→）．軟骨は欠損しており，液体が骨軟骨病変の内部に入り込んでいる（A，▶）．骨軟骨片が不安定である証拠の一つである．矢状断像（B）では，骨軟骨片が遊離している状態であることがわかる（B，大矢印）．母床骨も骨硬化性変化があり，時間の経過している離断性骨軟骨炎である（B，▶）．上腕骨遠位端の背側に液体貯留があり，滑液包炎を疑う（B，小矢印）．横断像（C）では，骨軟骨片が母床骨と連続していない状態は横断像でもわかりやすい（C，▶）．遊離期の離断性骨軟骨炎である．おそらくもっと若年で離断性骨軟骨炎になっていると考えられる．

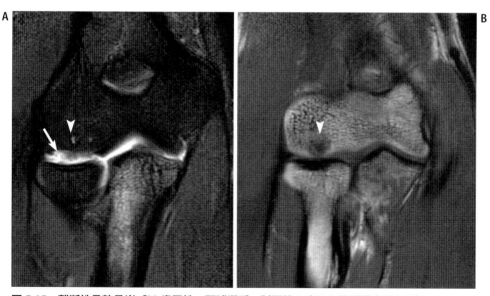

図 5.15 離断性骨軟骨炎［16 歳男性．野球選手．肘関節の痛みと投球障害がある］
A：肘関節 MRI，脂肪抑制 T2 強調冠状断像，B：T1 強調冠状断像　肘関節 MRI，脂肪抑制 T2 強調冠状断像（A）では骨は完全に成熟している状態である．上腕骨小頭に骨軟骨欠損が認められ，離断性骨軟骨炎の状態である（A，→）．上腕骨小頭の深部にわずかに点状の高信号域がある程度であり（A，▶），早期の病変と思われる．T1 強調冠状断像（B）では上腕骨小頭にわずかな低信号域があり（B，▶），離断性骨軟骨炎である．骨硬化縁はなく，浮腫も認めない．おそらく初発の離断性骨軟骨炎である．

5.3 野球肘：後側障害

(1) 骨端症・骨端線損傷（肘頭骨端核の障害）
epiphysiopathy/epiphysiolysis of olecranon

■**病態および症状**
骨端線閉鎖前の肘頭骨端核の障害である．肘頭は成長軟骨に覆われており，肘頭骨端核が出現し徐々に成熟していく．肘関節の伸展動作の繰り返しによって上腕三頭筋が肘頭を牽引し，発症する．症状は投球時の肘後部の痛みや圧痛である．障害が進行すると安静時にも痛みを生じ，可動域制限が出現する．肘頭を中心とした腫脹がみられる．

■**診 断**
スポーツ活動の有無，痛みの部位，腫脹している部位，年齢（骨端線閉鎖前）などで評価する．

■**合併症**
骨端線が離開したまま治療が遅れると，骨端線の早期閉鎖に至る．

■**治 療**
安静，三角巾などで固定する．

画像診断

単純X線写真	骨端線の離開や骨端部の炎症による濃度低下を確認する．左右の肘関節を撮影し比較することが必要．
CT	単純X線写真と同様である．MPR像を利用するとよい．
MRI	肘頭骨端核の炎症がある場合，炎症や浮腫を反映してSTIRや脂肪抑制画像で高信号を示す．骨端線離開があると，その部分の拡大と高信号化がある．軟部組織の腫脹も認められる．

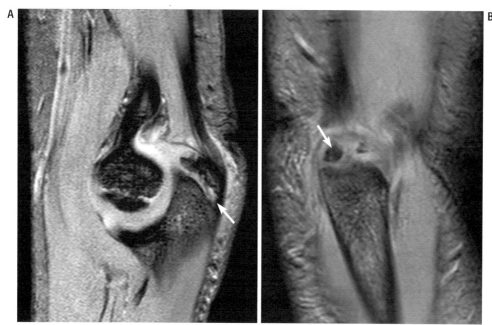

図 5.16 肘頭骨端核症・骨端線離開［12 歳女児．投球時の肘後側の痛み］
A：肘関節 MRI，T2*強調矢状断像，B：T2*強調冠状断像　肘関節 MRI，T2*強調矢状断像（A）で，肘頭骨端線は離開し拡大を示す（A，→）．骨端核の辺縁は不整である．上腕三頭筋腱の付着部の信号上昇がみられる．冠状断像（B）では，肘頭骨端核の分節化があり，小さな骨も同定できる（B，→）

診断のポイントと注意点
- 骨端線閉鎖前，投球動作，肘後部の痛みで診断可能．
- 上腕三頭筋の牽引で発生する．Osgood-Schlatter 病や Sever 病に類似した疾患である．

(2) インピンジメント症候群
impingement syndrome

■病態および症状
肘頭窩インピンジメントもしくは後内側型インピンジメント症候群ともよばれる．投手のフォロースルー時の肘伸展外反ストレスの繰り返しにより，肘頭窩と肘頭が衝突し骨軟骨障害を発生させる．それによって反応性の骨増殖変化が起こり，骨棘や関節遊離体を形成するといわれる．骨棘の骨折が関節遊離体に至ることもある．症状はボールリリースからフォロースルー時にかけての肘関節後方の痛みである．骨端線閉鎖後，思春期からプロ野球選手まで幅広く存在する．骨棘の形成は尺骨鉤状突起先端と上腕骨鉤状突起窩，肘頭と滑車内側・上腕骨鉤状突起内側，尺骨肘頭先端と上腕骨肘頭窩の組み合わせで発生しやすい．

■診 断
運動歴，投球動作のどの辺での疼痛出現か，肘関節後方の痛み，圧迫による再現痛の有無の確認も行う．単純X線写真やCTで，骨棘や関節遊離体が肘頭窩周囲にあるかどうかで判断する．ただし，関節遊離体が存在していても，必ずしも痛みと関連がない場合もあるので注意する．

■合併症
変形性肘関節症の進行，肘部管症候群なども合併する．離断性骨軟骨炎の遺残変形から関節遊離体が出現することもある．

■治 療
若年者の場合は保存的治療が原則である．一定期間の投球禁止を行う．これで自然治癒することがある．また関節内にヒアルロン酸の注入も効果的である．そのほか肩甲帯や体幹部のリハビリテーションや投球フォームの改善などを行う．長期にわたる痛みや可動域制限がある場合は手術療法の適応がある．鏡視下手術で骨棘や関節遊離体の除去を行う．

画像診断

単純X線写真	関節遊離体や肘頭窩周囲の骨棘を指摘できる．病初期の場合は骨棘がよくみえないこともあり，症状が重い場合はCTによる評価も併せて行うとよい．
CT	小さな肘頭窩の骨棘や関節遊離体の評価も可能にする．上腕骨滑車後内側部の骨軟骨損傷はわかりにくい．
MRI	肘頭窩と肘頭の衝突によって発生する骨軟骨損傷による骨挫傷や軟骨の欠損の評価を行うことができる．小さな骨棘や関節遊離体の検出には不向きである．また，肘関節の内側病変（内側側副靱帯損傷など）の評価も同時にできる利点もある．

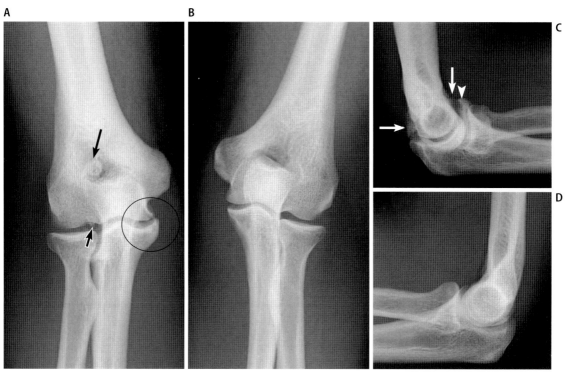

図 5.17　インピンジメント症候群［30 歳代男性．プロ野球選手（投手，右投げ）］
肘関節単純 X 線写真（A：右正面像，B：左正面像，C：右側面像，D：左側面像）　肘関節単純 X 線写真右正面像（A）では，肘頭窩の透亮像が消失しており，内部に関節遊離体を疑う円形の骨が認められる（A，大矢印）．また，腕橈関節の中央部にも関節遊離体を認める（A，小矢印）．上腕骨肘頭突起内側，尺骨鉤状結節に骨棘形成を認める（○）．左正面像（B）では特に異常を認めない．右側面像（C）では，上腕骨肘頭窩や鉤状窩，橈骨窩などに骨棘が著明である（C，→）．尺骨鉤状突起にも骨棘形成がみられる（C，▶）．左側面像（D）では特に問題はない．

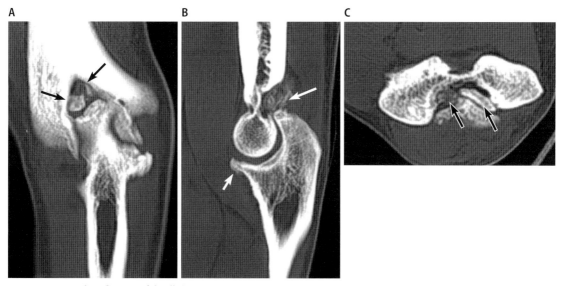

図 5.18　インピンジメント症候群（図 5.17 と同一症例）
A：肘関節 CT, MPR 冠状断像，B：矢状断像，C：横断像　CT 冠状断像（A）で，肘頭窩に骨が複数個存在しており，関節遊離体である（A, →）．肘頭の形状も不整で骨硬化性変化がみられる．矢状断像（B）では，肘頭窩の関節遊離体（B，大矢印）および尺骨鉤状突起の骨棘（B，小矢印）を認める．横断像（C）では，肘頭窩の関節遊離体が認められる（C, →）．

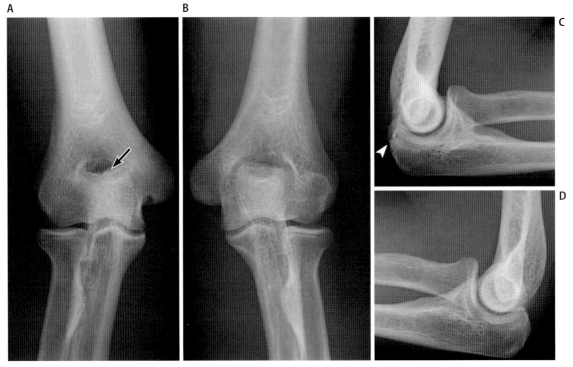

図 5.19 インピンジメント症候群 [20 歳代男性．プロ野球選手（投手，右投げ）]
肘関節単純 X 線写真（A：右正面像，B：左正面像，C：右側面像，D：左側面像）　右肘関節の単純 X 線写真正面像（A）では，肘頭の辺縁が B と比較して不整であり，変形性変化が疑われる（A, →）．上腕骨鉤状突起内側，尺骨鉤状結節などの骨棘形成はそれほど顕著ではない．左正面像（B）は正常と考える．右側面像（C）では肘頭に重なるように骨が認められ，関節遊離体が疑われる（C, ▶）．左側面像（D）は正常と考える．

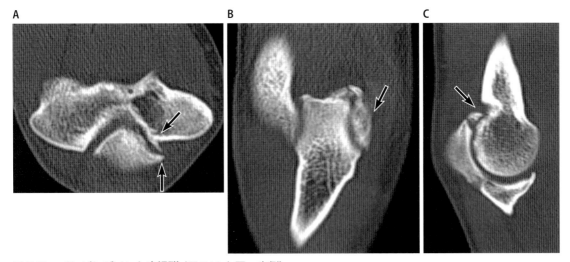

図 5.20 インピンジメント症候群（図 5.19 と同一症例）
A：肘関節 CT 横断像，B：冠状断像，C：矢状断像　肘関節 CT 横断像（A）では，尺骨肘頭先端と上腕骨肘頭窩に骨棘形成を認める（A, →）．冠状断像（B）では，関節遊離体が肘頭を取り囲むように存在している（B, →）．矢状断像（C）では，肘頭先端に関節遊離体を認める（C, →）．

> **診断のポイントと注意点**
> - 肘頭窩と肘頭の間に関節遊離体の有無をチェックする．上腕骨滑車後内側部（肘頭窩）周囲の骨棘は，小さくても症状を現すものがある．
> - CT は骨棘および関節遊離体の同定に優れる．
> - 同時に肘の内側障害がある場合もあるので，MRI ですべて評価するとよい．

(3) 肘頭疲労骨折

stress fracture of olecranon

■病態および症状

肘頭は上腕三頭筋が付着しているため，上腕三頭筋の牽引によって疲労骨折を呈する．肘関節の過伸展の繰り返しや外反ストレスが原因である．症状は投球時の肘後部の痛みや圧痛を示す．障害が進行すると安静時にも痛みを生じる．肘頭を中心とした腫脹がみられる．野球のほか，テニスや剣道，弓道などでもみられる．古島ら[1]がこの疲労骨折を5種類に分類している（表5.2）．

Physeal type で内側側副靱帯の症状が軽微であれば保存療法が期待できる．Classical type や Transitional type は治癒まで長期間を必要とすることが多く，なおかつ内側側副靱帯損傷も重度であることが多い．

■診 断

投球時の肘後部の痛みや圧痛，および骨折の同定のための画像診断を行う．単純X線写真で同定できないこともあるため，適宜CTやMRIを追加する．

■合併症

内側側副靱帯損傷を合併しやすく，肘関節の不安定性が強い症例が多い．

■治 療

運動の中止および安静を行う．体幹部や肩甲帯のリハビリテーションによる柔軟性の獲得や投球フォームの改善も他の疾患同様に大切である．手術療法は内側側副靱帯損傷や肘関節の不安定性など，そのほかの要素を総合して選択する．

画像診断

単純X線写真	肘頭部分に骨折線がみえる場合とみえない場合とがある．仮骨が形成されて気づくこともある．
CT	単純X線写真より骨折の同定はしやすいが，単純X線写真で骨折線が不明瞭な場合は，CTを撮影せずにMRI撮像を選択したほうが無難である．
MRI	骨折はすべてのシーケンスで低信号を示す．骨髄浮腫が周囲に認められる．また合併しやすい内側側副靱帯損傷の評価も同時に行うことができる．

●参考文献
1. 古島弘三, 伊藤恵康：肘疲労骨折および肘周辺疲労骨折について. 臨床スポーツ医学 2009；26：507-515.

表 5.2 肘頭疲労骨折の分類

Type	特徴
Physeal type	骨端線閉鎖前
Classical type	骨端線閉鎖後
Transitional type	骨端線の閉鎖する時期（成人型と若年型の移行期）
Sclerotic type	損傷と修復を繰り返しているもの
Distal type	滑車切痕より遠位に骨折線があるもの

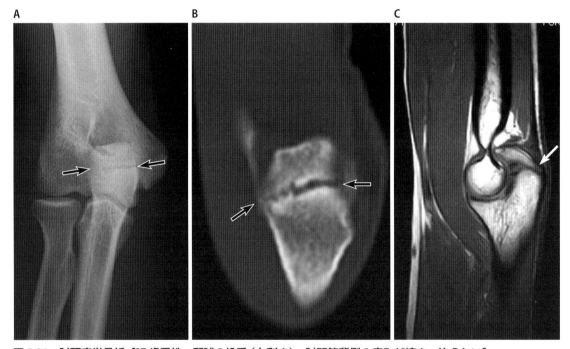

図 5.21　肘頭疲労骨折［17歳男性．野球の投手（右利き）．肘関節背側の痛みが続き，治らない］
A：肘関節単純X線写真正面像，B：CT, MPR冠状断像，C：MRI, T1強調矢状断像　単純X線写真（A）で肘頭に横走する透亮像があり，骨折（A，→）である．骨折線があまりシャープではなく，疲労骨折を疑う所見である．CT（B）ではギザギザとした骨透亮所見があり，疲労骨折である（B，→）．MRI（C）では骨折線（C，→）が低信号にみえる．骨片がやや低信号をきたしており骨髄浮腫がある．

診断のポイントと注意点
- 肘後側の痛み，可動域制限であるが，内側側副靭帯損傷の合併も多く，複合的な痛みや訴えと思われる．
- 画像診断は容易である．
- 治療法は合併損傷の有無やその重症度によって決まる．

5.4 上腕骨外側上顆炎
lateral epicondylitis

■病態および症状

テニス肘とよばれる病態である．テニスプレーヤーに多いとされ，バックハンドストロークのインパクトの瞬間に肘外側部痛をきたす．手関節背屈時に強い力がかかることが原因である．スポーツ傷害として考えると，若年者の発症は少ない．筋力の低下や柔軟性の低下，短橈側手根伸筋起始部の変性などが発生する中高年に好発する．今日では外側上顆炎は短橈側手根伸筋の上腕骨外側上顆起始部の腱付着部症と定義されている．この定義に基づくと，スポーツ傷害以外でも外側上顆炎は発症しうる状態であり，手を背屈する機会の多い人に多い（最近はパソコンのキーボードを打つ動作で発症することがある）．症状は運動時の外側上顆痛のほかに外側上顆の圧痛を認める．

■診　断

上腕骨外側上顆の痛み・圧痛のほか，誘発試験（fringe impingement test：前腕を回内しながら肘伸展ストレスを加え，腕橈関節後方に疼痛を誘発させる試験），Thomsen test，middle finger extension testなどを行う．またMRIで外側上顆の信号上昇や短橈側手根伸筋の信号上昇を確認する．

■合併症

腱に沿った石灰化を認めることがある．また日常動作時にも痛みが続く．

■治　療

保存療法が奏効する．運動の中止，安静を行う．テニスエルボーバンドの装着，ステロイド注射などを行う．理学療法として前腕伸筋群のストレッチエクササイズは柔軟性の獲得によい．その後前腕伸筋群の筋力強化を行う．

最近は腱付着部症に対して体外衝撃波疼痛治療を行う施設もある．

手術療法は保存療法を6か月以上続けて症状が軽快しない場合や，日常生活もしくはスポーツパフォーマンスで支障をきたしている場合が適応となる．手術療法は伸筋腱起始部の解離術，伸筋筋膜切開術，伸筋腱のV-Yスライド法など多岐にわたる．

画像診断

単純X線写真	短橈側手根伸筋などに石灰化がある場合がある．この場合は付着部症であることが多い．
CT	単純X線写真と同様である．短橈側手根伸筋の評価は難しいが，石灰化などがあると検出は容易である．
MRI	短橈側手根伸筋や前腕伸筋群の共通腱などの変性を反映した腫大や信号上昇をみることができる．また外側上顆の信号上昇も認める．難治性の外側上顆炎の場合では，腕橈関節内にフリンジとよばれる滑膜ヒダの増殖を認めることがある．

●参考文献
1. 新井　猛：上腕骨外側上顆炎の病態と治療法．第6章 肘のスポーツ障害．菅谷啓之・編：肩と肘のスポーツ障害．中外医学社，2014：279-284．

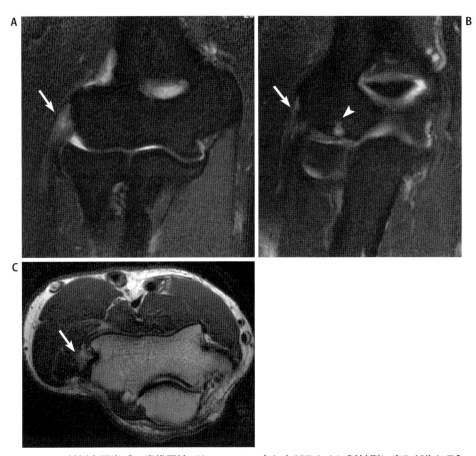

図 5.22 外側上顆炎［40 歳代男性．サーフィンで立ち上がるときに肘外側に痛みが生じる］
A：肘関節 MRI，脂肪抑制 T2 強調冠状断像（前腕伸筋群のレベル），B：脂肪抑制 T2 強調冠状断像（上腕骨小頭のレベル），C：T1 強調横断像　前腕伸筋群のレベルの MRI，脂肪抑制 T2 強調冠状断像（A）で，前腕伸筋群の共通腱の腫大と信号上昇があり，外側上顆炎に一致する（A，→）．外側上顆の信号上昇はみられない．上腕骨小頭のレベルの脂肪抑制 T2 強調冠状断像（B）では，前腕伸筋群の共通腱の腫大（B，→）と上腕骨小頭の軟骨下嚢胞が認められる（B，➤）．（軽微な）離断性骨軟骨炎と思われる．T1 強調横断像（C）では，前腕伸筋群の共通腱の信号上昇が外側上顆起始部にみられる（C，→）．

診断のポイントと注意点
- 中高年のテニスプレーヤーに多い．
- 腱の変性（付着部症）がその本態である．
- 外側上顆の信号上昇や短橈側手根伸筋・前腕伸筋群の共通腱の腫大と信号上昇がみられる．
- 腕橈関節内にフリンジがあると難治性外側上顆炎のことが多い．

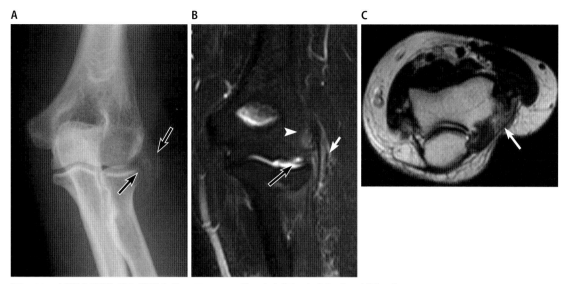

図 5.23　外側上顆炎［50 歳代女性．テニスでボールを打つときに痛みが強い］
A：肘関節単純 X 線写真正面像，B：MRI, STIR 冠状断像，C：T2 強調横断像　単純 X 線写真（A）で，外側上顆より連続するように帯状の石灰化が認められる（A, →）．腱付着部症を示唆する所見であり，外側上顆炎を疑う．MRI, STIR 冠状断像（B）では上腕骨外側上顆の信号上昇（B, ➤）があり，骨髄浮腫をきたしている．短橈側手根伸筋の腫大と信号上昇があり，外側上顆炎に一致する（B, 小矢印）．腕橈関節内に帯状の低信号構造物が存在しており，フリンジである（B, 大矢印）．T2 強調横断像（C）では，短橈側手根伸筋の上腕骨外側上顆での腫大と信号上昇（C, →）がみられる．

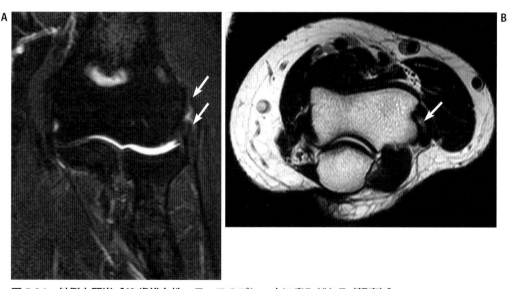

図 5.24　外側上顆炎［40 歳代女性，テニスのプレー中に痛みがある（軽度）］
A：肘関節 MRI, 脂肪抑制 T2 強調冠状断像，B：T2 強調横断像　MRI, 脂肪抑制 T2 強調冠状断像（A）で，外側上顆起始部に一致して短橈側手根伸筋の腫大と信号上昇がみられる（A, →）．外側上顆炎に一致する．T2 強調横断像（B）では，外側上顆起始部で短橈側手根伸筋の部分的な信号上昇がある（B, →）．

5.5 肘部管症候群
cubital tunnel syndrome

■病態および症状
尺骨神経は肘関節の内側上顆の背側，肘頭の内側を通り，尺骨に沿って前腕に至る．内側上顆の背側は解剖学的には"crazy zone"といわれ，非常に浅い部位を尺骨神経が走行する．肘関節レベルでの尺骨神経は複数の靱帯や支帯によって固定されている（図5.25）．肘部管とは尺骨神経を支持するこのような支持組織で形成される狭いトンネルのことであり，前側が内側上顆，外側を内側側副靱帯，後内側を尺側手根屈筋で取り囲まれており，天井をOsborne bandという支帯が覆っている．狭窄を受けやすい解剖学的な特徴に加え，頻回かつ急速に肘関節の屈伸を繰り返すことで，肘部管での圧迫・伸張ストレス，さらに外反ストレスなども加わる．これに発達した上腕三頭筋や尺側手根屈筋による圧迫などもあいまって，解剖学的にも上腕の運動においても尺骨神経傷害を起こしやすい[1]．圧迫によって尺骨神経の浮腫や膨化が発生する．上肢を酷使するスポーツに多いが，圧倒的に野球にみられる障害である．

症状は，投球時の肘内側の疼痛であり，前腕尺側から環指・小指のしびれ感，握力低下である．投球を繰り返すと，握力低下からボールが抜けてくる．しかしながら，練習終了とともにすみやかに痺れや握力低下が改善し，日常生活に支障はほとんどきたさない．

■診 断
環指・小指のしびれ感や握力低下があることと，尺側神経に沿った障害部位の圧痛・Tinel様徴候を確認する．

■合併症
野球肘と合併している．このため，肘部管症候群があったとしても，内側側副靱帯損傷や，肘関節内側不安定症，変形性肘関節症と診断されていることも多い（尺骨神経障害の症状がマスクされてしまう）．また，尺側神経の障害は肘部管のみとは限らず，腕神経叢や頸椎レベルでの障害を合併していることもある．時に胸郭出口症候群による尺骨神経障害の場合もある．

■治 療
上肢の安静を行う．野球による障害であれば，このとき野球肩や野球肘と同様の保存療法を行う（投球フォームの改善，肩甲帯や体幹，股関節のリハビリテーションで柔軟性の獲得など）．上腕三頭筋や尺側手根屈筋といった肘関節周囲筋肉の伸張性低下は尺骨神経障害をきたすため，これらの筋肉もストレッチし柔軟性を高める．手術療法は保存治療に反応のない例や運動麻痺がある場合に適応になる．単純除圧法（Osborne法），上腕内側筋間中隔切除術，皮下前方移行術，骨棘などが原因による肘部管症候群では肘部管形成術を行う．これは単純除圧法に肘関節尺側の骨棘の除去を加えるものである．

●参考文献
1. 岩堀裕介：投球障害にみられる尺骨神経傷害の病態と治療法．第6章 肘のスポーツ障害．菅谷啓之・編：肩と肘のスポーツ障害．中外医学社，2014：240-250.

画像診断

単純X線写真	肘部管症候群をきたすような骨棘をチェックするのによい.
CT	単純X線写真と同様である.関節遊離体などもみやすい.
MRI	肘部管における尺骨神経の走行を観察できる.肘部管による絞扼がある場合,尺骨神経の腫大や信号上昇を認める.また尺骨神経を圧迫する構造物(骨棘,ガングリオンなど)があれば同定できる.さらに内側側副靱帯損傷や関節遊離体など野球肘の所見も観察可能である.横断像での観察が最も診断しやすいと思われる.

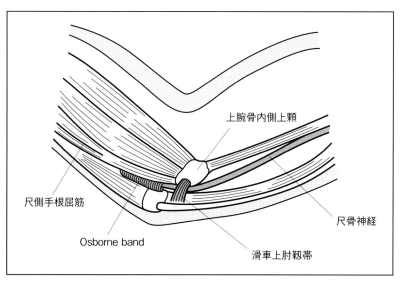

図 5.25 尺骨神経のシェーマ

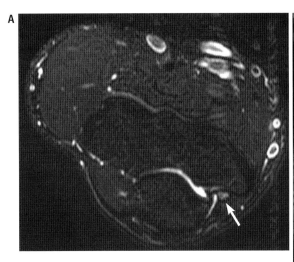
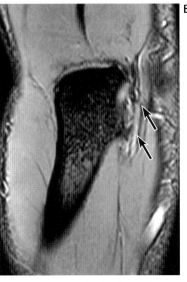

図 5.26 肘部管症候群[20 歳代男性．総合格闘技．練習中に腕のだるさや握力の低下がある]
A：肘関節 MRI，脂肪抑制 T2 強調横断像，B：T2*強調冠状断像　MRI，脂肪抑制 T2 強調横断像（A）で，内側上顆の背側に円形で信号上昇し腫大を示す尺側神経を認める（A,→）．T2*強調冠状断像（B）では，尺骨の内側を腫大した尺骨神経が走行しているのがわかる（B,→）．

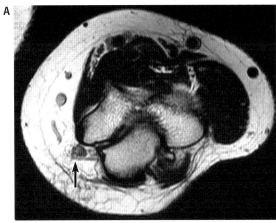
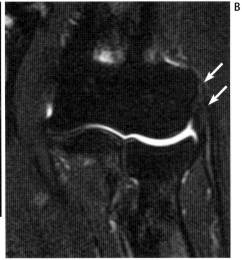

図 5.27 肘部管症候群[40 歳代女性，テニス．運動時に握力低下と肘関節の痛みがある]
A：肘関節 MRI，T2 強調横断像，B：STIR 冠状断像　MRI，T2 強調横断像（A）で，肘部管のレベルでの尺骨神経の腫大と信号上昇を認める（A,→）．内側上顆起始部での内側側副靱帯の異常はない．STIR 冠状断像（B）では，上腕骨外側上顆のレベルで短橈側手根伸筋の腫大と信号上昇があり，外側上顆炎である（B,→）．

診断のポイントと注意点
- 尺骨神経がどこのレベルで障害を受けているかで画像診断の focus も変化する．必要に応じて，頸椎や腕神経叢を評価する．
- 野球肘に合併していることが多く，内側病変にマスクされてしまうことが多いので注意する．
- MRI での尺骨神経の同定は比較的容易である．

5.6 変形性肘関節症
osteoarthritis of elbow

■病態および症状
肘の変形性関節症は肘関節の強制屈曲や強制伸展を頻繁に行った結果，もしくは脱臼後などに発症する．スポーツの場合はコンタクトスポーツや格闘技，武道，そのほか野球選手などの若年者からみられる状態である．

症状は，屈曲もしくは伸展時の疼痛である．野球の場合では，肩関節最大外転外旋位やフォロースルーでの後方部痛がある．野球選手の場合，肘関節内側部の不安定性が強い人ほど肘頭後内側部の骨棘や関節遊離体を形成しやすく，早期の変形性肘関節症が原因の後方（後内側）インピンジメント症候群をきたす．

■診 断
スポーツ歴，可動域制限と単純X線写真での骨棘形成や関節遊離体の存在などで診断する．

■合併症
そもそもスポーツ障害の最終形態である．

■治 療
最初に保存的治療を行う．肘関節障害のある患者は肩甲帯の周囲筋肉や胸郭の柔軟性が低下しているため，胸郭運動や腱板訓練，肩甲骨の可動性を広げるためのリハビリテーションを行う．自覚症状が取れない場合は手術療法が適応となる．関節鏡下で骨棘および関節遊離体の除去を行う．コンタクトスポーツや格闘技の選手の変形性肘関節症で疼痛や可動域制限が大きい場合，鉤状突起-鉤状窩，肘頭-肘頭窩での骨棘や関節遊離体をもつ．野球選手の場合では肘頭-肘頭窩での骨棘や関節遊離体を伴いやすい．これは野球選手の内側支持組織が弱っているためとされる．ただし野球選手の場合は骨棘の除去など，「やりすぎ」てしまうと内側支持組織の脆弱性を助長することもある．

画像診断

単純X線写真	肘関節の骨棘・関節遊離体の有無を確認する．
CT	単純X線写真と同様である．MPRや3DCTを用いると，より明瞭に同定可能になる．
MRI	関節遊離体は同定しにくいが，骨棘周囲の骨髄浮腫や軟骨下嚢胞，軟骨の欠損の同定が可能である．関節包の肥厚や滑膜の増殖といった慢性炎症性変化を観察できる．

●参考文献
1. 菅谷啓之：スポーツ選手の変形性肘関節症の病態と治療法．第6章 肘のスポーツ障害．菅谷啓之・編：肩と肘のスポーツ障害．中外医学社，2014：270-278．

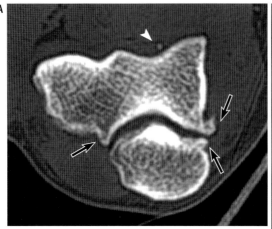
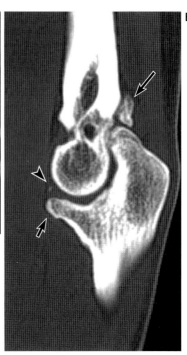

図 5.28　変形性肘関節症
[30 歳代男性．プロ野球選手（投手）．肘関節痛と不安定性がある]
A：肘関節 CT 横断像，B：CT 矢状断像　CT 横断像（A）で，腕尺関節の内側にも外側にも骨棘形成が認められる（A，→）．屈側には円形の骨があり，関節遊離体が認められる（A，▶）．矢状断像（B）では，鉤状突起上方（B，▶）と肘頭上方（B，大矢印）に関節遊離体がみられる．鉤状突起にも骨棘形成がある（B，小矢印）．

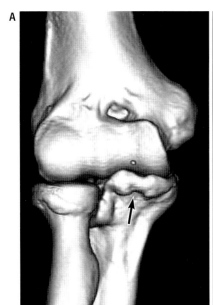
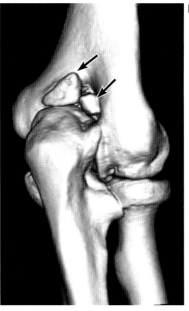

図 5.29　変形性肘関節症（図 5.28 と同一症例）
肘関節 3DCT（A：屈側，B：伸側）　屈側の 3DCT（A）で，鉤状突起に骨棘形成があり，不整な厚みを呈している（A，→）．伸側（B）では，肘頭窩に関節遊離体（B，→）が複数存在している．近位橈尺関節の関節面も不整であるのがわかる．

診断のポイントと注意点
- 画像上は診断に困ることはないと思われる．
- 肘関節の外傷の最終形態である．疼痛除去と関節可動域を広げる治療が必要になる．
- なおかつ，リハビリテーションによる肘関節の愛護的治療が必須である．

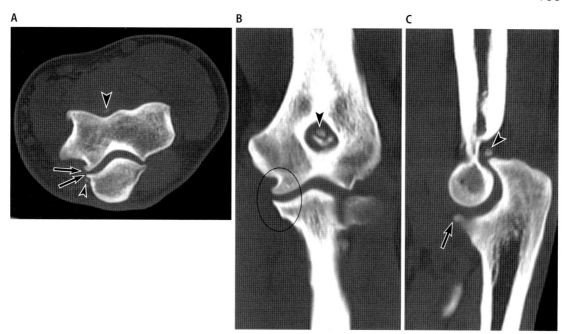

図 5.30　変形性肘関節症［20 歳代男性．柔道．伸展時に痛みがある］
A：肘関節 CT 横断像，B：冠状断像，C：矢状断像　CT 横断像（A）で，肘頭および肘頭窩の内側の骨棘形成（A, →）と関節遊離体（A, ➤）を認める．冠状断像（B）では，肘頭および肘頭窩の内側の骨棘形成（○），肘頭窩には関節遊離体（B, ➤）を認める．矢状断像（C）では，肘頭上部に関節遊離体（C, ➤），鉤状突起には骨棘を認める（C, →）．

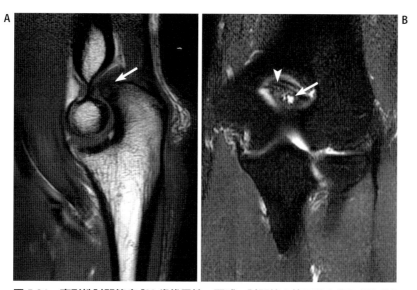

図 5.31　変形性肘関節症［30 歳代男性．野球．肘関節の伸展時の痛みがある］
A：肘関節 MRI，T1 強調矢状断像，B：脂肪抑制 T2 強調冠状断像　MRI, T1 強調矢状断像（A）で，肘頭に軟骨下囊胞の形成があり（A, →），周囲に骨髄浮腫が認められる．脂肪抑制 T2 強調冠状断像（B）では，軟骨下囊胞（B, →）と周囲の骨髄浮腫（B, ➤）がみられる．変形性肘関節症に伴う変化と考えられる．

第6章

手関節損傷

手関節および手部のスポーツ損傷は全スポーツ外傷の3～9％とされ，それほど多いものではない[1,2]．手をついて転ぶ，ボールを取り損なうことによる突き指，洋服に指が引っかかる，試合中の相手との接触などでも受傷するため，どのスポーツでも起こりうると思われる．もっぱらバスケットボール，バレーボール，サッカー（ゴールキーパー）のような手を使うスポーツ，格闘技のようなコンタクトスポーツなどで損傷することが多い．そのほとんどが骨折である．

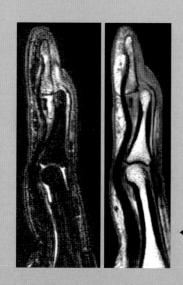

◀ 17歳男性
サッカーのゴールキーパー．ボールをはじいたときに受傷した．
（詳細は本章151ページを参照）

6.1 TFCC（三角線維軟骨複合体）損傷
triangular fibrocartilage complex tear

■病態および症状

三角線維軟骨複合体（TFCC）は遠位橈骨・尺骨および近位手根管列を形成する三角骨と月状骨を結ぶ靱帯および線維軟骨の集合体である（図6.1）[3]．

構成している靱帯およびその他構造物を，関節円板（三角線維軟骨ともいう：TFC）を中心に掌側と背側に分けて考えるとよい．関節円板は線維軟骨の一つであり，橈骨に幅広く付着し尺骨に向かうにつれて小さくなる．いわゆる三角靱帯は掌側橈尺靱帯と背側橈尺靱帯で構成されている．関節円板は尺骨と月状骨の慢性的な衝突によって変性しやすい．尺骨が橈骨に比べて長い（positive ulnar variance）と起こりやすいとされる．

TFCCの役割は手関節の回内・回外運動のために遠位橈尺関節や手根骨尺側の安定性を担う．TFCC損傷は手関節背屈位や回内位で軸圧が加わったとき，回内外ストレスによって発生する．野球のバッティング，剣道，テニス，ゴルフ，バレーボールなどの運動時痛を訴える．また，手関節の尺側部痛，回内外制限を認める．遠位橈尺関節の不安定性が強い場合は，運動時にクリック音や不安定感がある．PalmerはTFCC損傷を外傷性と変性に大別し，軟骨や骨の変化を分類している（表6.1）[4]．

■診 断

手関節の運動時痛のほかにulnocarpal stress test（手関節尺屈位で回内外強制を行い手関節尺側部痛が出現する）などを施行し診断する．MRIでTFCC損傷を確認することも必要である．

■合併症

遠位橈尺関節の不安定性の出現や早期のOA（変形性関節症），時に手根骨の骨挫傷や骨壊死など．

■治 療

保存療法をまず行う．2, 3か月の手関節装具の装着を試す．その後に筋力訓練を行い，スポーツへの復帰に備えていく．保存療法に抵抗性の場合は手術療法を選択する．鏡視下TFCC縫合術，直視下TFCC縫合術などがある．鏡視下TFCC縫合術では術後2週間ほどで可動域訓練を行うことができるためスポーツ復帰が早い．

画像診断

単純X線写真	TFCC損傷に直接寄与しない．遠位橈尺関節のアライメントの不整や橈骨・尺骨の関節面の高さ（positive ulnar varianceもしくはnegative ulnar variance）などを確認する．
CT	単純X線写真と同様である．月状骨や三角骨などの骨硬化性変化や嚢胞性変化を観察しやすい．
MRI	TFCCを直接観察できる．損傷があるとこれらの構造物の信号上昇や周囲に液体貯留が出現してくる．また月状骨や三角骨などに骨挫傷が認められることもある．小さい靱帯もあり，MRIではっきり描出されない場合もあるので注意する．

●参考文献
1. Fufa DT, Goldfarb CA：Sports injuries of the wrist. Curr Rev Musculoskelet Med 2013；6：35-40.
2. Rettig AC：Athletic injuries of the wrist and hand. Part I：traumatic injuries of the wrist. Am J Sports Med 2003；31：1038-1048.
3. Stoller DW, Li AE, Lichman DM, et al：10. The wrist and hand. In：Stoller DW (eds)：Magnetic resonance imaging in orthodaedics and sports medicine, 3rd ed. Vol. 2. Philadelphia：Lippincott Williams & Wilkins, 2007：1627-1846.
4. Palmer AK, Werner FW：The triangular fibrocartilage complex of the wrist－anatomy and function. J Hand Surg Am 1981；6：153-162.

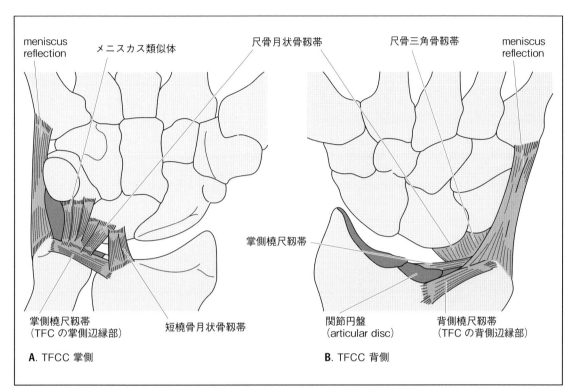

図 6.1　TFCC の解剖
手関節の掌側（**A**）では掌側橈尺靱帯，尺骨月状骨靱帯，短橈骨月状骨靱帯，メニスカス類似体，meniscus reflection が認められる．背側（**B**）では背側橈尺靱帯，関節円板が認められる．関節円板を TFC と略す場合もあるので注意する．

表 6.1　Palmer 分類

Class I：外傷性

　　　I A：関節円板の先行
　　　I B：尺骨付着部の剥離［尺骨茎状突起の骨折（±）］
　　　I C：月状骨・三角骨付着部の剥離
　　　I D：橈骨付着部の剥離

Class II：変性

　　　II A：TFC 摩耗
　　　II B：TFC 摩耗＋月状骨・尺骨の軟骨変性
　　　II C：TFC 穿孔＋月状骨・尺骨の軟骨変性
　　　II D：TFC 穿孔＋月状骨・尺骨の軟骨変性　　月状骨-三角骨靱帯穿孔
　　　II E：TFC 穿孔＋月状骨・尺骨の軟骨変性　　月状骨-三角骨靱帯穿孔　　尺骨-手根骨間の関節炎

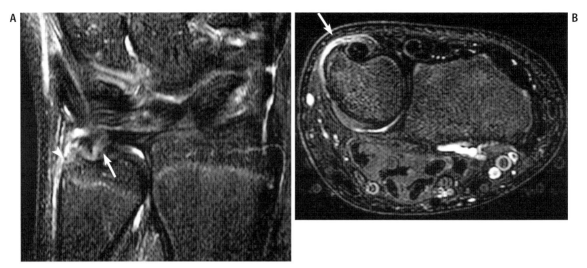

図 6.2　TFCC 損傷［17 歳女性．バレーボールの練習中に手をついて受傷］
A：手関節 MRI, 脂肪抑制 T2 強調冠状断像，B：脂肪抑制 T2 強調横断像　MRI, 脂肪抑制 T2 強調冠状断像（A）では，背側橈尺関節靱帯の尺骨付着部で信号上昇（A, →）が認められ，損傷を疑う．尺骨茎状突起の信号上昇が認められ，骨挫傷を疑う（A, ▶）．横断像（B）では，尺骨茎状突起周囲に帯状の高信号域が認められ，滑膜炎を疑う所見である（B, →）．

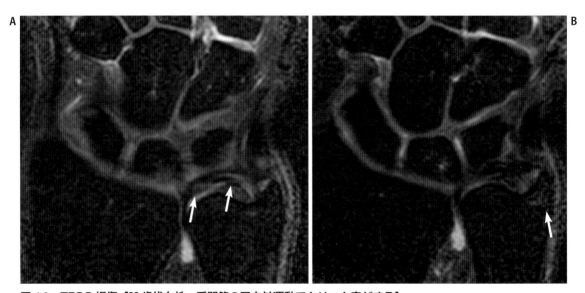

図 6.3　TFCC 損傷［30 歳代女性．手関節の回内外運動でクリック音がする］
A：関節 MRI, STIR 冠状断像，B：STIR 冠状断像（A より背側レベル）　MRI, STIR 冠状断像（A）では，掌側橈尺靱帯に帯状の信号上昇があり，損傷に一致する所見である（A, →）．遠位橈尺関節内に液体の貯留がある．B の冠状断像（A より背側レベル）では，尺骨茎状突起にわずかな信号上昇があり，骨髄浮腫を呈している（B, →）．

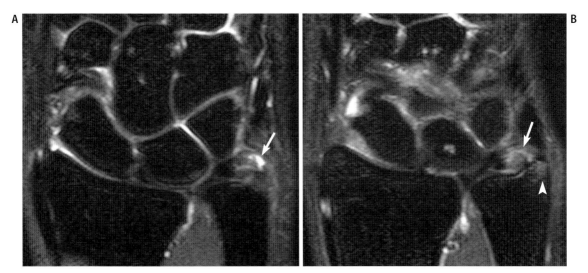

図 6.4 TFCC 損傷［20 歳代女性，プロバレーボール選手．運動時に手関節に痛みがある］
A：手関節 MRI，STIR 冠状断像，B：STIR 冠状断像（A よりやや背側）　MRI, STIR 冠状断像（A）では，背側橈尺関節靱帯の尺骨付着部において線維走行の乱れと高信号域が認められ，断裂がある（A, →）．尺骨茎状突起からの剝離損傷のようにみえる．B の冠状断像（A よりやや背側）では，信号が上昇している靱帯（B, →）と尺骨茎状突起の骨髄浮腫（B, ➤）を認める．

診断のポイントと注意点
- 細かな靱帯や靱帯類似の構造物が存在している．撮像条件にもよるが必ずしもすべてが MRI で描出されているとは限らない．
- 手関節の回内外での痛みやクリック音は特徴的である．
- 変性による損傷もあるので注意する．

6.2 尺側手根伸筋腱の腱鞘炎や腱症
tenosynovisitis tendinopathy of extensor carpi ulnaris tendon

■ 病態および症状

尺側部痛を呈する疾患である．尺側手根伸筋腱は手関節のレベルでは尺骨頭背側の陥凹部を通過しTFCC背尺側を通る．陥凹部分にはfibro-osseous tunnelが存在しており，尺側手根伸筋腱を支持している．尺側手根伸筋腱には腱鞘が存在しており，腱鞘の一部はTFCCの構成体の一部になっている．回内外運動によって尺側手根伸筋腱は骨との摩擦を受けやすく，特にTFCC損傷で遠位橈尺関節の不安定性がある場合は，尺側手根伸筋腱の負荷がかかりやすく，腱や腱鞘の慢性的な炎症を起こしやすいとされる．fibro-osseous tunnelの破綻がある場合，回外時に骨陥凹部から尺側手根伸筋腱が脱臼し，最終的に腱断裂を引き起こす．

症状は尺側手根伸筋腱の腫脹や圧痛であり，脱臼している場合は回外時に脱臼した尺側手根伸筋腱を触知できる．回内外時に伴う疼痛を認めることもある．多くのスポーツでみられるが（全スポーツにおける尺側手根伸筋腱の障害は8.9％）[1,2]，ゴルフ（両手に発症する），ラグビー選手，テニスなどにみられる．プロテニス選手では10年以上のテニス歴のある場合，半数以上で尺側手根伸筋腱の何らかの症状をもつとされる．さらに女性に比べて男性プロテニス選手に尺側手根伸筋腱の障害が多く，42％で尺側手根伸筋腱の不安定性があり，50％で腱症もしくは腱鞘炎の所見がみられ，8％に完全断裂の症例があった[3]．

■ 診断

尺側手根伸筋腱に沿った圧痛と回内外時の疼痛，脱臼の有無などで診断できる．

■ 合併症

TFCC損傷を合併していることがあり，遠位橈尺関節の不安定性を伴っていることも多い．

■ 治療

保存療法として，運動の中止やサポーター・ギプスなどによる固定，消炎鎮痛薬の投与を行う．腱鞘内ステロイド注射は腱断裂を助長する場合があるので，やりすぎに注意する．保存療法に抵抗性の場合は手術療法を検討する．腱鞘解放術，腱鞘滑膜切除，腱鞘形成術などが選択される．

画像診断

単純X線写真	適応がない．手関節尺側の腫脹が認められることがある．
CT	単純X線写真と同様である．骨の異常などの否定を行う．
MRI	尺側手根伸筋腱の腫脹や信号上昇を認める．TFCC損傷を合併していることがある．

● 参考文献

1. Campbell D, Campbell R, O'Connor P, et al：Sports-related extensor carpi ulnaris pathology：a review of functional anatomy, sports injury and management. Br J Sports Med 2013；47：1105-1111.
2. Rettig AC, Ryan RO, Stone JA：Epidemiology of hand injuries in sports. In：Strickland JW, Rettig AC (eds)：Hand injuries in athletes. Pennsylvania：WB Saunders, 1992：37-449.
3. Montalvan B, Parier J, Brasseur JL, et al：Extensor carpi ulnaris injuries in tennis players：a study of 28 cases. Br J Sports Med 2006；40：424-429；discussion 429.

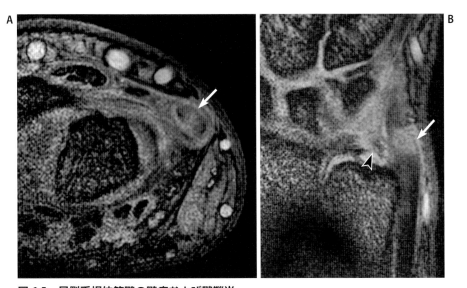

図 6.5　尺側手根伸筋腱の腱症および腱鞘炎
[30 歳代女性．ゴルフでボールを打つのを失敗してから手関節尺側部の痛みがある]
A：手関節 MRI，T2*強調横断像，B：T2*強調冠状断像　MRI，T2*強調横断像（A）で，尺側手根伸筋腱は腫大し信号上昇を認める（A，→）．周囲の液体貯留も認められ，尺側手根伸筋腱の腱鞘炎および腱症の状態である．冠状断像（B）では，尺側手根伸筋腱の信号上昇が認められ，腫大も顕著である（B，→）．三角靱帯の一部の連続性が追えず，部分損傷を示唆する所見である（B，▶）．

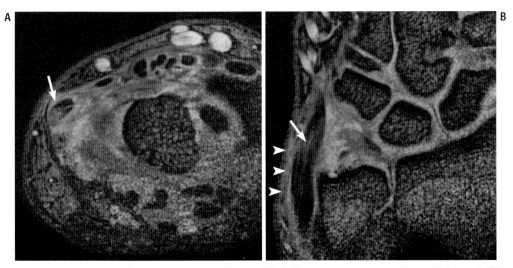

図 6.6　尺側手根伸筋腱の腱症および腱鞘炎　[30 歳代女性．1 か月前より手関節尺側部痛があり増悪してきた]
A：手関節 MRI，T2*強調横断像　B：T2*強調冠状断像　MRI，T2*強調横断像（A）では，尺側手根伸筋腱の腫大と信号上昇があり，腱症を疑う所見である（A，→）．周囲に液体貯留があり腱鞘炎も存在している．冠状断像（B）では，尺側手根伸筋腱の腫大と信号上昇（B，→），周囲の腱鞘内液体貯留がある（B，▶）．

診断のポイントと注意点
- 手関節の回内外時の痛みである．TFCC と似たような症状を示す．
- 腱に沿った痛みである．
- MRI では横断像での診断が容易である．
- 腱鞘炎だけではなく腱の変性が起こっている場合が多い．

6.3 橈骨遠位端骨折
distal radius fracture

■病態および症状
手をついて転ぶことで発症する骨折である．高齢者の骨折として有名であるが，スポーツ選手でも頻度の高い骨折である．スポーツ時の外力は強いため，骨片が粉砕し関節内骨折を呈することが多い．この骨折を起こしやすいスポーツはアイスホッケーやそのほかのスケート競技，インラインスケートなどが挙げられる[1]．転倒時に橈骨遠位端骨折に合併して舟状骨骨折，遠位橈尺関節損傷や肘関節の外傷などがみられることもある．症状は手関節の変形と腫脹，疼痛である．手部の骨が背側に転位するとColles骨折，掌側に転位するとSmith骨折，関節内骨折はBarton骨折ともよばれていたが，今はあまり用いない．

■診 断
受傷機転と手の腫脹や疼痛，単純X線写真で評価する．

■合併症
手根骨の脱臼や他の骨の骨折などを伴う．正中神経麻痺や長母指伸筋腱皮下断裂，複合性局所疼痛症候群なども合併しうる．

■治 療
骨折が不安定型か安定型かで異なる．転位の少ない安定型骨折では，徒手整復後にギプス固定を行う．高度な粉砕があり整復位を保てない骨折，転位が高度な場合は不安定型橈骨遠位端骨折であり，手術適応である．経皮鋼線刺入固定術，創外固定術，ロッキングプレートを用いた整復固定術などがある．スポーツ選手の場合，内固定材料は原則的には抜釘する．

画像診断

単純X線写真	骨折の指摘に用いる．手部の転位の向きや骨片の大きさ，関節内骨折の有無を診断する．
CT	単純X線写真と同様である．MPR画像を用いて関節内骨折の程度や骨片の位置などの情報を得ることができる．
MRI	骨折の診断の適応はない．骨折に合併して腱の損傷などがある場合は撮像することもある．

●参考文献
1. Chen NC, Jupiter JB, Jebson PJ：Sports-related wrist injuries in adults. Sports Health 2009；1：469-477.

診断のポイントと注意点（図6.7, 図6.8）
- 典型的な受傷機転があり，単純X線写真があればほぼ診断可能．
- 整復して安定型か不安定型かによって治療方針が異なる．

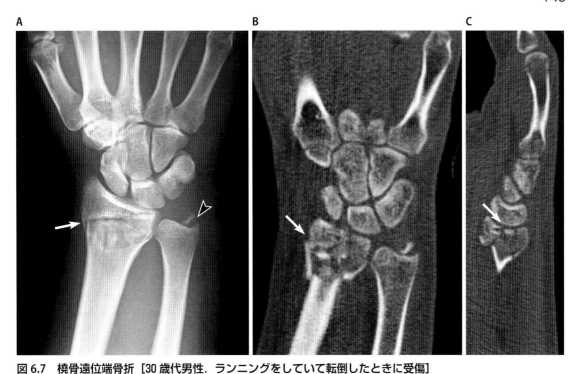

図 6.7　橈骨遠位端骨折［30 歳代男性．ランニングをしていて転倒したときに受傷］
A：手関節単純 X 線写真正面像，B：CT, MPR 冠状断像，C：CT, MPR 矢状断像　単純 X 線写真（A）で，橈骨遠位端に横走する透亮像があり，骨折である（A, →）．一部関節面に達しているようにみえる．橈骨骨幹端部の骨梁が不整であり，骨片が複数存在していると思われる．尺骨茎状突起骨折がある（A, ▶）．CT 冠状断像（B）では橈骨遠位端の粉砕骨折があり（B, →），関節面に達している．CT 矢状断像（C）では，手部の背側転位はなさそうである．関節面に達する骨折線が複数存在している（C, →）．

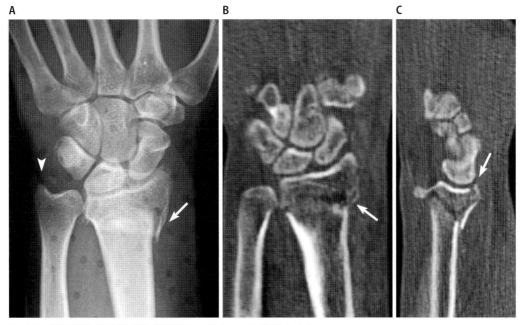

図 6.8　橈骨遠位端骨折［30 歳代男性．手をついて転倒した］
A：手関節単純 X 線写真正面像，B：手関節 CT, MPR 冠状断像，C：CT, MPR 矢状断像　手関節単純 X 線写真（A）で橈骨遠位端の骨折が認められ，やや側方に転位を認める（A, →）．橈骨の短縮がみられる．尺骨茎状突起の骨折もある（A, ▶）．CT 冠状断像（B）では，橈骨遠位端骨折がみられる（B, →）．このスライスでは関節面に骨折はみられない．CT 矢状断像（C）では，橈骨関節面に骨折が及んでいる（C, →）．

6.4 舟状骨骨折
scaphoid fracture

■病態および症状
手の背屈強制で骨折する．具体的には手をついて転ぶことが原因になる．いかなるスポーツでも発生するが，コンタクトスポーツや体操選手に多い．症状は手関節痛であり，「解剖学的かぎタバコ入れ」部分の圧痛や腫脹を示す．また手関節可動域制限や握力の低下が起こることもある．受傷直後はあまり疼痛がはっきりしないこともあること，単純X線写真で骨折の指摘が難しいなどより，診断が遅れがちになることも少なくない（occult fracture：頻度は全舟状骨骨折の16%である）[1]．また骨癒合の得られにくい骨折でもある．舟状骨は近位部での骨折は血流が乏しいために偽関節になりやすい．偽関節および骨壊死に至る頻度は5〜12%とされる[2]．舟状骨骨折の分類ではHerbert分類が有名である．

■診 断
受傷機転と手関節橈側の圧痛，腫脹と画像検査で診断する．単純X線写真での検査の場合は手関節4方向に舟状骨撮影を追加し，なおかつ左右差をみて判断する必要がある．CTおよびMRIでの骨折の指摘は比較的容易である．

■合併症
舟状骨近位部骨片の骨壊死や偽関節化．橈骨遠位端骨折に舟状骨骨折が合併する場合もある．

■治 療
新鮮骨折で骨片の転位が小さく安定している場合はギプス包帯固定を行い，約4〜8週間の保存的治療を行う．ただしスポーツ選手の場合は，早期復帰のために手術療法（cannulated headless screw留置）を選択するほうが多い．偽関節例では偽関節部の搔爬と骨移植を併用した観血的骨結合術を行う．

画像診断

単純X線写真	正面像・側面像の2方向撮影では転位がよほど大きくないと診断できない．手関節4方向に舟状骨撮影を追加するとよい．さらに左右差をみることが大切である．
CT	MRP画像で舟状骨に平行な断面で撮影すると骨折線の指摘ができる．転位が少ないと若干骨折線の指摘が難しい．
MRI	舟状骨の骨髄浮腫や骨折線の指摘が容易である．偽関節化し，骨壊死が出現していると，浮腫が軽減され，最終的にはすべてのシーケンスで低信号化する．MRIでの舟状骨骨折の診断は感度99%といわれている[3,4]．

● 参考文献
1. Leslie JJ, Dickson RA：The fractured carpal scaphoid. Natural history and factors influencing outcome. J Bone Joint Surg (Br) 1981；63B：225-230.
2. Hunter J, Escobedo E, Wilson AJ, et al：MR imaging of clinically suspected scaphoid fractures. AJR Am J Roentgenol 1997；168：1287-1293.
3. Beeres FJ, Rhemrev SJ, den Hollander P, et al：Early magnetic resonance imaging compared with bone scintigraphy in suspected scaphoid fractures. J Bone Joint Surg (Br) 2008；90：1205-1209.
4. Breitenseher MJ, Metz VM, Gilula LA, et al：Radiographically occult scaphoid fractures：value of MR imaging in detection. Radiology 1997；203：245-250.

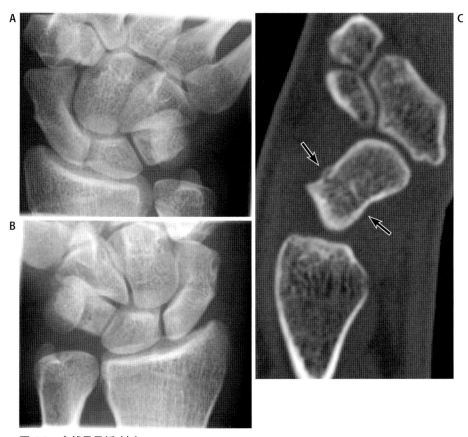

図 6.9　舟状骨骨折（左）
[17 歳男性．バスケットボールで手をついて転倒，左手関節痛がある]
A：右手関節単純 X 線写真舟状骨撮影，B：左手関節単純 X 線写真舟状骨撮影，C：手関節 CT, MPR 矢状断像　右手関節単純 X 線写真舟状骨撮影（A）では正常である．左手関節単純 X 線写真舟状骨撮影（B）では舟状骨の骨折ははっきりしない．手関節 CT 矢状断像（C）で，舟状骨の腰部に骨透亮所見があり，骨折である（C, →）．転位はほとんどない．

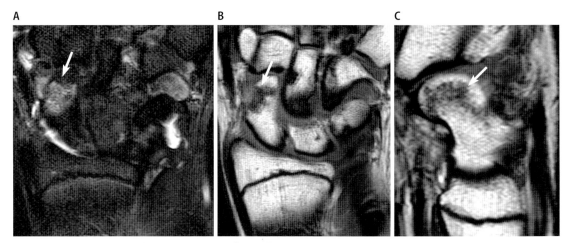

図 6.10　舟状骨骨折［10 歳女性．チアリーディングで落下し手関節痛が出現した］
A：手関節 MRI, STIR 冠状断像，B：T1 強調冠状断像，C：T2 強調矢状断像　MRI, STIR 冠状断像（A）で舟状骨の腰部から結節部にかけて骨髄信号上昇があり，骨折が疑われる（A, →）．T1 強調冠状断像（B）では，舟状骨の腰部中心の骨折線が存在することがわかる（B, →）．T2 強調矢状断像（C）では骨折線が腰部から結節部に及んでいるのがわかる（C, →）．転位は少ない．

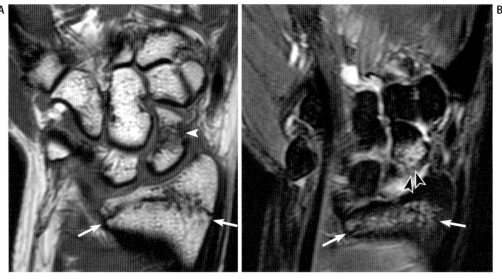

図 6.11　舟状骨骨折と橈骨遠位端骨折の合併例
［12 歳男児．サッカーのプレー中に転び受傷．手関節痛と腫脹がある］
A：手関節 MRI, T1 強調冠状断像，B：脂肪抑制 T2 強調冠状断像　MRI, T1 強調冠状断像（A）で，橈骨遠位端骨折（A, →）と舟状骨腰部の骨折（A, ▶）を認める．脂肪抑制 T2 強調冠状断像（B）では，橈骨遠位端骨折（B, →），舟状骨腰部骨折（B, ▶）の周囲には骨髄信号上昇があり，骨髄浮腫を呈している．周囲には液体貯留があり，血腫をみていると思われる．

診断のポイントと注意点
- 単純 X 線写真で骨折がはっきりしないから，骨折がないとはいえない．
- MRI や CT を適宜利用して早期診断する．
- 偽関節になりやすいため，骨折線の位置の把握が大切である．近位部の骨折であるほど骨癒合が得られにくい．

6.5 有鈎骨鈎部骨折
fracture of hook of hamate

■病態および症状
有鈎骨にある鈎部の骨折である．有鈎骨体部の骨折もあるが，鈎部の骨折のほうが単なる手関節捻挫と判断されることが多い．また単純X線写真での所見もわかりにくく発見が遅れやすい．加えて，血流が疎であるため偽関節になりやすい．何かを握るようなスポーツ（ゴルフ，テニス，野球）で小指球への強い外力がかかり骨折する．もしくは手をついて転倒することでも骨折する．疲労骨折も発生する場所でもある．症状は小指球部の疼痛である．

■診 断
小指球部の圧痛，疼痛と単純X線写真もしくはCTで骨折を確認する．

■合併症
骨癒合が不良なことが多く，偽関節に至る例がある．

■治 療
新鮮骨折の場合ではシーネ固定で保存的に治療する．偽関節になってしまった場合は，鈎接合術や鈎切除を行う．スポーツ選手の場合では早期の復帰のため鈎切除を選択することが多い．

画像診断

単純X線写真	手根管撮影が鈎部の撮影には優れている（ただしあまり頻度の多い撮影法ではない）．手を背屈位にして撮影する．通常の手関節単純X線写真4方向撮影ではよくわからないことが多い．
CT	MPRを作成し，有鈎骨鈎部を描出させる．
MRI	有鈎骨鈎部骨折による骨折線や骨髄浮腫が描出される．骨折の診断の第一選択（first choice）ではない．偽関節の有無を調べることができる．

●参考文献
1. Chen NC, Jupiter JB, Jebson PJ：Sports-related wrist injuries in adults. Sports Health 2009；1：469-477.

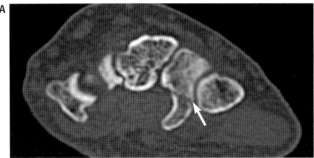
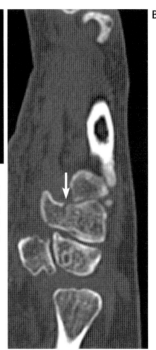

図 6.12　有鉤骨鉤部骨折
[70歳代男性．ゴルフのラウンド中にグリップが握れなくなる]
A：手関節 CT 横断像，B：MPR 矢状断像　手関節 CT 横断像（A）で有鉤骨鉤基部を横走する骨透亮所見（A，→）があり，骨折である．転位はない．CT 矢状断像（B）では有鉤骨鉤基部の骨折がある（B，→）．

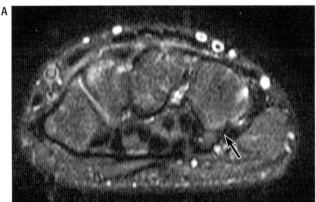
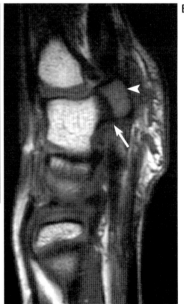

図 6.13　有鉤骨鉤部骨折
[12 歳男児．ハードル競技中に転倒し手をつく]
A：手関節 MRI，STIR 横断像，B：T1 強調矢状断像　MRI，STIR 横断像（A）で有鉤骨鉤基部に線状の低信号域があり，骨折線に一致する（A，→）．T1 強調矢状断像（B）では，有鉤骨の鉤部は骨髄信号低下を認める（B，▶）．骨髄浮腫である．骨折線は鉤基部に一致して認める（B，→）．

診断のポイントと注意点
- 小指球部の痛みがあることと受傷機転で有鉤骨鉤部骨折を疑うことが大切である．
- 単純 X 線写真でわかりにくいときは積極的に CT を撮影するとよい．

6.6 中手骨骨折・指骨骨折・指骨脱臼・靱帯損傷など
fracture of metacarpal and phalanx, phalanx dislocation and ligament tear

■病態および症状
手を使うスポーツに多い．洋服などに引っかかったりすることで損傷することもある．中手骨の骨幹部骨折では，外力の加わる方向で骨折線の向きが異なる．短縮や回旋変形しやすい．中手骨骨折は独特の名称が知られている．たとえば母指中手骨近位部の骨折はBennett骨折とよばれ，母指を外転させた状態で母指に軸圧をかけることで発症する．第4，5中手骨頸部の骨折はボクサー骨折とよばれ，パンチ動作で骨折する．

第3指の末節骨の骨折が最も多いとされる．主として突き指による骨折である．その他は靱帯の牽引による裂離骨折が多い．側副靱帯損傷を伴うものと伴わないものとがある．また末節骨や中節骨はときに突き指などで脱臼することもある．症状は受傷後の指の痛み，腫脹であり，指が動かせなくなる．

■診 断
骨折や靱帯損傷下部位の腫脹，疼痛，圧痛など．これらの症状に単純X線写真を撮影し骨折を同定する．靱帯損傷を疑う場合はMRI撮像が必要である．

■合併症
指の変形治癒や短縮，可動域制限など．

■治 療
脱臼や骨折があれば，徒手整復や牽引を行う．中手骨の場合は手指を屈曲して回旋変形も強制する．中手骨の場合は約2mm程度の短縮は許容範囲内とする．Bennet骨折は関節内骨折であるため，転位傾向が強く，キルシュナーワイヤーを用いた骨接合術を行う．裂離骨折であれば，ピンニングによる固定を行う．

画像診断

単純X線写真	中手骨や指骨の骨折は単純X線写真でほぼ診断できる．
CT	関節内骨折の場合や転位が大きい場合に適応となる．
MRI	関節面の評価，靱帯損傷の評価に優れる．また，裂離骨折に伴う小さな骨片では同定できないため，CTと併せて評価したほうがよい．

●参考文献
1. 辻原隆是，久保俊一：手指中・基節骨骨折．特集：アスリートの手指の外傷と傷害—診断から競技復帰までのアプローチ—．臨床スポーツ医学 2012；26(6)：585-590．

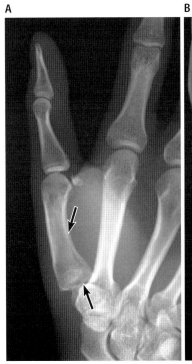
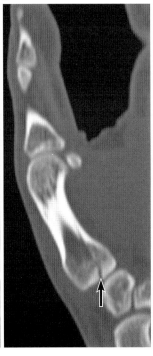

**図 6.14 母指中手骨骨折（Bennet 骨折）
[20 歳代男性．サッカー（ゴールキーパー）で受傷]**

A：手単純 X 線写真正面像，B：手 CT，MPR 冠状断像　単純 X 線写真（A）で母指中手骨骨幹部から関節面に達する透亮像があり，骨折である（A，→）．CT（B）では関節面に骨折線が認められており（B，→），転位していく可能性が高い．

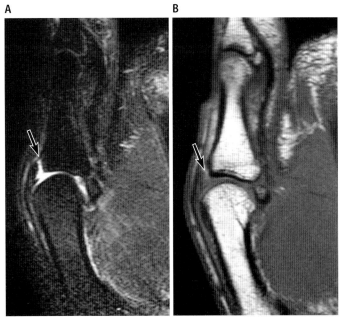

**図 6.15 MP 関節尺側側副靱帯損傷
[18 歳男性．バレーボール．ブロック後母指の痛みと腫脹がある]**

A：手 MRI，脂肪抑制 T2 強調冠状断像，B：T1 強調冠状断像　MRI，脂肪抑制 T2 強調冠状断像（A）で，母指 MP 関節の尺側側副靱帯が基節骨から裂離している（A，→）．基節骨の骨髄信号上昇は指摘できない．周囲に血腫と思われる関節液貯留がある．T1 強調冠状断像（B）では骨と靱帯が連続していないのがわかる（B，→）．

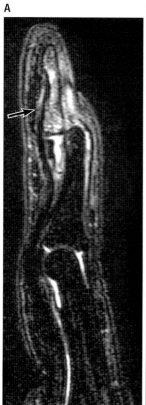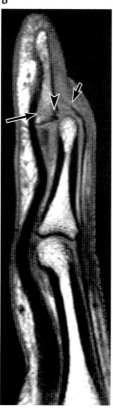

図6.16 末節骨脱臼骨折（第4指）[17歳男性．サッカーのゴールキーパー．ボールをはじいたときに受傷]
A：指MRI，脂肪抑制T2強調矢状断像，B：T1強調矢状断像　MRI，脂肪抑制T2強調矢状断像（A）で末節骨の骨髄信号上昇を認める（A，→）．末節骨は掌側に偏位しており，DIP関節面は保たれていない．T1強調矢状断像（B）では，脱臼している末節骨（B，大矢印），末節骨の近位端背側の骨の不整があり（B，➤），背側を走行する側副靱帯の末節骨付着部（B，小矢印）が同定できない．裂離骨折していると思われる．

診断のポイントと注意点

- 診断は容易である．
- 受傷時の手指の腱，神経，血管の合併損傷の有無に注意する．
- 早期の可動域訓練が必要になる．
- Kienböck病は月状骨の無腐性骨壊死といわれる病態である．
- 月状骨は血行の乏しい骨であり，何らかのきっかけにより血流障害が起こると壊死する．
- 手をよく使うスポーツや職業に多い．小さな外傷が契機ではないかといわれているが，まだ結論が出ていない．

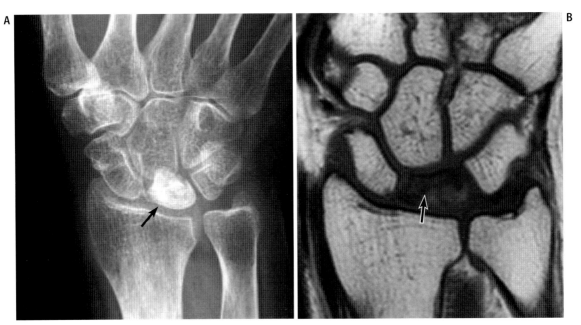

▲ 50 歳代女性 手をよく使う．手関節痛である．

A：手関節単純 X 線写真正面像，B：MRI, T1 強調冠状断像

付図 6.1　Kienböck 病

単純 X 線写真（A）で，月状骨の骨硬化性変化と変形を認める（A, →）．Kienböck 病を疑う所見である．周囲の骨の骨密度が低下している．MRI（B）では，月状骨は全体的に骨髄信号低下をきたしており，Kienböck 病である．中心に線状の低信号域があり（B, →），骨折を呈している．

第7章

骨盤，股関節，大腿の損傷

骨盤骨は体幹と下肢の移行部を本来はさす言葉であり，腸骨，仙骨，恥骨，坐骨で形成され，円形の骨盤輪を形成している．体幹を支持し，内臓を保護する．股関節は骨盤と下肢を支える関節であり，球形の滑膜性関節である．非常に高い安定性と広い可動域を両立し，肩関節の次に大きな自由度をもつ．骨盤骨は上方からは腹壁へ連続する筋肉が付着し，複数の下肢へ向かう筋肉が起始する．それゆえに下肢および股関節の大きな運動で，筋腱移行部の損傷や血腫形成，裂離骨折を発生しやすい．股関節は関節唇によって関節面をさらに大きく安定化している．それゆえに関節唇損傷があると運動や歩行に支障をきたしてくる．

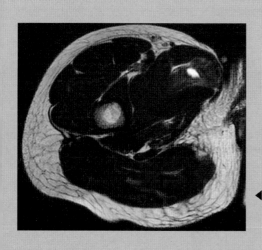

◀ 14歳女性
バスケットボールのプレー中に大腿内側部痛がある．
（詳細は本章167ページを参照）

7.1 骨盤部の剝離骨折（上前腸骨棘裂離骨折，下前腸骨棘裂離骨折，坐骨結節裂離骨折）

avulsion fracture of the anterior superior iliac spine/avulsion fracture of the anterior inferior iliac spine and avulsion fracture of the ischial tuberosity

■病態および症状

二次骨端がまだ存在し，骨端線閉鎖前の小児から思春期に発症する骨折である．骨盤の二次骨端は複数存在しており，付着している筋肉が異なる（図7.1）．これらの付着している筋肉収縮によって骨端線部分で裂離骨折を起こす．88%は運動中に発症する[1]．症状は，運動時の急な痛み（股関節痛）を自覚し，運動できなくなる．上前腸骨棘裂離骨折は15～17歳の短距離走者，ハードル選手，マラソン選手などに多い．下前腸骨棘裂離骨折は14～15歳ほどのサッカー選手，アメリカンフットボールなど，インステップでのキック動作や，陸上競技の短距離走，ダッシュなどで受傷する．坐骨結節裂離骨折では14～17歳の短距離走行中，幅跳び選手，格闘技などに多く，殿部に突然の痛みを生じる．

■診　断

若年者であることと，ダッシュといった疾走系の動作で突然骨盤に痛みが出現するなどといった受傷機転，および単純X線写真もしくはCTで判断できる．

■合併症

中途半端な治療後に運動を再開すると，疼痛の再発や異所性骨化を合併する．

■治　療

スポーツの完全中止，およそ2～3か月で競技に復活できる．坐骨結節裂離骨折では2cm以上の転位や坐骨神経症状がある例で手術適応になる場合もある．

画像診断

単純X線写真	これのみで診断がつくことがほとんどである．左右を比較して二次骨端が裂離していれば骨折である．
CT	単純X線写真と同様で，裂離した二次骨端を同定する．MPRや3DCTを利用すると診断が容易になる．
MRI	骨折の診断は適応がない．二次骨端および骨端線の炎症や浮腫性変化，周囲の筋肉の状態などを観察する．

●参考文献
1. Porr J, Lucaciu C, Birkett S：Avulsion fractures of the pelvis—a qualitative systematic review of the literature. J Can Chiropr Assoc 2011；55：247-255.

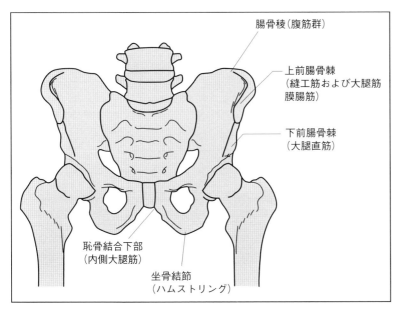

図 7.1 裂離骨折の好発部位
骨盤骨の二次骨端は5種類存在しており，おのおの付着している筋肉が異なる．運動によって筋肉の収縮が急激に起こることによって，脆弱な骨端線から裂離骨折を起こす．腸骨稜の裂離骨折はまれである．上前腸骨棘の二次骨端は13〜15歳で出現し，21〜25歳で腸骨と完全に癒合する．下前腸骨棘の二次骨端は13〜14歳で出現し，16〜18歳で完全に癒合する．上前腸骨棘裂離骨折より頻度が低い．坐骨結節の二次骨端核は14〜16歳で出現し，18〜21歳で癒合する．恥骨結合下部は，裂離骨折は非常にまれである．そのほか臼蓋周囲，大転子や小転子部の裂離骨折もある．

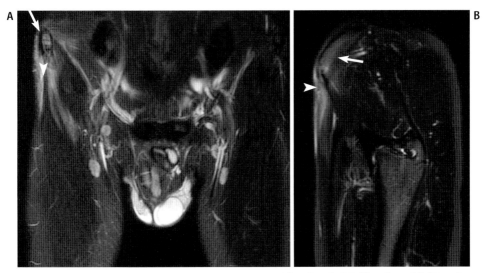

図 7.2 上前腸骨棘裂離骨折［14歳男性．サッカーの練習中に右股関節の痛みが出現した］
A：股関節 MRI，STIR 冠状断像，B：STIR 矢状断像　MRI，STIR 冠状断像（A）で右上前腸骨棘の信号上昇が認められ，骨髄浮腫を呈している（A，→）．付着している縫工筋（➤）や近傍の腸骨筋の信号上昇があり，血腫や浮腫をみていると思われる．STIR 矢状断像（B）では，上前腸骨棘の骨髄浮腫（B，→）と縫工筋（B，➤）の関係がよくわかる．

診断のポイントと注意点
- 年齢，受傷時の運動内容，痛みの部位で診断可能である．
- 左右差を比較すると診断しやすい．単純X線写真でわかりにくい場合は積極的にCTを撮影する．
- MRIで骨端線離開の程度や二次骨端の転位や骨髄浮腫の評価ができる．

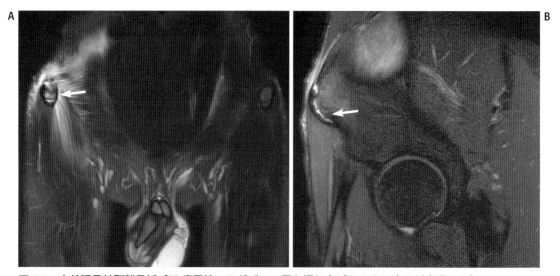

図7.3　上前腸骨棘裂離骨折［15歳男性．ラグビーで足を振り上げたときに痛みが出現した］
A：股関節MRI，STIR冠状断像，B：脂肪抑制プロトン強調矢状断像　MRI，STIR冠状断像（A）で右上前腸骨棘の信号上昇があり浮腫を呈している（A，→）．周囲の筋肉に血腫および浮腫が認められる．脂肪抑制プロトン強調矢状断像（B）では，上前腸骨棘の信号上昇と骨端線の離開（B，→）が認められる．

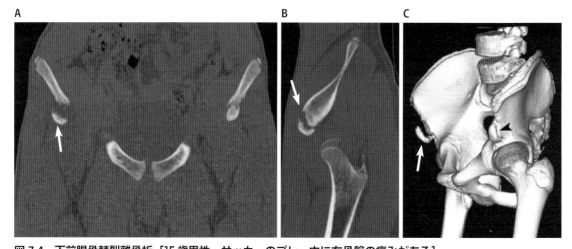

図7.4　下前腸骨棘裂離骨折［15歳男性．サッカーのプレー中に右骨盤の痛みがある］
A：骨盤CT，MPR冠状断像，B：CT，MPR矢状断像，C：3DCT　CT冠状断像（A）で右下前腸骨棘の転位が認められ，裂離骨折である（A，→）．矢状断像（B）では右下前腸骨棘の骨端線離開（B，→）が認められる．3DCT（C）で健側（左：▶）と比較すると，右下前腸骨棘（C，→）の骨端線離開は明白である．

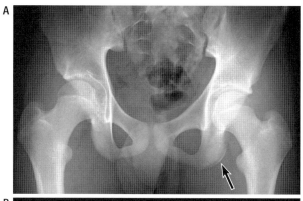
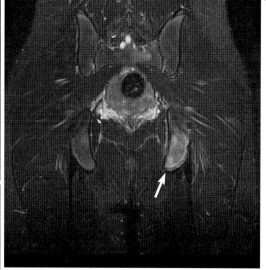
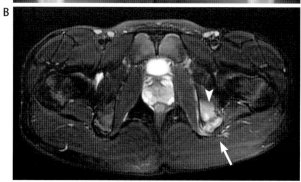

図 7.5 坐骨結節裂離骨折［14 歳女性．体操競技の最中，左殿部の痛みがある］
A：股関節単純 X 線写真正面像，B：MRI, STIR 横断像，C：STIR 冠状断像　単純 X 線写真正面像（A）では，左坐骨結節の二次骨端が右と比較するとやや下方に存在しており（A, →），骨端線離開が疑われる．MRI, STIR 横断像（B）では，左坐骨の骨髄浮腫（B, ▶）と左坐骨結節の骨端線離開，および坐骨の二次骨端の骨髄信号上昇（B, →）が認められる．坐骨結節裂離骨折である．STIR 冠状断像（C）は左坐骨結節のハムストリング付着部である（C, →）．ハムストリングには信号上昇はなく，腱の損傷は指摘できない．

7.2 股関節唇損傷
acetabular labrum tear of the hip

■病態および症状
関節唇は股関節の寛骨臼縁に連続する線維軟骨であり，股関節の安定性に寄与している．臼蓋形成不全，スポーツ，そのほか外傷などで損傷しやすい．スポーツが原因の股関節損傷では，最大可動域までの伸展を行うキックボクシングや空手，股関節を酷使するラグビー，体操，水泳，サッカー選手などにみられる．股関節唇損傷があり不安定な状態の関節唇が股関節に挟まれることを femoro-acetabular impingement（FAI）とよぶ．関節唇損傷とほぼ同義で使われている．股関節唇は，股関節の変性や臼蓋形成不全といった骨格異常（破格というべきか）が基盤に存在し，これに股関節運動が加わって損傷を起こすと考えられている[1]．骨格異常としては Pincer type と Cam type に分類される．Pincer type は正常の大腿骨頭に対して臼蓋が大きく骨頭に張り出している形態であり，関節運動で関節唇そのものを損傷させる．Cam type は正常の臼蓋に対して大腿骨頭が大きく，やや外側上方に突出する形状であり，関節運動によって関節唇と関節軟骨との境界を損傷させる（図 7.6）[1]．ただし両者の混合型もある．単純 X 線写真の評価が最もわかりやすい．また関節唇損傷の病因は Lage ら[2,3]が関節鏡の所見で関節唇の変性によるものが 48.6％，特発性（原因不明）が 27.1％，外傷性が 18.9％，先天的なものが 5.4％としている．これらを考慮すると，スポーツにおける関節唇損傷はもともと骨格異常（破格）が存在し，激しい運動によって股関節や関節唇の変性が正常の骨格の人より早期に起こりやすく，なおかつ損傷しやすい，ということになる．関節唇損傷の症状は内外旋時の痛みである．運動中に股関節の引っかかり感なども自覚する．時に股関節ではなく大腿前面の痛みであったり，膝関節の痛みであったりもする．

■診 断
運動歴，内外旋での痛みのほか，誘発試験も有用である．股関節 90°屈曲位で内転・内旋で痛みが誘発される股関節インピンジメントサインや，股関節屈曲・外転・外旋で痛みを誘発させる Faber サインなどを用いる．MRI で関節唇損傷を確認する．

■合併症
変形性股関節症が進行する．

■治 療
急性期の場合は運動の中止と安静指示をして保存的治療を行う．症状の改善がみられない場合は手術療法になる．手術は関節鏡下で関節唇の断裂部の部分切除およびトリミングを行う．術後は 1 週間の免荷ノアと荷重を始める．スポーツ選手の場合は早期の競技復帰のために手術療法が選択される．

●参考文献
1. Tannast M, Siebenrock KA：Conventional radiographs to assess femoroacetabular impingement. Instr Course Lect 2009；58：203-212.
2. Lage LA, Patel JV, Villar RN：The acetabular labral tear：an arthroscopic classification. Arthroscopy 1996；12：269-272.
3. Grant AD, Sala DA, Davidovitch RI：The labrum：structure, function, and injury with femoro-acetabular impingement. J Child Orthop 2012；6：357-372.

画像診断

単純X線写真	股関節の形状を観察するのに優れる．臼蓋形成不全や，臼蓋の骨棘形成，大腿骨頭頸部移行部のbump形成などを観察する．bumpはいわゆるherniation pitのことである．
CT	単純X線写真と同様である．関節造影後CTで関節唇損傷の把握も可能である．
MRI	関節唇損傷を観察できる．通常の股関節の撮像では関節唇の描出が不良なため，病変の股関節に絞った撮像を行う．放射状MRIも有用．MR-arthrographyは関節唇損傷部分に造影剤が認められるため診断に有効であるが，施行が難しい施設も多い．

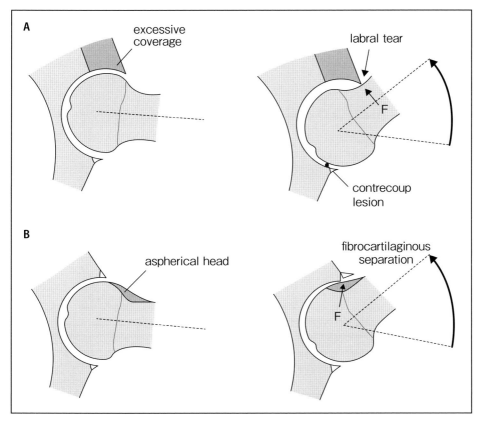

図7.6 Pincer type と Cam type
A（Pincer type）：深すぎる臼蓋と正常な大腿骨頭の組み合わせである．関節運動によって臼蓋と大腿骨頭頸部移行部が衝突し，関節唇そのものが損傷する．
B（Cam type）：正常の臼蓋に対して大腿骨頭頸部移行部が非球面であり張り出している組み合わせである．関節運動によって臼蓋と大腿骨頭頸部移行部が衝突し，関節唇と関節軟骨の接合部分が剝離する．

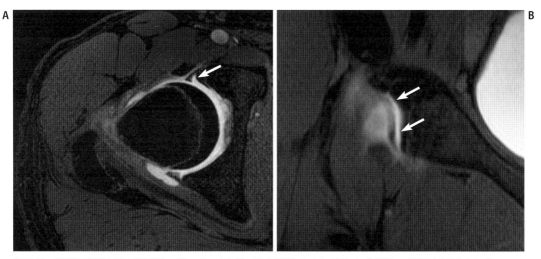

図 7.7 関節唇損傷［15 歳男性．サッカーでボールを蹴るときに痛みを自覚し，運動ができない］
A：右股関節関節造影後 MRI，脂肪抑制 T1 強調横断像，B：脂肪抑制 T1 冠状断像　MRI，脂肪抑制 T1 強調横断像（A）で前方関節唇に一致して高信号を示すスリット状の領域があり，損傷に一致する（A, →）．冠状断像（B）では関節唇が臼蓋から広範囲に剥離しているのがわかる（B, →）．

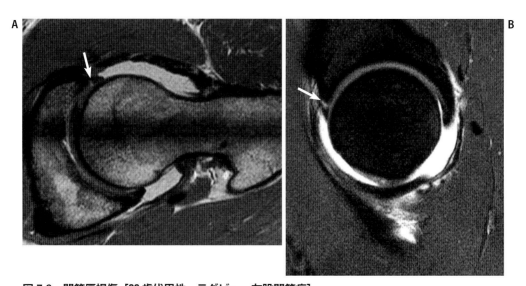

図 7.8 関節唇損傷［20 歳代男性，ラグビー．左股関節痛］
A：股関節放射状 MRI，プロトン強調像，B：MRI，脂肪抑制プロトン強調矢状断像　放射状 MRI，プロトン強調像（A）で前上方関節唇が関節軟骨・関節窩から剥離している（A, →）．MRI，脂肪抑制プロトン強調矢状断像（B）では関節唇と関節面との連続性がみられない（B, →）．

診断のポイントと注意点
- 診断や治療に対して苦慮しやすく，遷延化しやすい．
- 通常の股関節 MRI では診断しにくい．
- 放射状 MRI，関節造影後 MRI（MR-arthrography）は施行できる施設がまちまちである．

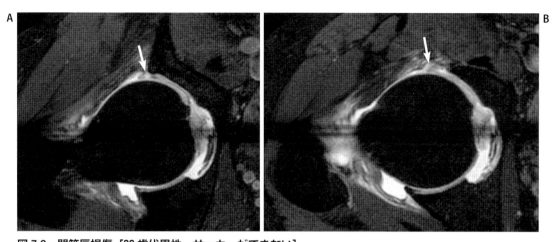

図7.9 関節唇損傷[20歳代男性.サッカーができない]
A:関節造影後放射状MRI,脂肪抑制T1強調像,B:Aと角度を変えたもの　MRI,脂肪抑制T1強調像(A)で前方関節唇の信号上昇と関節窩からの剥離を認める(A,→).関節唇損傷である.Aと角度を変えたBで,前方関節唇の辺縁は不整であり毛羽立ちを示している(B,→).

7.3 骨盤・大腿骨の疲労骨折
stress fracture of pelvic cavity and femur

■病態および症状
疲労骨折は一度の外力では骨折しない程度の力が繰り返し健常な骨に加わることで発症する．骨盤の疲労骨折の頻度は他の部位に発生する疲労骨折より頻度は小さい．骨盤全体の疲労骨折の頻度は全疲労骨折の1.6〜7.1％であり，恥骨結合部の骨折が最もよくみられる[1]．その他，骨粗鬆症患者の脆弱性骨折と同様の部位（仙骨・坐骨）にも認められる．また大腿骨頸部の疲労骨折は全疲労骨折の1〜7.2％程度である[2]．大腿骨近位骨幹部の骨折もみられる．歴史的には大腿骨疲労骨折は骨盤・大腿骨疲労骨折のなかで最も早くその存在が認められた部位でもある（1934年）[3]．男性に比べて女性に多く，長距離ランナーや体操選手などにみられる[4,5]．症状は股関節痛であり，仙骨であれば殿部の痛み，恥骨結合であれば骨盤下部前方の痛み，鼠径部の痛みを自覚する．運動中に痛みが出現し休むと痛みが軽減するのは，他の疲労骨折と同様である．

■診 断
運動歴，運動時間の聴取でほぼ診断できる．これに画像検査を合わせて診断する．

■合併症
大腿骨頸部などでは骨折が進行すると完全な大腿骨頸部骨折になる．治療をしないと痛みが強くなり，歩行など日常生活が困難になってくる．

■治 療
運動の中止，安静である．中途半端な運動中止で競技復帰するとすぐに再発する．また再発防止のために運動負荷は段階的に行うことや，フォームの改善，柔軟性を高めるためのストレッチなどを行う．

画像診断

単純X線写真	疲労骨折があると，骨硬化がみられたり，骨皮質の部分的な肥厚を認めたりする．大腿骨頸部骨折では関節内骨折であるため，仮骨の形成はみられないので注意する．仙骨の疲労骨折は腸管ガスによってみえないことも多い．
CT	単純X線写真で骨折線が不明瞭な場合に用いる．MPR画像は骨折の位置の把握に優れる．
MRI	骨折線は低信号にみえる［みえない（同定できない）場合もある］．骨髄浮腫や周囲の筋肉の浮腫性変化なども同定できる．

●参考文献
1. Iwamoto J, Takeda T：Stress fractures in athletes：review of 196 cases. J Orthop Sci 2003；8：273-278.
2. Matheson GO, Clement DB, McKenzie DC, et al：Stress fractures in athletes：a study of 320 cases. Am J Sports Med 1987；15：46-58.
3. Pirker H：Bruch der Oberschenkeldiaphyse durch Muskelzug. Arch Klin Chir 1934；175：155-168.
4. Behrens SB, Deren ME, Matson A, et al：Stress fractures of the pelvis and legs in athletes：a review. Sports Health 2013；5：165-174.
5. Liong SY, Whitehouse RW：Lower extremity and pelvic stress fractures in athletes. Br J Radiol 2012；85：1148-1156.

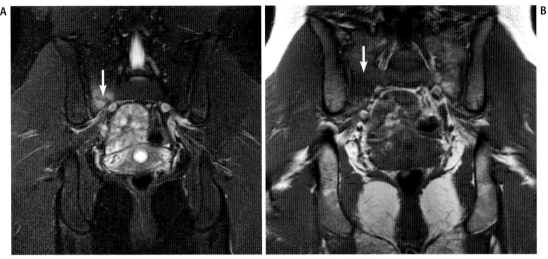

図 7.10　仙骨疲労骨折 [20 歳代女性．実業団のマラソン選手，殿部痛がある]
A：股関節 MRI，STIR 冠状断像，B：T1 強調冠状断像　MRI，STIR 冠状断像（A）で仙骨右側に低信号の線状域があり，疲労骨折である（A，→）．周囲に骨髄浮腫がみられる．T1 強調冠状断像（B）では疲労骨折（B，→）と周囲の骨髄信号低下を認める．

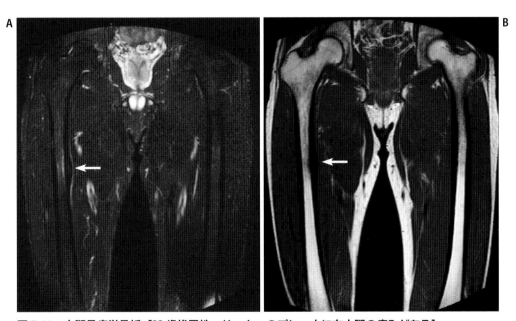

図 7.11　大腿骨疲労骨折 [30 歳代男性．サッカーのプレー中に右大腿の痛みがある]
A：大腿骨 MRI，STIR 冠状断像，B：T1 強調冠状断像　MRI，STIR 冠状断像（A）で大腿骨骨幹部に骨皮質の紡錘状の肥厚がみられる（A，→）．明らかな骨折線は認めないが疲労骨折を示唆する所見である．肥厚した骨皮質に沿って高信号域があり，骨膜反応と思われる．T1 強調冠状断像（B）では紡錘状に肥厚した骨皮質（B，→）がある．左側と比較すると明瞭である．

診断のポイントと注意点
- 基本的には運動歴や運動量の聴取で診断可能と思われる．
- 骨盤骨は腸管ガス像で骨折線や骨硬化が不明瞭なことが多いため，必要に応じて CT や MRI を撮像する．

7.4 大腿骨頭すべり症
slipped capital femoral epiphysis

■病態および症状
大腿骨頭が近位骨端線で後方にすべる疾患である．はっきりとした原因がわからないのが大多数を占めているが，そのほかの原因として，ホルモン異常や腎不全による骨形成異常，および放射線治療後などが報告されている[1,2]．肥満傾向のある男児に多く，思春期の体重増加や運動量の急激な増加も要因と考えられている．民族的な偏りがあり，アフリカ系アメリカ人やスペイン系のヒスパニックに多く，アジア人には少ない．股関節のひねりや転倒後に激烈な痛みとともに発症する急性型，症状が少なく緩徐に進行する慢性型と慢性型から急性型に移行する亜急性期型がある．たいていは軽度の股関節痛や跛行を呈するのみの慢性型のことが多いが，徐々に進行する．股関節の関節可動域制限があり，内旋運動ができない．スポーツをやり始める4月頃に患者を認めることが多い．

■診 断
患者の年齢，体格，運動のほかに単純X線写真を撮影して両側の大腿骨頭の近位骨端線を観察する．この時，metaphyseal branch signやKlein signがあるか確認する．気をつけないといけないのは，10%に両側大腿骨頭すべり症の症例があることである．また下肢は外旋位を呈し若干脚長差がある．股関節を屈曲していくと患肢が外旋するDrehman signが出現する．

■合併症
早期の骨端閉鎖や大腿骨の変形治癒，術後の大腿骨頭壊死など．

■治 療
みつかったらすぐ運動中止，安静にする．原則は手術療法が選択される．単純X線写真のLauenstein像でposterior tilt angle (PTA)を計測し，30°以下ならピンニング，30〜60°なら転子下骨切り術，転子間骨切り術，それ以上の角度の場合は骨頭下頸部骨切り術，回転骨切り術を施行する．反対側が数年以内にすべり症を呈することがあり，その危険性がある場合は，予防的に反対側のピンニングを行うこともある[3]．

●参考文献
1. Loder RT, Wittenberg B, DeSilva G：Slipped capital femoral epiphysis associated with endocrine disorders. J Pediatr Orthop 1995；15：349-356.
2. McAfee PC, Cady RB：Endocrinologic and metabolic factors in atypical presentations of slipped capital femoral epiphysis：report of four cases and review of the literature. Clin Orthop Relat Res 1983；180：188-196.
3. 中村嘉宏，田島卓也，帖佐悦男：股関節損傷 B) 股関節の傷害 第3章 画像診断 S5 骨盤・股関節・大腿部．帖佐悦男・編：必ず診療に役立つスポーツ傷害の画像診断．羊土社，2013：170-181.

画像診断

単純X線写真	正面像，Lauenstein像を撮影し大腿骨頭の偏位を確認する．骨端線の左右差の観察も重要である．
CT	単純X線写真と同様である．MPRや3DCTを用いて骨頭の後方偏位を確実に指摘する．
MRI	骨端線の状態や骨髄浮腫などをみる．また術後の骨頭壊死の合併の有無を確認する．

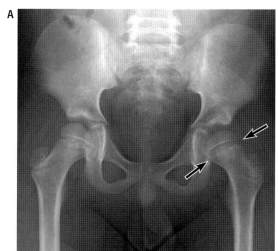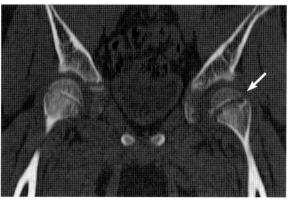

図7.12　大腿骨頭すべり症 [8歳男児，左股関節の跛行がある．サッカーをやり始めた]
A：股関節単純X線写真正面像，B：股関節CT, MPR冠状断像　単純X線写真（A）で，左大腿骨頭の近位骨端線が右に比べて拡大している（A, →）．骨端線離開である．左大腿骨頭は右に比べると若干小さくみえ，背側へ偏位していると思われる．CT（B）では，近位骨端線の離開（B, →）と骨頭の背側偏位を認める．

診断のポイントと注意点
- 骨端線閉鎖前の男児，肥満，跛行，運動し始めてすぐ，もしくは激しい運動を行っているなどで疑うこと．
- 単純X線写真正面像ではわかりにくいことがある．左右差を比べること．
- 両側発症の場合もあるので，常に両側の骨端線に注意する．

7.5 筋打撲，筋腱移行部損傷（肉ばなれ）および血腫
pulled muscle and hematoma

■病態および症状

筋肉および筋腱移行部の損傷は筋肉の形態的特徴，受傷機転，損傷部位などを追って考えるとわかりやすい．筋肉は紡錘状筋と羽状筋という筋肉に分類される．紡錘状筋は筋線維が非常に長く，両側に腱があって骨に付着する筋肉で，素早い動きができる反面，疲労が早いとされる．上腕二頭筋などが相当する．羽状筋は腱が中心にあり，ある一定の角度をもって筋肉が付着する筋肉をさし，紡錘状筋に比べて素早く動けないが，強い収縮力をもつ．大腿四頭筋や大腿二頭筋といった大腿の筋肉は羽状筋である．筋腱移行部損傷（肉ばなれ）は羽状筋に特徴的な損傷である．受傷機転では直接打撲による筋打撲・筋損傷や血腫形成のほかに，遠心性収縮（筋が縮もうとしながら伸展される状態）によって損傷を受ける．筋腱移行部損傷（肉ばなれ）は遠心性収縮によって発症する．損傷部位は，筋打撲などは打撲を受けた直下に血腫や腫脹を起こすが，筋腱移行部損傷（肉ばなれ）の場合はその名前の通り，筋肉と腱が付着している（連続している）部位に損傷を受け，血腫を形成する．陸上競技における短距離選手の疾走時，跳躍種目の踏切時，サッカーやラグビーといった切り返し動作をして走るスポーツなどに多い．症状は局所の圧痛や運動中の突然の痛みである．大腿四頭筋の筋腱移行部損傷（肉ばなれ）では膝屈曲傷害が起こる．内転筋群の筋腱移行部損傷（肉ばなれ）では，股関節を外転させると，鼠径部や大腿内側の痛みを自覚する．股関節の動きで痛みの程度が変化しないときは内側広筋，中間広筋，外側広筋の損傷を疑う．

■診 断

局所の圧痛と触診で診断可能である．

■合併症

血腫が大きいと回復が遅れる．骨化性筋炎が起こる場合がある．

■治 療

運動の中止，安静．保存的治療で十分回復する．

画像診断

単純X線写真	特に適応はない．骨折の否定に行うくらい．
CT	特に適応がない．
MRI	筋腱移行部の信号上昇や血腫の形成を認める．大腿の場合は両側撮像して比較しながら診断するとよい．血腫の信号は受傷後4時間以内であればT2強調像で高信号，T1強調像で中間信号を示す．4～6時間経過するとT2強調像では低信号，T1強調像で中間信号を示す．6～72時間経過するとT2強調像は低信号であるが，T1強調像で高信号になる．このT1強調像の高信号化は72時間から4週間後まで続くが，T2強調像では逆に高信号化する．4週間以降になるとT1，T2強調像どちらも低信号化する[1]．

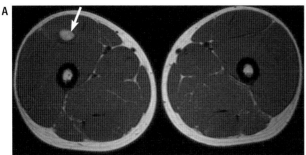
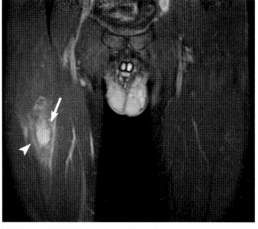

図 7.13　大腿直筋損傷および血腫［13 歳男性．サッカーの練習中に大腿前面の痛みがある］
A：大腿 MRI，T1 強調横断像，B：STIR 冠状断像　MRI，T1 強調横断像（A）で大腿直筋内に円形の高信号域があり，血腫に一致する（A，→）．STIR 冠状断像（B）では，大腿直筋の血腫（B，→）と周囲の筋の浮腫性変化（B，▶）がある．

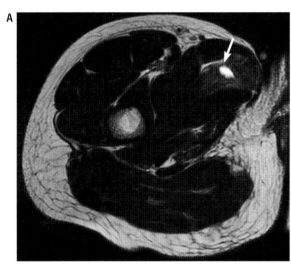
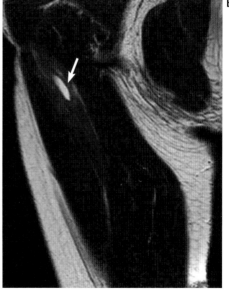

図 7.14　内転筋損傷および血腫［14 歳女性．バスケットボールで大腿内側部痛がある］
A：大腿 MRI，T2 強調横断像，B：T2 強調冠状断像　MRI，T2 強調横断像（A）で，右内転筋の信号上昇と内部に血腫の形成がある（A，→）．T2 強調冠状断像（B）では，内転筋に沿って浮腫性変化があり中央に血腫を認める（B，→）．

> **診断のポイントと注意点**
> - 運動中の突然の痛みで発症する．触診でほぼ診断がつく．
> - どの筋肉の損傷かを痛みの部位や股関節の運動で確認する．

●参考文献
1. Lee JC, Mitchell AW, Healy JC：Imaging of muscle injury in the elite athlete. Br J Radiol 2012；85：1173-1185.

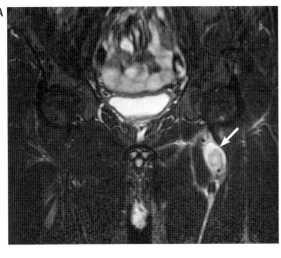
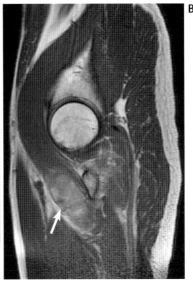

図7.15 縫工筋損傷および血腫［20歳代男性．アメリカンフットボールで受傷］
A：股関節MRI，STIR冠状断像，B：T1強調矢状断像　MRI，STIR冠状断像（A）で円形から紡錘状の高信号域を縫工筋内に認め，血腫および筋腱移行部損傷である（A, →）．T1強調矢状断像（B）では縫工筋に沿って血腫がみられ（B, →），筋の腫脹を伴っている．

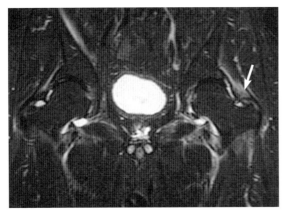

図7.16 小殿筋損傷
［40歳代男性．左股関節の痛みがある（原因ははっきりしない）］
股関節MRI，STIR冠状断像　左小殿筋に信号上昇（→）があり，小殿筋損傷を疑う所見である．両側股関節の軽度変性があり，歩行などで負荷が強いのかもしれない．

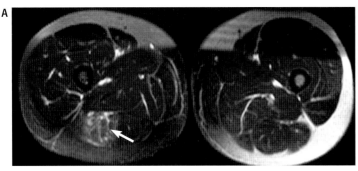
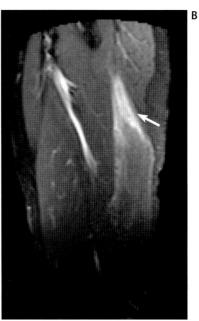

図 7.17　大腿二頭筋損傷
[20 歳代男性．ランニングをしていて右大腿背側の痛みが出た]
A：大腿 MRI，T2 強調横断像，B：STIR 矢状断像　MRI，T2 強調横断像（A）で大腿二頭筋の筋腱移行部に沿って淡い信号上昇がみられ，筋腱移行部損傷に一致する所見である（A，→）．STIR 矢状断像（B）では，大腿二頭筋に沿った高信号を広範に認める（B，→）．

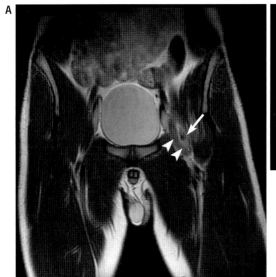
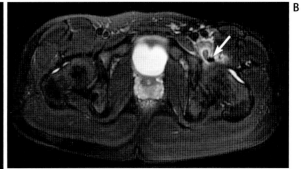

図 7.18　腸腰筋損傷［14 歳男性．バスケットボールでプレー中，左鼠径部の急な痛みがある］
A：股関節 MRI，T2 強調冠状断像，B：STIR 横断像　MRI，T2 強調冠状断像（A）で左腸腰筋の紡錘状の信号上昇があり，内部に萎縮した筋が低信号（A，→）に認められる．腸腰筋の部分損傷であり，血腫（A，▶）を形成していると思われる．STIR 横断像（B）では，部分損傷している左腸腰筋（B，→）と血腫および筋腹の浮腫を認める．

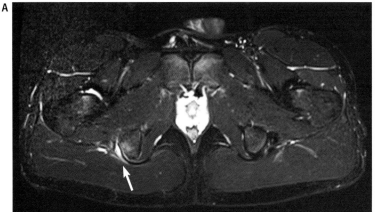
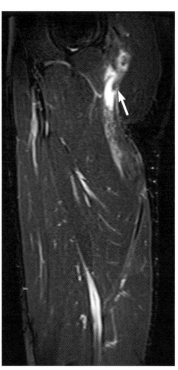

図7.19 ハムストリング付着部断裂
[14歳男性．ハンドボールで受傷，右殿部痛がある]
A：大腿MRI, STIR横断像，B：STIR矢状断像　MRI, STIR横断像（A）で，坐骨結節部で大腿二頭筋腱と半腱様筋腱の合同腱が裂離している（A，→）．左側と比較すると容易である．右坐骨結節はわずかだが骨髄浮腫を呈している．矢状断像（B）では，ハムストリングに沿って血腫が認められる（B，→）．小児の場合では，骨端線が離開しハムストリングの付着部の断裂は通常みられないが，骨端線閉鎖後は腱の付着部が断裂する．

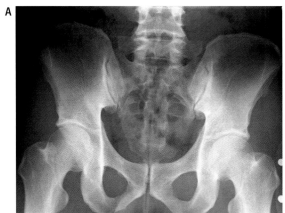

▲ 30歳代男性
サッカーでボールを蹴ると痛みが出る．

A：股関節単純X線写真正面像，B：MRI, STIR横断像
付図7.1　恥骨結合炎
単純X線写真（A）で，明らかな異常を指摘できない．MRI（B）では，両側恥骨結合の骨髄信号上昇を認める（B，→）．恥骨結合炎である．

- スポーツ選手の鼠径部痛症候群（groin pain syndrome）の一つである．
- 特にサッカーでは肩甲帯の動きと股関節の動きが上手く連動せず，股関節だけでボールを蹴るような動作を頻繁に行っていると，鼠径部の痛みに発展しやすい．

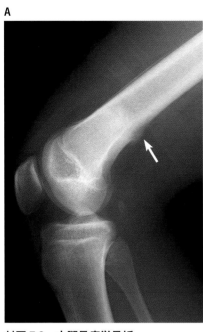 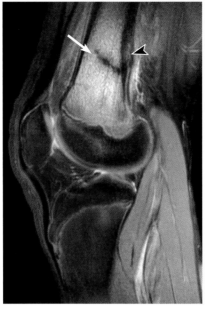

◀ 17歳男性
普段,運動をしていない.柔道の授業を頑張っているうちに膝の痛みが取れなくなった.

A:膝関節単純X線写真側面像
B:MRI, STIR 矢状断像

付図 7.2 大腿骨疲労骨折
単純 X 線写真(A)で,大腿骨の遠位骨幹部に仮骨の形成があり突出している(A, →).骨折を疑う所見である.MRI(B)では,ギザギザとした骨折線が線状の低信号域があり,疲労骨折の所見である(B, →).周囲の骨髄信号上昇があり浮腫を呈している.骨膜反応が認められる(B, ▶).

- 大腿骨の遠位から顆上部の骨折は,大腿骨の全疲労骨折のなかではそれほど多くはない(骨幹部近位や中央部のほうが多い).
- 内転筋群の牽引によるものと考えられる.

第8章

膝関節・下腿の損傷

膝関節および下腿のスポーツ損傷は，全関節および骨のなかでもずば抜けて高頻度である．スポーツはすべて膝関節や下腿の外傷を起こすといってもいい過ぎとは思わない．加えて膝関節の靱帯や半月板損傷，腱損傷，脛骨や腓骨の疲労骨折，肉ばなれなど，外傷の種類も非常に多い．外傷は大別すると，使い過ぎによる損傷と外反強制や過伸展強制といった強制肢位によるものに分けられる．小児の場合では骨端線損傷や膝蓋腱周囲の障害など特徴的な症状を呈する疾患も認められる．

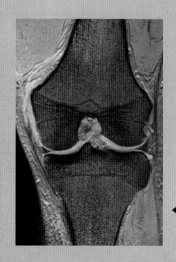

◀ 30歳代男性
サッカーでバランスを崩し転倒した．
（詳細は本章186ページを参照）

膝関節の解剖

膝関節は浅層に位置する大きな関節の一つである．滑膜性関節であり，屈曲・伸展を行う．大腿骨の内側顆・外側顆とこれに対応する脛骨の内側顆・外側顆で大腿脛骨関節を形成する．また大腿骨は膝蓋骨と膝蓋大腿関節も形成する．腓骨は膝関節の構造には含まれない．膝関節は関節面の適合がよくないため，力学的負荷には弱い．このため，膝関節を支持する筋群と腱，および大腿骨と脛骨をつなぐ靱帯によって安定性を図っている．特に筋群の作用が最も重要である．特に大腿四頭筋（特に内側広筋と外側広筋）は膝関節の安定に最も寄与している．関節内には前十字靱帯，後十字靱帯，内側・外側側副靱帯といった靱帯があり，脛骨の前後方向や左右方向の逸脱を防ぐ働きがある．膝関節の屈伸での衝撃を和らげる働きは半月板が行う．

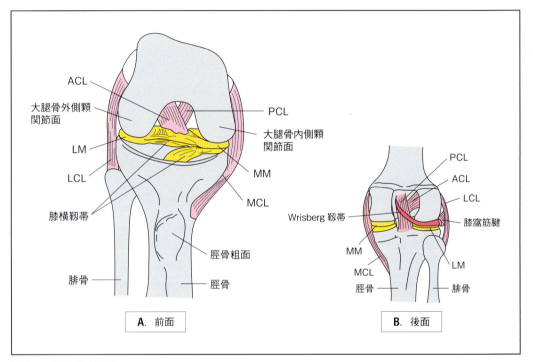

図 8.1 膝関節の解剖
A：屈曲位の右膝関節前面　膝横靱帯が内側・外側靱帯の前側をつなぐ．内側半月板（MM）は外側半月板（LM）より大きく，動きが少ない（自由度が低い）．内側半月板は浅層で内側側副靱帯（MCL）と線維性に連続している．前十字靱帯（ACL），後十字靱帯（PCL）は交差して存在している．ACLは脂肪を含む靱帯であるが，PCLは均一線維で構成されている靱帯である．大腿骨は内側顆が外側顆より大きい．
B：伸展位の右膝関節後面　PCLの背側にはWrisberg靱帯が認められる．時にMRIで半月板損傷のようにみえるので注意が必要である．外側半月板の後節近傍に膝窩筋腱が走行している．膝窩筋腱は関節包内を貫いて走行する．外側側副靱帯（LCL）は外側支持組織の比較的深部に存在しており，単独での損傷は少ない．

半月板の解剖

半月板は主にⅠ型コラーゲンが豊富な線維軟骨で構成されている．内側半月板は内側関節面に存在するC字型の構造物で，前角・前節より後角・後節が厚く大きい．外側半月板は外側関節面に存在し内側半月板より小さく厚みの差はみられない．内側半月板の前角/外側半月板の前節，内側半月板の後角/外側半月板の後節にはmeniscal rootとよばれる線維性結合体があり，脛骨と付着する．内側半月板の前角のrootはACL付着部の前方，外側半月板前節のrootはACL付着部の背側（後方）に存在している．半月板同士を前側で結ぶ靱帯は膝横靱帯であり，スポーツ選手のなかには度重なる外傷で膝横靱帯の断裂を認める例も多い．執拗な痛みの原因になるとされる．

また，半月板とは直接関係ないがPCLの近傍にHumphry靱帯（PCLの前を走行）とWrisberg靱帯（PCLの後ろを走行）という外側半月板後節と大腿骨とを連絡する靱帯がある．この靱帯が矢状断像であたかも半月板損傷のようにみえる場合があるので注意する．

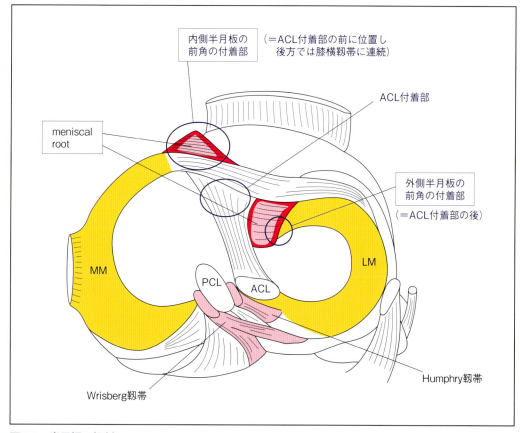

図8.2　半月板の解剖

8.1 前十字靱帯損傷
anterior cruciate ligament（ACL）tear

■ 病態および症状

前十字靱帯は大腿骨顆間窩後外側から起始し，脛骨前顆間区に付着する．ACLの役割は大腿骨における脛骨の前方への滑り出しの抑制と，膝関節伸展時に緊張状態を保ち過伸展を防止することである．この解剖学的特徴のため，膝関節MRI撮像時，膝関節をまっすぐにして撮像すると，ACLは緊張状態にあるため大腿骨顆間部に沿ってしまう（観察には不向きになる）．受傷の原因となるスポーツは多岐にわたるが，ジャンプなどを頻繁に行い，膝の外反が強制されるバスケットボール，バレーボール，スケート，滑走時に膝の外反や下腿の外旋を強制しやすいスキー競技，膝を軽度屈曲時に他人やものがぶつかることの多いコンタクトスポーツ（ラグビー，アメリカンフットボール），切り返し動作の頻繁なサッカーなどが挙げられる．ACL損傷の大部分は自己筋力によって断裂する非接触性の損傷であり，接触による受傷のほうがむしろ少ない．受傷時，ポップ音が聞こえることがあり，その後膝関節の疼痛，不安定感および腫脹を自覚する．

■ 診 断

受傷時の状況の問診と，前方引き出しテスト（膝を90°曲げて下腿を両手で前方に引き出すことができるか試す試験．引き出されるとACL損傷を疑う），Lachman test（膝は30°ほど屈曲位にして大腿部を押さえた状態で下腿が前方に引き出せるかどうかの検査．引き出されるとACL損傷を疑う）で診断する．ほかはピポットシフトテストなど．実際は患者の疼痛で過緊張状態にあることや，膝の腫脹が激しく，これらの検査を行ってもはっきりわからないことも少なくない．

■ 合併症

ACL損傷とともに半月板損傷，内側側副靱帯損傷（medial collateral ligament tear：MCL損傷）をきたすことが多い．ACL損傷，MCL損傷，半月板損傷（昔は内側半月板損傷とされたが，現在では外側半月板損傷とされる．どちらでもよいと思われる）があると，不幸の三徴候（unhappy triad）とよばれる，予後の悪い状態である（図8.3）．

■ 治 療

スポーツの活動性の高い患者の場合，プロのスポーツ選手の場合などでは，早期の復帰を考慮してACLの再建術を選択する．この際，半腱様筋腱や薄筋を採取し，折りたたんだ状態で再建靱帯にしてACLの存在した部位に埋め込む方法がとられる（STG法）．膝蓋腱とその付着部の骨を用いるBTB法は術後，骨採取部の疼痛が残存することや美容的な面より近年は施行されない．

画像診断

単純X線写真	Segond骨折があるか確認する（図8.4）．Segond骨折は脛骨外側辺縁の小さな裂離骨折であり，これがある場合はほぼ100% ACL損傷をきたしている．Segond骨折そのものは治療対象にはならない．側面像で血腫によって膝蓋上嚢の脂肪組織が消失していることもある．
CT	ACL損傷の診断に用いられることはない．合併損傷（主に骨折）の有無を確認する．
MRI	ACL損傷を診断する最も有用なモダリティである．断裂部位はACLの中央部が7割，大腿骨起始部が3割である（図8.5）[1,2]．大腿骨起始部の損傷では指摘が困難な場合があり，矢状断像だけではなく横断像も用いて判断する．膝の外反強制が原因であるため，急性期のACL損傷ではACLの連続性が認められない（完全断裂），もしくは著明な腫大と信号上昇（部分損傷の可能性が高い）を示す[3,4]．付随所見として，典型例では，大腿骨外側顆と脛骨外側顆後方の骨挫傷を伴う（kissing contusion）（急性期ACL損傷の場合約90%で陽性になる）（図8.6）[5〜7]．骨挫傷の範囲は受傷の外力によるため，脛骨内側顆や顆間部などに骨挫傷が発生することもある（図8.7）．これは外反強制が回復する際，大腿骨と脛骨内側顆がぶつかるのではないかと思われる．そのほかACL損傷を示唆する二次的所見として，脛骨の前方偏位，外側半月板の露出，PCLの弓状変形，外側大腿骨陥凹，Segond骨折などが挙げられる（図8.8）．受傷後，時間が経過してくると骨髄浮腫は消失し（1か月ほどで消失してくる．大腿骨側の骨挫傷の消失が早い印象がある），ACLの腫大や信号上昇も減弱し，瘢痕化してくる．この際，断端がPCLに癒着する場合や，断端部分が吸収され指摘できない場合，たわんで妙に長い場合もある（図8.8）．ACLは時間の経過とともに周囲の組織で線維化が発生し，あたかも靱帯のようにみえる（偽靱帯）[8]．

● 参考文献
1. Reicher MA, Bassett LW, Gold RH：High-resolution magnetic resonance imaging of the knee joint：pathologic correlations. AJR Am J Roentgenol 1985；145：903-909.
2. Reicher MA, Rauschning W, Gold RH, et al：High-resolution magnetic resonance imaging of the knee joint：normal anatomy. AJR Am J Roentgenol 1985；145：895-902.
3. Lee JK, Yao L, Phelps CT, et al：Anterior cruciate ligament tears：MR imaging compared with arthroscopy and clinical tests. Radiology 1988；166：861-864.
4. Gentili A, Seeger LL, Yao L, Do HM：Anterior cruciate ligament tear：indirect signs at MR imaging. Radiology 1994；193：835-840.
5. 冨士川恭輔：靱帯損傷による膝関節不安定性の病態と診断．日整外スポーツ医会誌 2001；21：1-12.
6. Cobby MJ, Schweitzer ME, Resnick D：The deep lateral femoral notch：an indirect sign of a torn anterior cruciate ligament. Radiology 1992；184：855-858.
7. Murphy BJ, Smith RL, Uribe JW, et al：Bone signal abnormalities in the posterolateral tibia and lateral femoral condyle in complete tears of the anterior cruciate ligament：a specific sign? Radiology 1992；182：221-224.
8. 数面義雄，出家正隆，藤本英作，越智光夫：MRIからみたACL損傷のメカニズム．日整外スポーツ医会誌 2002；22：268-270.

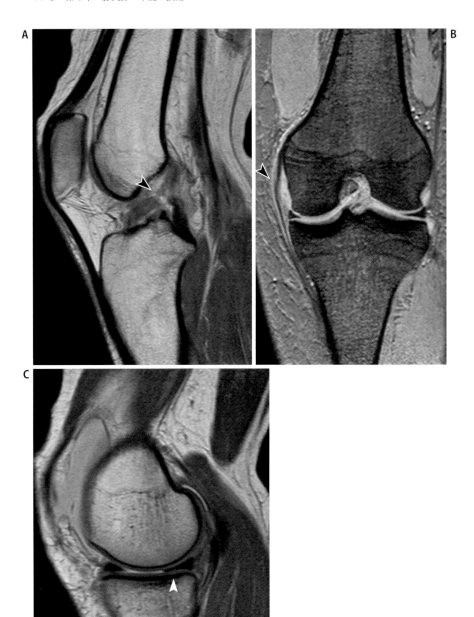

図 8.3 ACL 損傷の unhappy triad
[40 歳代女性.サッカーで膝が相手とぶつかり転倒]
A：膝関節 MRI, プロトン強調矢状断像, B：T2*強調冠状断像, C：プロトン強調矢状断像（内側半月板レベル） MRI, プロトン強調矢状断像（A）で, ACL は信号上昇と腫大を示し, 中央部分で断裂を認める（A, ➤）. T2*強調冠状断像（B）では, MCL の連続性は保たれているものの周囲に帯状の高信号域（B, ➤）が広がっており, 微細損傷（部分損傷）を疑う所見である. プロトン強調矢状断像（内側半月板レベル）（C）では, 内側半月板の後節に線状の高信号域（C, ➤）があり, 半月板損傷に一致する.

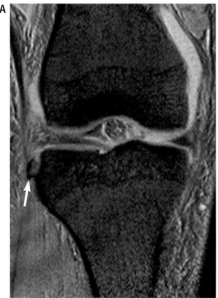 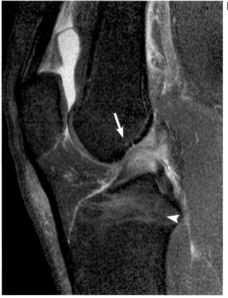

図 8.4 Segond 骨折［30 歳代男性．スキーで転倒］
A：膝関節 MRI，T2*強調冠状断像，B：脂肪抑制 T2 強調矢状断像　MRI，T2*強調冠状断像（A）で，脛骨外側辺縁に小さな裂離骨片と思われる無信号域を認める（A, →）．Segond 骨折である．脂肪抑制 T2 強調矢状断像（B）では，ACL は腫大し信号上昇を認め，中央部分で連続性が追えない．ACL 損傷を疑う（B, →）．脛骨の近位端で中央から背側にかけて骨髄信号上昇があり骨挫傷に一致する（B, ➤）．血腫と思われる関節液貯留が膝蓋上嚢にみられる．

診断のポイントと注意点
- ACL の腫大，信号上昇，連続性の有無を確認する．完全断裂の診断は容易である．
- 大腿骨起始部損傷の場合は矢状断像で指摘しにくい場合もある．横断像や冠状断像と合わせて判断する．
- 典型的な骨挫傷がある場合，急性期の ACL 損傷の可能性が高い．
- 合併する半月板損傷や MCL 損傷に注意する．

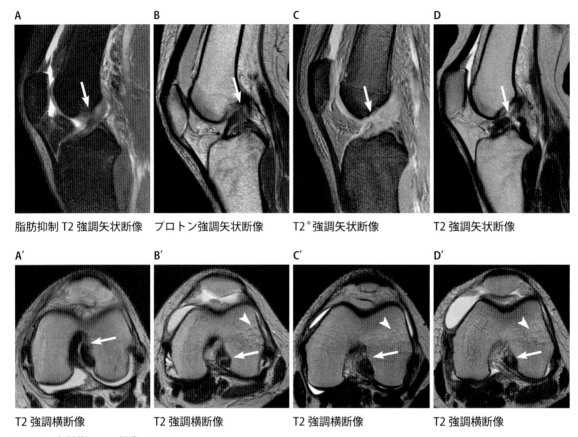

図 8.5 急性期 ACL 損傷の MRI

A, A′：**30 歳代女性（バスケットボール）** 脂肪抑制 T2 強調矢状断像（A）で，ACL の腫大，信号上昇と中央部分での不明瞭化を認める（A, →）．ACL の部分損傷を疑う．T2 強調横断像（A′）では，ACL の腫大と内部の信号上昇を認める．矢印部分で断裂している．

B, B′：**30 歳代女性（サッカー）** プロトン強調矢状断像（B）で，ACL は大腿骨付着部近傍で連続性が絶たれており，完全断裂していると思われる（B, →）．T2 強調横断像（B′）では，ACL の大腿骨起始部で線状陰影があり，断裂部分に相当する（B′, →）．大腿骨外側顆中央部分に骨髄信号の不整な領域があり，骨挫傷に一致する（B′, ➤）．

C, C′：**15 歳男性（サッカー）** T2*強調矢状断像（C）では，ACL は全体的に腫大（C, →）を示しており，ACL 損傷を疑う所見である．おそらく中央部分の断裂と思われるがはっきりしない．T2 強調横断像（C′）では，ACL は中央部からやや大腿骨側で連続性がなく損傷を呈している（C′, →）．大腿骨外側顆中央部分に骨髄信号の不整な領域があり，骨挫傷に一致する（C′, ➤）．

D, D′：**40 歳代女性（サッカー）** T2 強調矢状断像（D）で，ACL は中央部分で連続性が絶たれており，完全断裂に一致する（D, →）．T2 強調横断像（D′）では，ACL の腫大と内部の信号上昇を認める（D′, →）．大腿骨外側顆中央部分に骨髄信号の不整な領域があり，骨挫傷に一致する（D′, ➤）．

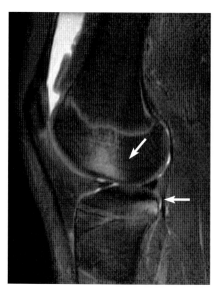

図 8.6　急性期 ACL 損傷の二次所見（骨挫傷）（典型例）
[15 歳男性．サッカーで相手とぶつかり受傷]
膝関節 MRI，脂肪抑制 T2 強調矢状断像　大腿骨外側顆の関節面と脛骨外側顆の後方に骨髄信号上昇を認め，衝突による骨挫傷に一致する（→）．kissing contusion とよばれる典型的な骨挫傷の所見である．

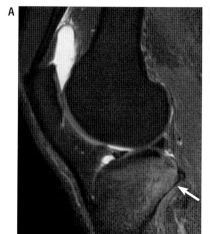

図 8.7　急性期 ACL 損傷の二次所見（骨挫傷）（非典型例）
A～D：膝関節 MRI，STIR 矢状断像
A：40 歳代男性（スキーで転倒）　MRI，STIR 矢状断像（A）で，ACL 断裂（非呈示）と脛骨外側顆後方のみの骨挫傷を認める（A, →）．
B～D：17 歳女性［バレーボールで転倒，ACL 損傷がある（非呈示）］　STIR 矢状断像で，大腿骨外側顆と脛骨外側顆後方の骨挫傷を認める（B, →）．典型的な ACL 損傷の骨挫傷である．これに加え，脛骨顆部（C, →），脛骨内側顆後方（D, →）にも骨挫傷を認める．

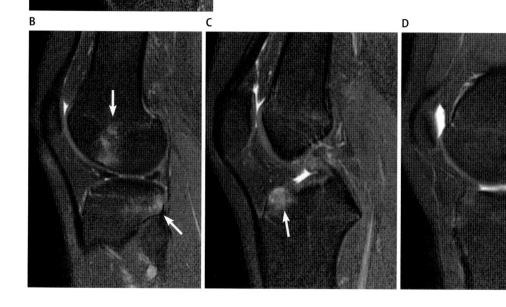

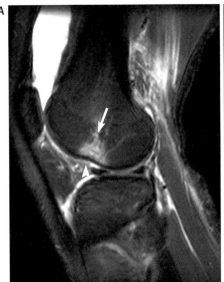
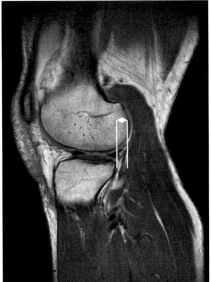
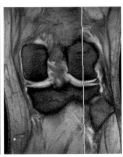
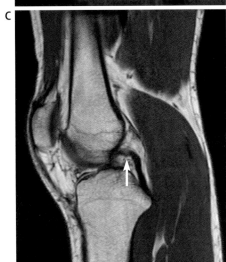

図8.8　ACL損傷の二次所見（その他）
A：MRI, STIR矢状断像，B：DESS矢状断像（大），T2*強調冠状断像（小），C：T1強調矢状断像

A：**外側大腿骨陥凹**　大腿骨の骨挫傷（A, →）と同様の位置に発生する（Aの▶, →）．2 mm以上の陥凹で有意な所見である．

B：**脛骨の前方偏位および外側半月板の露出**　どちらも外側関節面の中央レベルでの矢状断像で評価する．脛骨の前方偏位は，ACLによる脛骨の制動力が失われ前方へ偏位する所見をさす．大腿骨の後縁と脛骨の後縁との距離が5 mm以上で有意ととる（B, ◆）．外側半月板の露出は，脛骨のみ前方へ偏位するために発生する現象であり，外側半月板の後節が取り残された所見を示す．

C：**PCLの弓状変形**　ACL断裂によってPCLがたわみ，上方凸の所見を示す（C, →）．

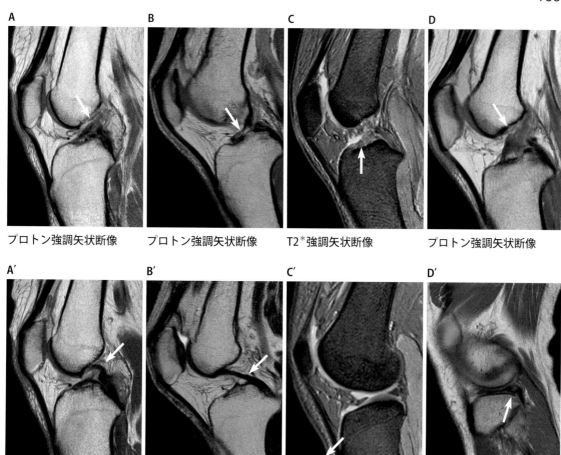

A	B	C	D
プロトン強調矢状断像	プロトン強調矢状断像	T2*強調矢状断像	プロトン強調矢状断像

A'	B'	C'	D'
プロトン強調矢状断像	T2強調矢状断像	T2*強調矢状断像	プロトン強調矢状断像

図 8.9 陳旧性 ACL 損傷の MRI

A, A'：50 歳代男性（スキーで転倒）　MRI，プロトン強調矢状断像（A）で，ACL は中央部分から大腿骨起始部側にかけて不明瞭化し刷毛状（A, →）を呈している．損傷に一致する所見である．周囲に液体貯留はない．陳旧化した ACL 損傷を疑う．プロトン強調矢状断像（A'）では，PCL は弓状に変形し上方へ凸を示している（A', →）．ACL 損傷の二次所見である．PCL の背側に線維化と思われる淡い索状の信号低下領域がある．

B, B'：40 歳代男性（サッカー）　MRI，プロトン強調矢状断像（B）では，ACL は瘢痕化しており，中央部分で口径不同を伴う（B, →）．T2 強調矢状断像（B'）では，ACL の機能低下があることにより脛骨は下垂し，むしろ後方へ偏位しているようにみえる．これも膝関節の不安定性を示唆する所見であるといえる．PCL がピンと緊張している（B', →）．

C, C'：20 歳代男性（サッカー）　MRI，T2*強調矢状断像（C）では，ACL を判定するのが困難であり，瘢痕化していると思われる（C, →）．少量の関節液の貯留が認められる．T2*強調矢状断像（C'）では，脛骨の前方偏位がわずかに認められる（C', →）．

D, D'：30 歳代女性（サッカー）　MRI，プロトン強調矢状断像（D）では，ACL は中央部分から突然腫大し，刷毛状で境界が不明瞭化している（D, →）．関節液の貯留はない．プロトン強調矢状断像（D'）では，外側半月板の後節の信号上昇があり損傷を疑う（D', →）．これは ACL 受傷直後にはなかった所見である．

8.2 内側側副靱帯損傷
medial collateral ligament (MCL) tear

■病態および症状

内側側副靱帯（MCL）は膝関節の内側に存在し，大腿骨内側顆と脛骨骨幹端内側部を結ぶ靱帯で，屈伸時に緊張し膝の安定性を保つ働きがある．単独損傷では最も高頻度に断裂をしやすい．特に膝の外反，外旋制動を行う．第1～3層[1,2]に分かれ，第1層は腓腹筋の筋膜，第2層はMCL浅層，第3層は膝の内側関節包の一部である．浅層が断裂しやすい．関節鏡では深層まで断裂しないと靱帯損傷をみることはできない．膝関節の外反，膝関節内側へのタックル，急な切り返し動作などが原因で断裂する．受傷のメカニズムが類似しているため，ACL損傷に合併しやすい．また浅層は内側半月板と連続しているため，内側半月板損傷を合併することもある[3]．

MCL損傷を発生させやすいスポーツは，ラグビー，アメリカンフットボール，バスケットボール，スキー，サッカーなど多彩である．受傷直後から腫脹と疼痛がある．

臨床的なMCL損傷の重症度はGrade 1～3で分類される．

Grade 1：痛みのみで，左右への不安定性はない．
Grade 2：痛みがあり，30°屈曲位で左右方向に不安定になる．
Grade 3：痛みが強く，30°屈曲位と完全伸展位で不安定になる．

■診断

受傷機転の聴取，膝関節内側の腫脹および外反・内反ストレステスト（外反動揺性テスト）を行い，膝関節の動揺性をみて判断する．

■合併症

関節に不安定性が残ることや，そのために半月板損傷を発生させることがある．

■治療

ギプス固定といった保存的治療で軽快する．3度損傷でACL損傷や半月板損傷がある場合，高度な不安定性がある例では手術的治療を考慮する．近年多血小板血漿（platelet-rich plasma：PRP）を局所へ注入し治療を行うこともある．高濃度の血小板にはさまざまな成長因子が含まれており，損傷部分の自己修復力を高めるとされる[4]．

●参考文献
1. Warren LF, Marshall JL：The supporting structures and layers on the medical side of the knee：an analysis. J Bone Joint Surg Am 1979；61：56-62.
2. Phisitkul P, James SL, Wolf BR, Amendola A：MCL injuries of the knee：current concept review. Iowa Orthop J 2006；26：77-90.
3. Schweitzer ME, Tran D, Deely DM, Hume EL：Medial collateral ligament injuries：evaluation of multiple signs, prevalence and location of associated bone bruises, and assessment with MR imaging. Radiology 1995；194：528-529.
4. Eirale C, Mauri E, Hamilton B：Use of platelet rich plasma in an isolated complete medial collateral ligament lesion in a professional football (soccer) player：A case report. Asian J Sports Med 2013；4：158-162.

画像診断

単純X線写真	特に所見が出ないことが多い．
CT	MCL 損傷の診断には適応がない．
MRI	MCL の腫大，信号上昇を認める．受傷部位は大腿骨付着部近傍がほとんどであり，靱帯の低信号が追えなくなれば損傷である．そのほか，靱帯に沿った血腫が T2 強調像や T2*強調像，STIR 像で高信号に認められる．MRI では Grade 2, 3 の鑑別がつかない（不安定性の有無は MRI ではわからないため）．Grade 1 は MCL 浅層に沿った帯状の信号上昇として指摘できる． 陳旧化した場合，線維組織が増生するため，一見すると正常な MCL 様にみえるので注意．肥厚している MCL は正常と考えるより，過去の断裂を疑う必要がある．内側半月板と MCL は連続性があるため，MCL 損傷によって内側半月板損傷を合併することもある．この際，半月板損傷は縦断裂の形態であることが多い．

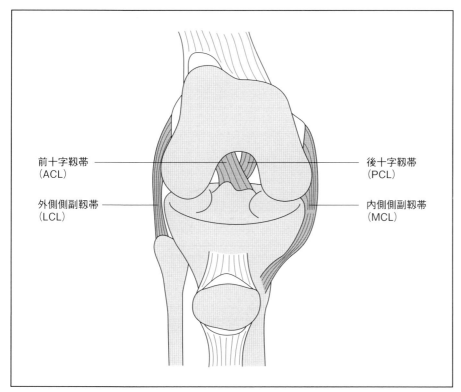

図 8.10　MCL の解剖
膝関節の内側に存在し大腿骨内側顆と脛骨骨幹端内側部を結ぶ．長さは平均 11 cm，幅 1.5 cm，厚み 0.3 cm であり，3 層構造を呈している．1 層と 2 層の間は線維性結合組織で占められている．第 2 層と第 3 層では線維脂肪組織が介在する．第 2 層は一部半月板と固着する．

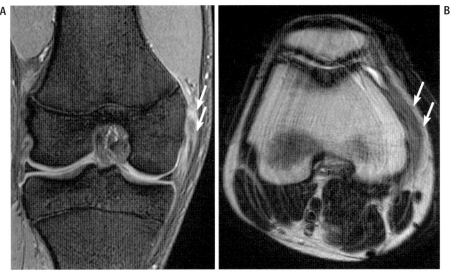

図 8.11 MCL 損傷［15 歳男性．バスケットボールで足をひねる］
A：膝関節 MRI，T2＊強調冠状断像，B：T2 強調横断像　MRI，T2＊強調冠状断像（A）で，MCL は高信号を示し辺縁が不明瞭であり，断裂を示唆する（A，→）．半月板の損傷は認められない．T2 強調横断像（B）では，MCL の信号上昇と腫大を認める（B，→）．

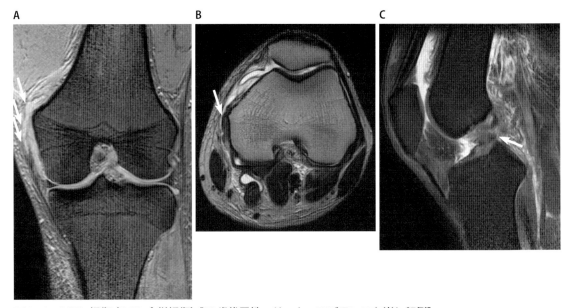

図 8.12 MCL 損傷（ACL 合併損傷）［30 歳代男性．サッカーでバランスを崩し転倒］
A：膝関節 MRI，T2＊強調冠状断像，B：T2 強調横断像，C：脂肪抑制 T2 強調矢状断像　MRI，T2＊強調冠状断像（A）で，MCL は大腿骨付着部で信号上昇と腫大を認め断裂している（A，→）．半月板損傷は指摘できない．T2 強調横断像（B）では，MCL の腫大と信号上昇あり（B，→）．膝蓋上嚢を中心に液体貯留が認められる．脂肪抑制 T2 強調矢状断像（C）では，ACL は中央部分で断裂し辺縁が不明瞭化している（C，→）．ACL 損傷である．膝窩領域や膝蓋上嚢に液体貯留があり血腫や浮腫を反映している．

> **診断のポイントと注意点**
> - 大腿骨付着部側での損傷が多い．
> - ACL や半月板損傷の有無に気をつける．
> - 肥厚のしすぎは過去の損傷のサインである．
> - 臨床上の重症度分類の Grade 2，3 は画像では区別がつかない．

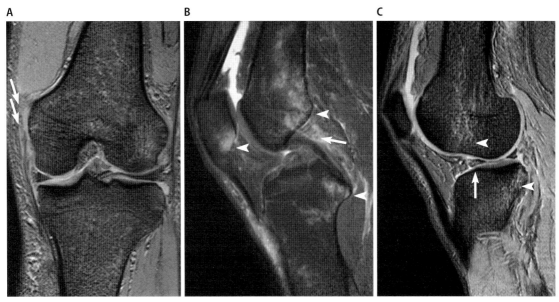

図 8.13　unhappy triad の MCL 損傷［30 歳代男性．詳細不明］
A：膝関節 MRI，T2*強調冠状断像，B：脂肪抑制 T2 強調矢状断像，C：T2*強調矢状断像　MRI，T2*強調冠状断像（A）で，MCL は大腿骨付着部レベルで高信号を示し損傷がある（A，→）．脂肪抑制 T2 強調矢状断像（B）では，ACL は連続性が追えず，断裂している（B，→）．膝蓋骨下部，脛骨 PCL 付着部，大腿骨遠位端など高信号を示しており，骨挫傷を疑う（B，▶）．T2*強調矢状断像（C）では，外側半月板の前節に信号上昇を認め損傷に一致する（C，→）．大腿骨外側顆と脛骨外側顆後方にも骨挫傷と思われる信号不整を伴っている（C，▶）．

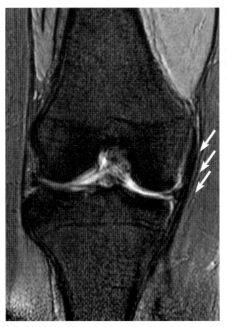

図 8.14　陳旧性 MCL 損傷［20 歳代女性．膝関節伸展位での転倒（中学からテニスを続けており，膝関節の外傷歴がある）］
膝関節 MRI，T2*強調冠状断像　MCL は肥厚しており，辺縁がやや粗糙である（→）．MCL の信号上昇はみられない．MCL の陳旧性損傷後の変化と思われる．

8.3 後十字靱帯損傷
posterior cruciate ligament (PCL) tear

■病態および症状
PCLは大腿骨顆間窩前内側から始まり脛骨後顆間区外側に付着する靱帯であり，大腿骨に対する脛骨の後方への移動を制御する．損傷は膝関節が伸展位のときに上から荷重がかかったり，膝関節屈曲位で人や地面にぶつかったりする動作で断裂する（図8.15）．このため，ラグビーやアメリカンフットボール，バスケットボールなど，相手との接触の多いスポーツで受傷する危険性が高い．また，車を運転中の交通事故でダッシュボードに膝関節をぶつけた場合，PCL損傷を伴うが，これも同様のメカニズムであることがわかる（ダッシュボード損傷）．損傷時に膝関節が不安定になり血腫によって腫脹し，膝の屈曲が困難になる．また膝蓋骨周囲の疼痛がある．

■診 断
独特の受傷機転と脛骨の後方への不安定性で判断する．

■合併症
膝関節の不安定性が残存することがある．また受傷時のACLやMCL，半月板損傷の有無などで変わる．

■治 療
通常は保存的に治療を行う．PCLはACLと比較して靱帯が太く，血流も多いため靱帯の自然修復が得られやすいためといわれる．2～3週間の固定の後に装具やサポーターを装着し可動域訓練を行う．ただし，ACLやMCLの合併損傷があり，不安定性が強い場合では再建術も考慮する．

画像診断

単純X線写真	関節内血腫があれば，膝蓋上嚢や膝窩周囲の軟部濃度陰影が認められる．
CT	MRI禁忌例を除けばPCL損傷の診断には用いることはない．
MRI	急性期の損傷では，PCLの腫大や信号上昇を認める．断裂部位は中央部分からやや脛骨寄りに多く，断裂していないPCLの領域と比較して7mm以上の腫大があれば損傷であり，9mm以上の腫大が確認できれば，ほぼ99％損傷と診断可能である[1,2]．陳旧化してくると，PCLの異常信号は改善してくる．靱帯そのものは軽度の辺縁不整，たわみ，局所的に菲薄化などを認める．Akisueらの研究で，75％の患者はPCL損傷後のフォローアップMRIでPCLにゆるみを認めたものの，信号は低信号を保っており，なおかつPCLの機能低下はごくわずかであったと報告している．靱帯の異常信号が順調に改善している場合，PCLの不安定性は少ないと思われる．またACL，半月板の合併損傷の有無も確認する．またPCL損傷と類似した症状を呈する外傷としてPCLの付着部の骨折が挙げられる．PCLそのものに損傷がある場合とない場合とがある．

●参考文献
1. Hash TW 2nd：Magnetic resonance imaging of the knee. Sports Health 2013；5：78-107.
2. Rodriguez W Jr, Vinson EN, Helms CA, et al：MRI appearance of posterior cruciate ligament tears. AJR Am J Roentgenol 2008；191：1031.
3. Akisue T, Kurosaka M, Toshiya S, et al：Evaluation of healing of the injured posterior cruciate ligament：Analysis of instability and magnetic resonance imaging. Arthroscopy 2001；17：264-269.

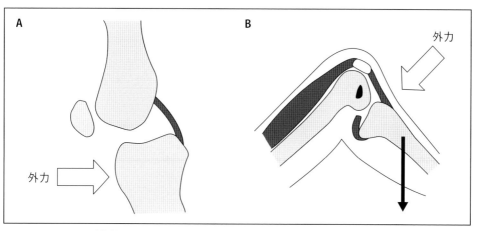

図 8.15　PCL の受傷機転
PCL の受傷機転には大きく分けて 2 通りある．膝関節を伸展した状態で上から人が乗る，踏まれるなどで膝関節が過伸展し PCL 損傷が発生する場合（A）と，膝関節屈曲位で膝蓋骨もしくは脛骨に衝撃が加わる場合（B）である．

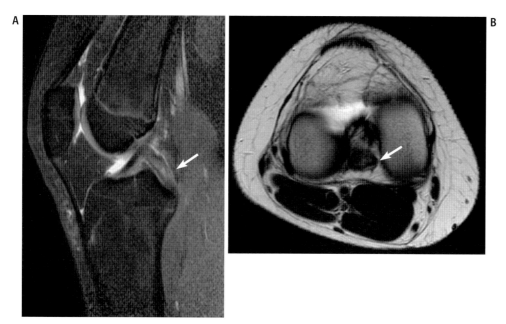

図 8.16　PCL 損傷［14 歳女性．バレーボールで転倒し膝を強打する］
A：膝関節 MRI, 脂肪抑制 T2 強調矢状断像，B：T2 強調横断像　MRI，脂肪抑制 T2 強調矢状断像（A）で，PCL の腫大と信号上昇を認め，部分損傷を疑う（A, →）．T2 強調横断像（B）でも PCL の腫大と内部の信号上昇があり，損傷がわかる（B, →）．

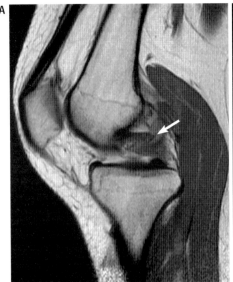
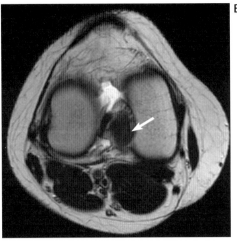

図 8.17 PCL 損傷［20 歳代女性．疾走中に転倒（受傷 1 週間後に撮像）］
A：膝関節 MRI，プロトン強調矢状断像　B：T2 強調横断像　MRI，プロトン強調矢状断像（A）で，PCL は全体的に腫大を示し，内部に信号上昇を伴う（A，→）．横断像（B）では，PCL は 10 mm 以上の腫大を示しており，損傷に矛盾がない所見である（B，→）．

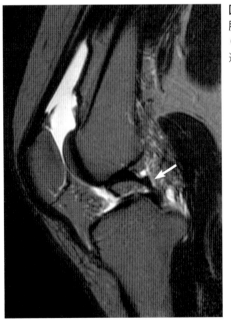

図 8.18 陳旧性の PCL 損傷［40 歳代女性．サッカーで損傷後］
膝関節 MRI，T2 強調矢状断像　PCL は中央部分で口径不同を認める（→）．信号は低下し，ほぼ正常の信号強度を示している．時間の経過した PCL 損傷と考えられる．

診断のポイントと注意点
- 膝関節伸展位で上から踏まれる，膝屈曲位で膝蓋骨を強打するような外傷で PCL 損傷が発生する．
- PCL の腫大，信号上昇を認める．7 mm 以上の腫大で損傷ありと判断する．
- PCL の脛骨付着部での裂離骨折を呈している場合もある．
- 保存的治療で予後は良好と思われるが，不安定性の高い症例や ACL および半月板の合併損傷例では手術も考慮される．

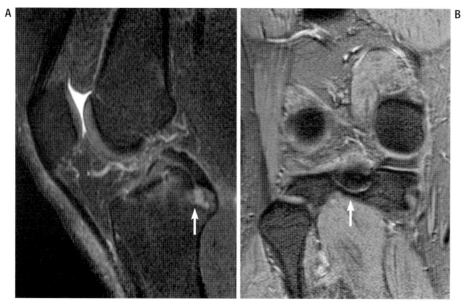

図 8.19　PCL 付着部裂離骨折［30 歳代男性．自転車走行中に転倒］（参考症例）
A：膝関節 MRI，脂肪抑制 T2 強調矢状断像，B：T2*強調冠状断像　MRI，脂肪抑制 T2 強調矢状断像（A）で，PCL の脛骨付着部の骨髄信号上昇を認め（A，→）骨折を疑う．また同様に PCL の付着部にも信号上昇があり付着部損傷を疑う所見である．T2*強調冠状断像（B）では，脛骨後方の PCL 付着部の骨折が明瞭に認められる（B，→）．

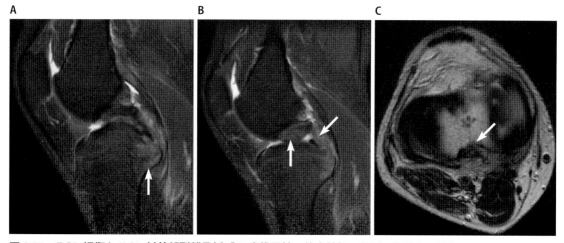

図 8.20　PCL 損傷と PCL 付着部裂離骨折［40 歳代男性．体育教師，部活の指導中の外傷］
A：膝関節 MRI，脂肪抑制 T2 強調矢状断像（中央レベル），B：脂肪抑制 T2 強調矢状断像（やや内側レベル），C：T2 強調横断像　MRI，脂肪抑制 T2 強調矢状断像（中央レベル）（A）で，脛骨は PCL の付着部で骨髄信号上昇を認め骨折を示唆する（A，→）．脂肪抑制 T2 強調矢状断像（やや内側レベル）（B）では，PCL は信号上昇および腫大を示し，口径不同も伴う（B，→）．PCL 損傷に一致する所見である．T2 強調横断像（C）では，PCL の脛骨付着部での骨折が認められる（C，→）．

8.4 半月板損傷
meniscus tear

半月板はC字型をした線維軟骨で形成される構造物であり，膝関節の安定化や膝関節にかかる荷重を受け止め分散化させる働きがある．一つの膝関節に内側半月板（MM）と外側半月板（LM）の2種類が認められる．

■病態および症状

内側半月板は内側関節面に存在しており，外側半月板より大きく，辺縁部分が厚い．前節・前角より，後節・後角のほうが厚い．外側半月板は，厚みはほぼ均一であり，前節・後節との大きさの差はみられない．外側半月板は円板状半月板とよばれる円板状の形態異常を認めることがある（内側半月板の円板状半月板の可能性はないこともないが，非常にまれ）．円板状半月板の場合は微細な外力で損傷を呈するとされる（和式のトイレでしゃがむ，など）．両側膝に円板状半月板を認めることがある．

　運動時に膝への強い衝撃もしくは膝をねじるような動作の既往がある，その後痛みがある場合，膝に力が入らない，もしくは引っかかる，膝の曲げ伸ばしができない（ロッキングしている），膝関節の腫脹がある，などがあれば半月板損傷の可能性が高い．内側半月板損傷では深屈曲位で膝関節内側後方に痛みがあることが多い．受傷しやすいスポーツはほぼすべてといってもよいと思われる．具体的に挙げるならばテニス，サッカー，バスケットボール，バレーボールなど切り返し動作が多いスポーツのほかに，ラグビー，スキー，格闘技などである．

■診　断

臨床情報のほかにMcMurray testやapply testといった徒手的検査，MRIによる検査を行い診断する．

■合併症

半月板の機能低下があるため，早期の変形性関節症へ発展する可能性がある．

■治　療

損傷した部位によりけりである．半月板損傷が非常に小さく症状が軽度であれば，保存療法を行う．しかしながら，損傷した半月板は血行に乏しく自然治癒が困難とされる．ロッキングがある場合では，破損した半月板の縫合もしくは切除を行う．関節鏡下で行われることが多い（関節鏡下廓清術）．一般的には辺縁部の損傷に対しては縫合術，中心縁の小さな損傷には切除が選択される．

●参考文献
1. De Smet AA, Norris MA, Yandow DR, et al：MR diagnosis of meniscal tears of the knee：importance of high signal in the meniscus that extends to the surface. AJR Am J Roentgenol 1993；161：101-107.
2. Maffulli N, Longo UG, Campi S, Denaro V：Meniscal tears. Open Access J Sports Med 2010；1：45-54.
3. Türkmen F, Korucu IH, Sever C, et al：Free medial meniscal fragment which mimics the dislocated bucket-handle tear on MRI. Case Rep Orthop 2014；2014：64741.

画像診断

単純X線写真	半月板損傷の診断には使わない.
CT	MRIの禁忌例に対して行う可能性はあるが,損傷の診断は困難.
MRI	半月板損傷の画像診断のfirst choiceである.半月板損傷はMRIでは複数のスライスで描出されていることと,ほかの断面でも指摘できることが必須である.半月板の辺縁部分には血流があるため,信号がやや高く描出される.そのため見慣れてないと,損傷のようにみえるので注意する[1].加えて,損傷部位が関節面に達していることが重要である.これは必要に応じて外科的な治療が考慮されるサインだからである.言い換えれば,関節内にスポット状に信号上昇があったとしても,関節面に達するような信号変化でなければ損傷ではなく,変性と考えてよいことになる. 半月板の断裂の分類も多数存在しているが,厳密にすべての損傷を当てはめるのは困難と思われる.もしも使用するのであれば,頭尾方向の損傷が縦断裂(radial tear),前後方向の損傷が水平断裂(horizontal tear),2方向にまたがった損傷を混合断裂(complex tear),損傷部分が折れ返ったものをバケツ柄断裂(bucket handle tear)と判断するのに留めたほうが無難である[2,3].

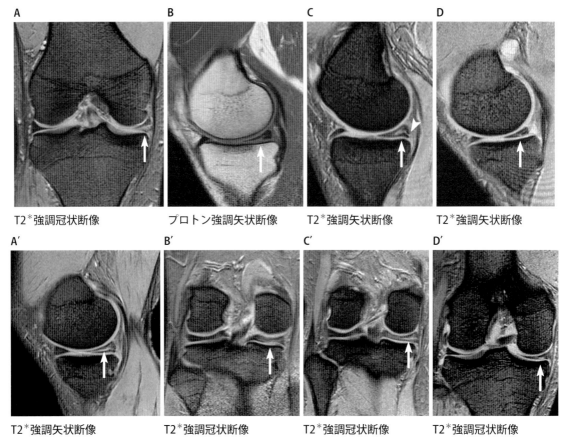

図 8.21 MM 損傷の MRI（すべてスポーツ外傷）

A, A′：30 歳代男性　膝関節 MRI，T2*強調冠状断像（A）で，体部から後節にかけて横走する線状高信号域（A, →）があり断裂に一致する．下面で関節面と連続している．T2*強調矢状断像（A′）では，体部から後節にかけて線状高信号域（A′, →）があり断裂に相当する．水平断裂と思われる．

B, B′：40 歳代男性　MRI，プロトン強調矢状断像（B）では，後節に斜めに走行する線状高信号域（B, →）があり断裂に相当する．下面で関節面と連続している．T2*強調冠状断像（B′）では，内側半月板の後節に線状高信号域があり，一部下面と連続している（B′, →）．断裂である．

C, C′：16 歳女性　MRI，T2*強調矢状断像（C）で，後節に横走する線状高信号域（C, →）と頭尾方向に伸びる線状高信号域（C, ▶）があり，混合型の断裂を疑う．T2*強調冠状断像（C′）では，後節と体部に幅広く高信号域が広がっている（C′, →）．

D, D′：40 歳代男性　MRI，T2*強調矢状断像（D）で，後節に頭尾方向に伸びる線状高信号域（D, →）がある．radial tear を疑う．下面で関節面に連続している．T2*強調冠状断像（D′）では，比較的体部の中央側に帯状の高信号域があり下面の関節面に幅広く損傷が広がっている（D′, →）．

診断のポイントと注意点
- すべてのスポーツで受傷する恐れのある損傷である．
- 膝のロッキング，痛み，運動制限，関節水腫を伴う．
- 半月板の変性との鑑別が難しい場合がある．
- 円板状半月板は損傷を起こしやすいので注意する．
- 半月板損傷と間違えやすい周辺の靱帯は膝横靱帯，Wrisberg 靱帯，膝窩筋腱である．半月板の近傍を走行するため，断裂部位と類似した像を呈する．

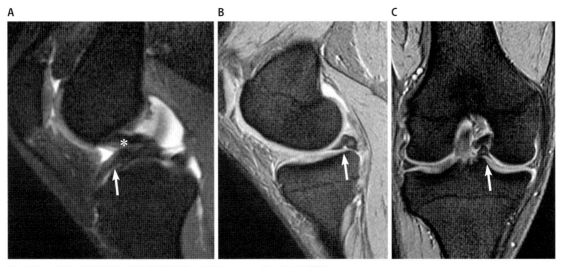

図 8.22　バケツ柄損傷［20 歳代男性．バスケットボールで受傷］
A：膝関節 MRI，脂肪抑制 T2 強調矢状断像，B：T2*強調矢状断像，C：T2*強調冠状断像　脂肪抑制 T2 強調矢状断像（A）は，PCL（＊）の下方に PCL に類似した低信号を示す構造物（A，→）を認める．double PCL sign とよばれる，断裂しめくれ上がった半月板である．T2*強調矢状断像（B）では，内側半月板の後節にノッチ状の高信号域（B，→）があり半月板の辺縁は不整である．断裂を示唆する．T2*強調冠状断像（C）では，顆間隆起の左側に低信号構造物があり，断裂して偏位した内側半月板に一致する（C，→）．

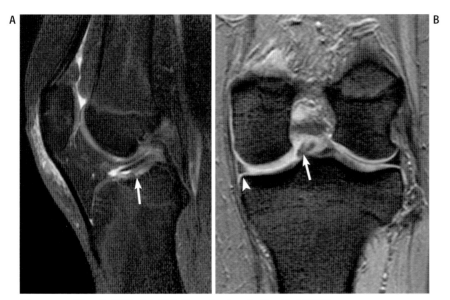

図 8.23　バケツ柄断裂［15 歳女性．バスケットボールで受傷］
A：膝関節 MRI，脂肪抑制 T2 強調矢状断像，B：T2*強調冠状断像　MRI，脂肪抑制 T2 強調矢状断像（A）で，PCL の下方で脛骨関節面に沿うように帯状の低信号域（A，→）があり，損傷した半月板をみているものと考えられる．double PCL sign である．T2*強調冠状断像（B）では，内側半月板の体部が小さく自由縁が途絶している（B，→）．断裂して中央側へ偏位した半月板が塊状に認められる（B，▶）．バケツ柄断裂である．

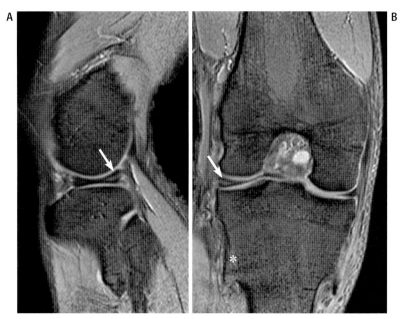

図 8.24 外側半月板損傷［40 歳代男性．フットサル後に足の痛みがある］
A：膝関節 MRI，T2*強調矢状断像，B：T2*強調冠状断像　MRI，T2*強調矢状断像（A）で，外側半月板の体部から後節に前後方向に水平に伸びる線状高信号域（A，→）があり，水平損傷である．T2*強調冠状断像（B）では，外側半月板の体部の損傷部位が同定可能である（B，→）．脛骨近位骨幹端（＊）に骨の突出があり骨軟骨腫である．

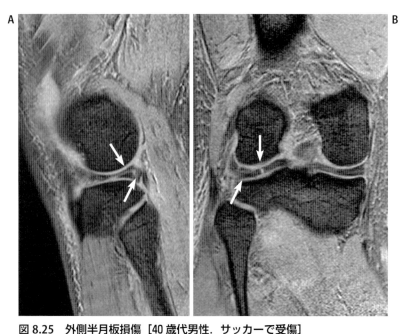

図 8.25 外側半月板損傷［40 歳代男性．サッカーで受傷］
A：膝関節 MRI，T2*強調矢状断像，B：T2*強調冠状断像　MRI，T2*強調矢状断像（A）で，外側半月板の後節に前後に伸びる線状高信号域と辺縁部分で頭尾方向に伸びる線状高信号域を認める（A，→）．混合断裂を疑う．T2*強調冠状断像（B）では，外側半月板の体部と自由縁側に水平および垂直に伸びる線状高信号域があり混合断裂である（B，→）．関節面に損傷部分が達している．

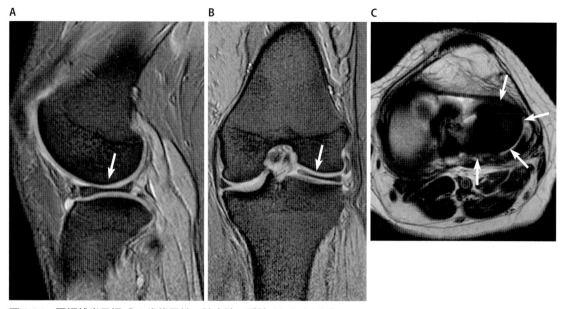

図 8.26 円板状半月板 [50 歳代男性. 膝内障で受診（参考症例）]
A：膝関節 MRI, T2*強調矢状断像, B：T2*強調冠状断像, C：T2 強調横断像　MRI, T2*強調矢状断像（A）で, 外側半月板を認めるが, 正常例より厚みがあるようにみえる（A, →）. 円板状半月板は幅 12 mm 以上, 辺縁の高さも 5 mm 以上ある. T2*強調冠状断像（B）では, 外側半月板が顆間隆起に及ぶほど大きく広がっており, 円板状半月板（discoid）である（B, →）. 顆間隆起側でやや信号が高いため損傷の可能性がある. T2 強調横断像（C）では, 本来 C 字型を示す外側半月板が丸い形状を示している（C, →）. 円板状半月板である.

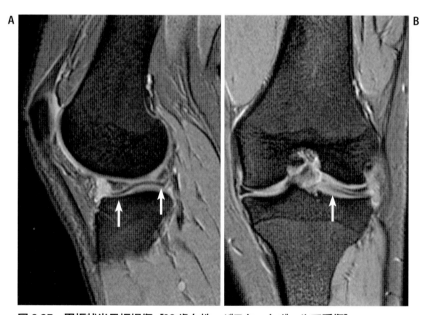

図 8.27 円板状半月板損傷 [16 歳女性. バスケットボールで受傷]
A：膝関節 MRI, T2*強調矢状断像, B：T2*強調冠状断像　MRI, T2*強調矢状断像（A）で, 外側半月板は厚く蝶ネクタイ状であり, 円板状半月板である. 前節と後節に高信号域を認め損傷を疑う（A, →）. T2*強調冠状断像（B）では, 外側半月板は辺縁部分から顆間隆起まで存在しており, なおかつ線状の高信号域を伴う（B, →）. 円板状半月板損傷である.

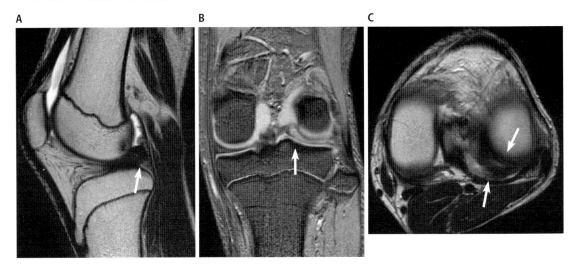

図 8.28 円板状半月板損傷 [11 歳男児．野球の試合後から痛い]
A：膝関節 MRI，T2 強調矢状断像，B：T2*強調冠状断像，C：T2 強調横断像　MRI，T2 強調矢状断像（A）で，外側半月板は厚く，なおかつ膝窩方向に偏位しているようにみえる（A, →）．T2*強調冠状断像（B）では，外側半月板は辺縁部分から顆間隆起まで存在しており，円板状半月板である．内部は強い信号上昇をきたしており断裂が認められる（B, →）．T2 強調横断像（C）では，外側半月板の前節が不明瞭であり，後方へめくれ上がっているようにみえる（C, →）．断裂後に断端部分が後方へ移動してきたものと思われる．

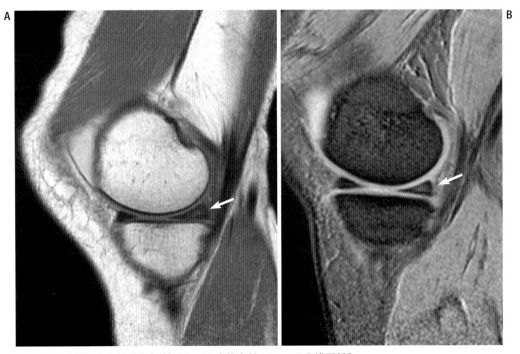

図 8.29 半月板の変性（膝内障）[A：30 歳代女性，B：50 歳代男性]
A：膝関節 MRI，プロトン強調矢状断像，B：T2*強調矢状断像　MRI，プロトン強調矢状断像（A）で，内側半月板の後節に境界がはっきりしない淡い高信号域（A, →）が広がっており，変性を疑う所見である．関節面への連続性はなく，半月板内部に限局している．T2*強調矢状断像（B）では，内側半月板に淡い高信号域があり，境界は不明瞭である．半月板の変性を示唆する（B, →）．T2*強調像の場合は変性の所見であっても損傷のように所見が目立ってみえるため注意が必要である．

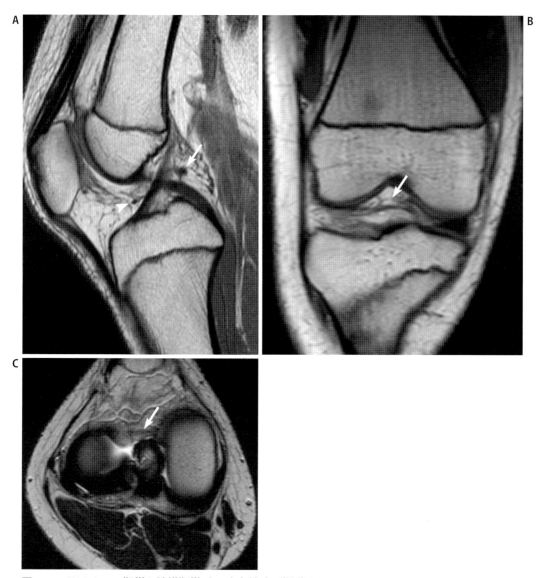

図 8.30 Wrisberg 靭帯と膝横靭帯 [14 歳女性 (正常例)]
A：膝関節 MRI, プロトン強調矢状断像, B：T1 強調冠状断像, C：T2 強調横断像　MRI, プロトン強調矢状断像 (A) で, PCL の背側に円形の低信号域があり, Wrisberg 靭帯である (A, →). 外側半月板の後節に付着する. PCL の前側を走行するのは Humphry 靭帯であるが, この症例では同定されなかった. ACL の前側には小さな靭帯が走行しており, 膝横靭帯である (A, ▶). 内側半月板の前角と外側半月板の前節を結んでいる. T1 強調冠状断像 (B) では, 膝横靭帯が横走しているのがわかる (B, →). T2 強調横断像 (C) では, 膝横靭帯が半月板の前側に走行している (C, →).

8.5 外側側副靱帯損傷
lateral collateral ligament (LCL) tear

■病態および症状
大腿骨の外側顆と腓骨頭を結ぶ靱帯である．腓骨頭に付着する際，大腿二頭筋腱と合同腱となる．LCLの働きは膝関節の内反と過伸展を抑制する．膝関節の外側領域は大腿からの筋腱が腓骨頭もしくは脛骨近位骨幹端に付着するため，複雑な解剖を呈している．これらの筋腱が膝関節の外側を支持しているといってよい．最表層は腸脛靱帯および大腿二頭筋腱，第2層は前方は外側膝支帯，後方がLCLで形成され，第3層は膝関節包であり，弓状靱帯やfabellofibular ligamentなどが含まれる．このほかに膝窩筋腱が外側支持組織として存在している．LCLの単独損傷はまれであり，大部分がほかの靱帯や半月板損傷，膝関節脱臼などを合併する．損傷すると（合併損傷の程度にもよるが）膝関節の不安定性，腫脹，血腫の形成を認める．具体的にはラグビーなどで膝の上に乗りかかられたり，踏まれたりなど，膝を内側から外側へ押し込まれるような外力で受傷する．

■診　断
強い外傷の既往があり，膝関節外側の疼痛，腫脹，膝関節の不安定性で判断する．MRIの撮像は必須である．

■合併症
腓骨神経損傷による腓骨神経麻痺．

■治　療
合併損傷の程度によって変わる．LCLに対する治療は保存的療法で問題がないがACL損傷や半月板損傷がある場合は，その治療を優先して行う．

画像診断

単純X線写真	LCL損傷の診断には通常用いない．
CT	LCL損傷の診断には通常用いない．骨折などの合併が疑われる場合は撮影することもある．
MRI	LCLおよび外側支持組織の損傷を診断するのに最も適している．LCLの連続性がなければ断裂である．LCLの中央部分の断裂が多いが，腓骨頭の裂離骨折を伴うこともある．周囲に血腫を伴い，脂肪抑制T2強調像やSTIR像などで高信号にみられる．そのほか背側の関節包，弓状靱帯の断裂など外側支持組織の損傷も伴っていることが多い．また，膝関節そのものが脱臼している場合，ACL，PCLが同時に断裂している場合など，損傷は相当大きいことが多い．

●参考文献
1. Hash II TW：Magnetic resonance imaging of the knee. Sports Health 2013；5：78-107.
2. Vinson EN, Major NM, Helms CA：The posterolateral corner of the knee. AJR Am J Roentgenol 2008；190：449-458.
3. Stoller DW, Li AE, Anderson LJ, Cannon WD：The knee. In：Stoller DW (eds)：Magnetic resonance imaging in orthopaedics and sports medicine, 3rd ed. Philadelphia：Lippincott-Raven, 2007：563-579.
4. 新津 守：第6章 外側側副靱帯を含む外側支持組織．膝MRI，第2版．医学書院，77-92.

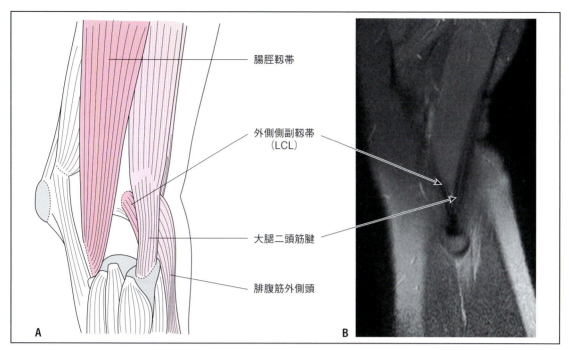

図 8.31 外側側副靱帯の解剖
A：**外側支持組織のシェーマ** 外側側副靱帯は大腿から脛骨もしくは腓骨に付着する筋腱とともに外側支持組織を形成している．単独の外側側副靱帯損傷はまれであり，外側支持組織の損傷が発生していることのほうが多い．前側から腸脛靱帯，外側側副靱帯，大腿二頭筋腱が走行している．
B：**外側側副靱帯と大腿二頭筋腱のプロトン密度強調像** 外側側副靱帯は大腿二頭筋腱と腓骨頭で合同腱を形成する．これはプロトン密度強調矢状断像でＶ字型を呈する．

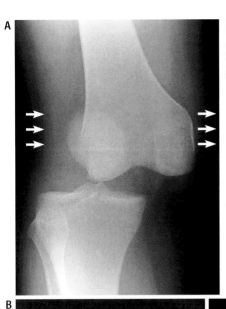

図 8.32　外側側副靱帯損傷［19 歳男性．柔道で受傷］
A：膝関節単純 X 線写真正面像，B：MRI，STIR 冠状断像，C：T2 強調横断像，D：T2 強調矢状断像（中央レベル），E：T2 強調矢状断像（中央よりやや内側レベル）　単純 X 線写真（A）で，大腿骨と脛骨の関節面は保たれておらず，亜脱臼を示す（A, ➡）．側副靱帯および ACL，PCL などの損傷を疑う．MRI，STIR 冠状断像（B）では，LCL は中央からやや大腿骨付着部側で信号上昇があり連続性が追えない（B, 小矢印）．LCL の断裂である．周囲には膝関節全体を覆うような高信号域が広がっており，血腫である（B, ➤）．また，MCL の信号上昇もあり，断裂をしている（B, 大矢印）．T2 強調横断像（C）では，LCL，MCL（C, 大矢印）ともに信号上昇を認め断裂している．LCL は前側で形状が不整であり断端を示している（C, 小矢印）．LCL の前方には血腫がある（C, ➤）．中央レベルの T2 強調矢状断像（D）では，ACL は腫大および信号上昇を示し，中央部分で断裂している（D, →）．中央よりやや内側レベルの T2 強調矢状断像（E）では，PCL も連続性がなく断裂している（E, →）．

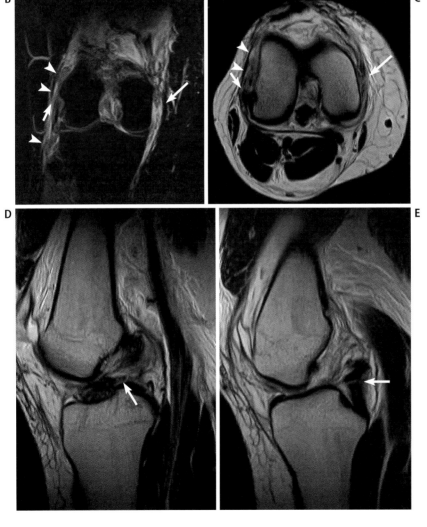

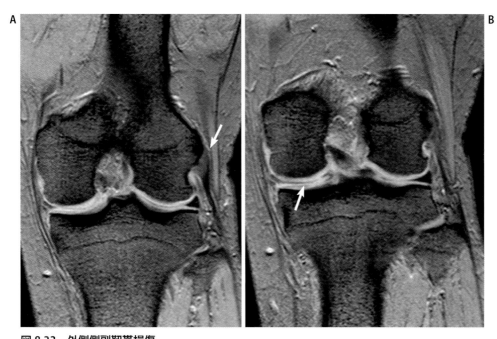

図 8.33 外側側副靱帯損傷
[40 歳代男性．過去に外側支持組織損傷があり保存的治療を行った]
A：膝関節 MRI，T2*強調冠状断像，B：T2*強調冠状断像（A よりやや背側） MRI，T2*強調冠状断像（A）では，LCL の大腿骨起始部での腫大と信号上昇あり（A，→）．周囲に液体貯留などはなく，古い損傷であることがわかる．A よりやや背側の画像（B）では，内側半月板の後節から後角にかけて線状の高信号域があり，関節面に達している（B，→）．内側半月板損傷である．

診断のポイントと注意点
- LCL の単独損傷はまれである．
- 外側支持組織の解剖の熟知が必要である．
- 損傷するときは ACL，PCL，MCL，半月板の合併損傷が存在することがほとんどである．
- LCL 損傷は LCL の中央部分か腓骨頭の裂離骨折の形態をとることが多い．

8.6 離断性骨軟骨炎
osteochondritis dissecans (OCD) of knee joint

■病態および症状

成長期のスポーツ選手に好発する（10代男性は女性の2倍）．膝関節に繰り返される運動ストレスによって軟骨下骨に何らかの障害が加わり分離する疾患である．膝関節だけではなく，肘関節の上腕骨小頭，足関節の距骨滑車などにも発症する．原因は運動に伴う血流障害による骨壊死であるといわれている．しかしながら発症の原因には議論の余地があり，家族発生の症例や両側発生の症例などもあり，先天的要因なども考慮される[1]．膝関節では大腿骨の内側関節面に85％，外側関節面に15％，膝蓋骨にも出現する[2,3]．症状は骨軟骨片の分離の程度により，遊離していない場合は特に症状がない場合や，運動後の不快感程度である．遊離してくると引っかかり感，痛み，可動域制限（ロッキング）を訴えてくる．さまざまなスポーツで発症するが，膝をねじる動作や走ることが多いサッカー，バスケットボール，野球などが挙げられる．骨が柔らかく運動負荷に脆弱な若年者に多いが，時に成人でも無理なゴルフの素振りで発症することもある．

■診 断

病歴，運動量の問診のほか，MRIで評価し判断する．単純X線写真では見落としが多い．

■合併症

早期の変形性膝関節症．

■治 療

患者が成長期でなおかつ骨軟骨片が遊離していない場合では，運動を中止し安静を保つことで骨癒合が期待できる．リハビリでの局所の血流回復は有用である．骨癒合が遷延している場合は，関節鏡下に患部の骨をドリリングし出血させることで骨癒合を促進させる．患者の成長期を過ぎている場合，骨軟骨片が大きい場合，遊離し不安定性が強い場合，すでに関節遊離体になってほかの所へ移動している場合では関節鏡下での手術を考慮する．整復固定術は骨軟骨片に骨釘や生体吸収性ピンを使用して固定する．骨軟骨片が小さい場合は摘出のみを行う．そのほか大腿骨非荷重部から骨を採取し移植するモザイク手術などがある．

●参考文献
1. Kozlowski K, Middleton R：Familial osteochondritis dissecans：a dysplasia of articular cartilage? Skeletal Radiol 1985；13：207-210.
2. Crawford DC, Safran MR：Osteochondritis Dissecans of the knoee. J Am Acad Orthop Surg 2006；14：90-100.
3. Detterline AJ, Goldstein JL, Rue JP, et al：Evaluation and treatment of osteochondritis dissecans lesions of the knee. J Knee Surg 2008；21：106-115.

画像診断

単純X線写真	半円形の淡い透亮像として同定することがあるが，はっきりしないことのほうが多い．骨軟骨片が骨硬化性変化をきたしてくると同定しやすくなる．関節窩撮影は病変の描出に優れる．
CT	骨軟骨片が単純X線写真ではっきりしない場合，またはものすごく大きい場合や転位している場合はCTで評価することがある．骨軟骨片に強い骨硬化があると，骨壊死している可能性が高い．
MRI	OCDの評価には最も適している．骨軟骨片は扁平な骨として同定される．母床骨側は半円形の骨欠損として認められる．超早期の軟骨欠損のみの所見や軟骨下骨の浮腫性変化を捉えられる．早期はT1強調像で低信号，T2強調像やSTIR，脂肪抑制T2強調像で高信号を示す．しかしながら時間が経過してくると骨硬化を反映してT1，T2強調像で低信号になってくる．骨軟骨片と母床骨との間に高信号域が存在するとき，液体が介在していることを意味する．これは骨軟骨片が完全に母床骨から遊離していることをさすため，骨軟骨片は不安定な状態であるといえる．

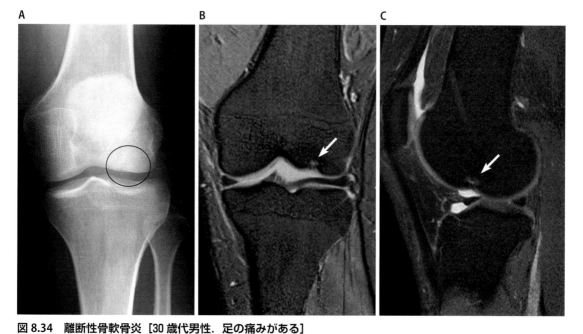

図8.34 離断性骨軟骨炎［30歳代男性．足の痛みがある］
A：膝関節単純X線写真正面像，B：MRI，T2*強調冠状断像，C：脂肪抑制T2強調矢状断像　単純X線写真正面像（A）で，大腿骨外側顆にわずかな透亮像を認める（○）．MRI，T2*強調冠状断像（B）では，大腿骨外側顆に骨および軟骨の陥凹がある（B，→）．離断性骨軟骨炎である．遊離骨片ははっきり同定できない．脂肪抑制T2強調矢状断像（C）でも同様の所見である（C，→）．骨髄浮腫はみられない．

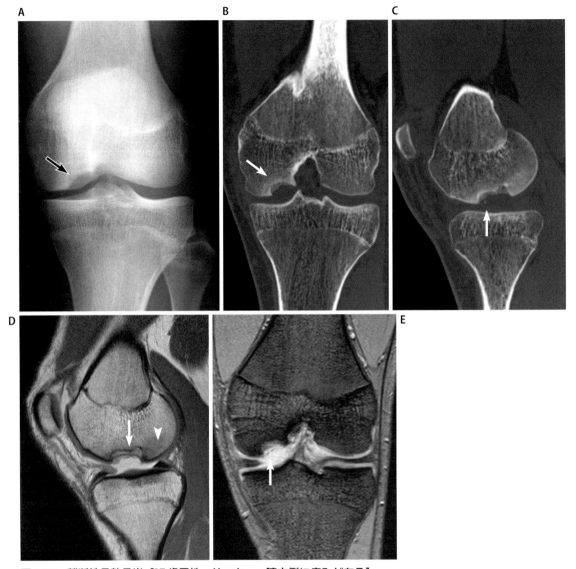

図 8.35　離断性骨軟骨炎［17 歳男性．サッカー，膝内側に痛みがある］
A：膝関節単純 X 線写真正面像，B：CT，MPR 冠状断像，C：CT，MPR 矢状断像，D：MRI，プロトン強調矢状断像，E：T2*強調冠状断像　単純 X 線写真正面像（A）で，大腿骨内側顆関節面の顆間窩寄りに半円形の透亮像（A，→）を認める．離断性骨軟骨炎を疑う所見である．CT 冠状断像（B）では，大腿骨内側顆関節面の顆間窩寄りに骨の欠損像（B，→）がある．母床骨に淡い骨硬化がみられる．CT 矢状断像（C）では，骨欠損の領域に関節遊離体が認められる（C，→）．MRI，プロトン強調矢状断像（D）では，大腿骨内側顆関節面に骨の欠損が認められる（D，→）．骨硬化縁が線状の低信号域として同定できる．背側には淡い信号域があり骨髄浮腫である（D，▶）．T2*強調冠状断像（E）では，内側顆関節面の欠損と周囲の骨硬化性変化，欠損部の関節遊離体を認める（E，→）．

診断のポイントと注意点
- 成長期のスポーツ選手で長期間の膝の痛みや違和感があるときは離断性骨軟骨炎を疑う．
- 単純 X 線写真では，はっきりしないことが多い．
- CT や単純 X 線写真で骨硬化した骨軟骨片や母床骨を認める場合，時間の経過した病変であることを示唆する．
- MRI で母床骨と骨軟骨片との間に液体がある場合は不安定性の高い骨軟骨片であることを示唆する．

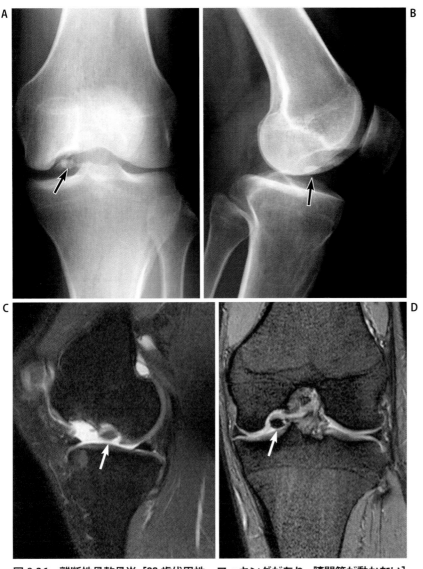

図 8.36 離断性骨軟骨炎 [30 歳代男性．ロッキングがあり，膝関節が動かない]
A：膝関節単純 X 線写真正面像，B：単純 X 線写真側面像，C：膝関節 MRI，脂肪抑制 T2 強調矢状断像，D：T2*強調冠状断像　単純 X 線写真正面像（A）で，大腿骨内側顆関節面の陥凹と骨硬化縁を認める．直下に円形の関節遊離体（A，→）が存在しており，離断性骨軟骨炎に一致する所見である．単純 X 線写真側面像（B）では，顆間窩近傍に円形の骨（B，→）と内側顆関節面の陥凹も認められる．MRI，脂肪抑制 T2 強調矢状断像（C）では，内側顆の波状の骨欠損と直下の骨軟骨片（C，→）を認める．骨軟骨片は反転しており，軟骨面が母床骨側を向いている．母床骨・骨軟骨片の信号変化は乏しい．T2*強調冠状断像（D）では，骨軟骨片は低信号を示しており，出血や骨硬化があると思われる（D，→）．

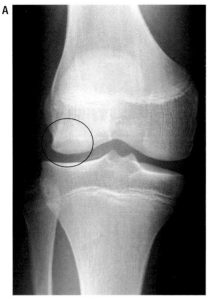
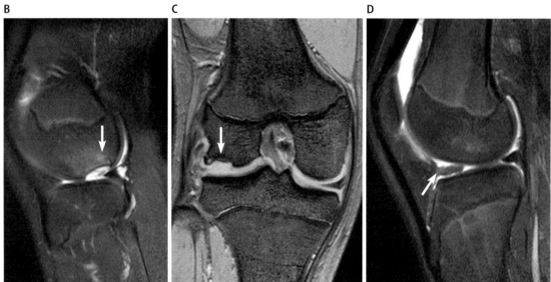

図 8.37　離断性骨軟骨炎［14 歳男性．数か月続く膝の痛み．野球をやっている］
A：膝関節単純 X 線写真正面像，B：MRI，脂肪抑制 T2 強調矢状断像（外側関節面寄り），C：T2*強調冠状断像，D：脂肪抑制 T2 強調矢状断像（内側関節面寄り）　単純 X 線写真正面像（A）で，大腿骨外側顆の関節面に半円形の透亮像を認める（○）．境界は不明瞭であり，骨硬化性変化は進行していない状態である．MRI，脂肪抑制 T2 強調矢状断像（外側関節面寄り）（B）では，大腿骨外側顆の関節面に陥凹が認められ，周囲に浮腫と思われる淡い高信号域を認める（B, →）．T2*強調冠状断像（C）では，大腿骨外側顆関節面の陥凹と母床骨側の骨硬化がある（C, →）．脂肪抑制 T2 強調矢状断像（内側関節面寄り）（D）では，関節内に帯状の低信号構造物があり，分離し転位している骨軟骨片に一致する（D, →）．

8.7 腸脛靱帯炎
iliotibial band friction syndrome

■病態および症状

腸脛靱帯とは，大腿筋膜張筋とともに前上腸骨棘から起始する大腿外側を覆う靱帯である．付着部は脛骨のGerdy結節である．腸脛靱帯炎は腸脛靱帯と大腿骨外側顆前外側部の摩擦によって発症する，使い過ぎによる慢性炎症性疾患である．長距離ランナー，自転車競技者，サッカー選手，ウェイトリフティング選手，登山などでみられる[1~4]．症状は膝関節外側部の痛みであり，運動時に現れ，運動をしていないときには症状はみられない（軽傷の場合のみ．重症では膝の屈伸が困難になる）．膝を屈曲から伸展するときに痛みが出現する．この疾患は長距離ランナーによくみられる炎症であり，膝のアライメント不良（O脚や変形性膝関節症），走行フォームの悪いランナーにみることが多い．またすり減った靴，靴底の固い靴の使用（膝の外側に負荷がかかる）や，ぬかるみや下り坂の走行などは腸脛靱帯炎の増悪因子になる．

■診　断

問診や触診で症状を確認する．Oberテスト（膝関節90°屈曲位で膝関節外側部を押しながら膝を伸展させると痛みを誘発する）も有効．同様の検査でNobleテストもある．

■合併症

外側半月板の障害を起こしやすい．

■治　療

局所の安静が必須である．下肢のアライメントの調整，フォームや日常動作の訂正など．

画像診断

単純X線写真	特に診断に寄与しない．
CT	大腿骨外側顆の骨性突出などが目立つようであれば検出できるが，腸脛靱帯炎の診断そのものには寄与しない．
MRI	腸脛靱帯は膝関節外側部の最外側を走行する．比較的薄い帯状の低信号構造体として認められる．矢状断像での指摘は困難なため，冠状断像もしくは横断像で診断する必要がある．冠状断が最も指摘しやすい．腸脛靱帯と大腿骨外側顆レベルで腸脛靱帯の信号上昇，不整な肥厚，周囲の液体貯留もしくは浮腫を認める[2,4]．

●参考文献
1. Strauss EJ, Kim S, Calcei JG, Park D：Iliotibial band syndrome：evaluation and management. J Am Acad Orthop Surg 2011；19：728-736.
2. Isusi M, Oleaga L, Campo M, Grande D：MRI findings in iliotibial band friction syndrome：a report of two cases. Radiologica 2007；49：433-435.
3. Simoens WA, Vanhoenacker FM, Willemen D, De Schepper AM：Iliotibial band friction syndrome. JBR-BTR 2002；85：152-153.
4. Stabler A, Glaser C, Reiser M：Musculoskeletal MR：Knee. Eur Radiol 2000；10：230-241.

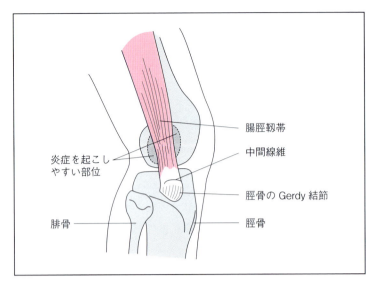

図 8.38 腸脛靱帯の解剖
腸脛靱帯は大腿筋膜張筋とともに前上腸骨棘から起始する大腿外側を覆う靱帯である．大腿の最外側に存在する．付着部は脛骨のGerdy結節であり，扇状に広がって付着する．前側（前線維）は膝蓋骨の外側支帯と連続する．中間線維はGerdy結節に付着し，後側（後線維）は大腿二頭筋の筋膜と連続する．

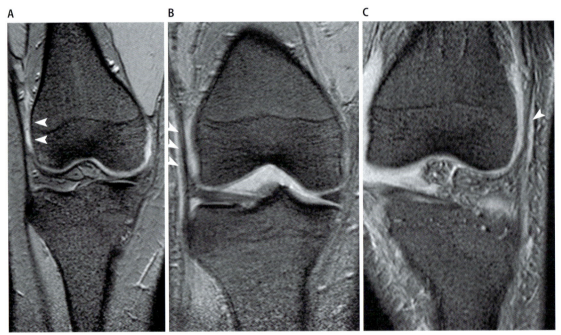

図 8.39 腸脛靱帯炎
A〜C：膝関節 MRI，T2*強調冠状断像
A：17歳女性（陸上競技長距離選手，膝関節外側の痛みがある）　腸脛靱帯と大腿骨外側顆の間にわずかな浮腫性変化を認める（A，▶）．腸脛靱帯炎を疑う．
B：40歳代男性（趣味でマラソンをしている．運動時に膝外側に痛みがある）　腸脛靱帯の肥厚とわずかな信号上昇，周囲の液体貯留あり（B，▶）．腸脛靱帯炎である．
C：40歳代男性（マラソンをしている．運動時に膝外側に痛みがある）　腸脛靱帯の肥厚と信号上昇，液体貯留あり（C，▶）．腸脛靱帯炎である．

診断のポイントと注意点
- 腸脛靱帯の解剖を知ること．
- 冠状断像での診断が容易である．
- 似たような疾患で腸脛靱帯包の発達および炎症性変化がある．これは腸脛靱帯包のGerdy結節付着部にある滑液包であり，長距離ランナーなどの足の使い過ぎで大きくなる．

8.8 鵞足炎・鵞足滑液包炎
pes anserinus tendinitis/bursitis

■病態および症状
縫工筋，薄筋，半腱様筋の腱が集合し膝関節の脛骨近位内側に付着する．この形がガチョウの足にみえることから，これらの腱を総称して鵞足とよぶ（図8.40）．腸脛靱帯炎と同様に膝関節の使い過ぎによって内側側副靱帯や脛骨内側顆と擦れ，慢性炎症を起こし痛みを引き起こす[1]．鵞足滑液包は鵞足と脛骨内側の間に存在する．鵞足の使い過ぎによって発達し同定可能になる．炎症を合併し滑液包壁の肥厚や浮腫性変化をきたす．鵞足滑液包はその分布により，半月板囊胞や半月板損傷時に出現する反応性の液体などと類似した所見を呈する[2]．スポーツ外傷に起因しない鵞足滑液包の発達があり，その場合は中年女性で，変形性膝関節症や関節リウマチに罹患している症例が多い[2]．

これらの疾患は膝の屈伸運動を頻繁に行うマラソン，急な方向転換などを行うサッカー，バスケットボール，水泳の平泳ぎのキック動作でよく認められる．痛みは膝関節の内側から膝下にかけて存在する．特に膝の伸展位で痛みが強くなり，階段の上り下りに障害をもたらす．症状がひどくなると安静時も疼痛がとれない．足のアライメントの不良（X脚や回内足）は鵞足炎や鵞足滑液包炎になるリスクが高い．また運動フォームや合わない靴，整備の悪いグラウンドなども発症のリスクを高める．

■診　断
スポーツ歴のほか，問診や触診で症状を確認する．膝関節内側を圧迫して痛みが起これば，ほぼ診断可能である．

■合併症
内側半月板の損傷を合併することがある．

■治　療
膝関節を安静に保ち，消炎剤や鎮痛剤，湿布の塗布を行う．そのほかマッサージやストレッチを継続していく．

画像診断

単純X線写真	特に所見を認めない．脛骨内側顆の骨の突出が指摘できることもあるが，実際はわからないことのほうが多い．
CT	脛骨内側顆の骨性突出がある場合は撮影することもある．
MRI	鵞足の周囲に限局した液体貯留を認めるときは鵞足滑液包の発達を疑う．鵞足周囲の浮腫性変化や脛骨の鵞足付着部の骨髄信号上昇を認める．鵞足は膝関節内側の表層の病変であるため，中途半端な矢状断像の撮像では撮像範囲から外れている場合もある．

●参考文献
1. Stoller DW, Sampson TG, Li AE, et al：Chapter 4. The knee. In：Stoller DW (eds)：Magnetic resonance imaging in orthopaedics and sports medicine, 3rd ed. Philadelphia：Lippincott Williams & Wilkins, 2007：305-732.
2. Perdikakis E, Skiadas V：MRI characteristic of cysts and "cyst-like" lesions in and around the knee：what the radiologist need to know. Insights Imaging 2013；4：257-272.

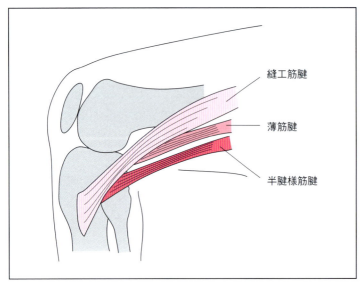

図 8.40　鵞足の解剖
鵞足は膝関節の内側構造体の一つであり，脛骨の近位内側やや前方に付着する3種類の腱を総称したものである．前方から縫工筋腱，薄筋腱，半腱様筋腱が重なるように付着している．鵞足の深部に内側側副靱帯が存在している．鵞足滑液包は鵞足と内側側副靱帯の間に存在しており，通常では同定できない構造物である．

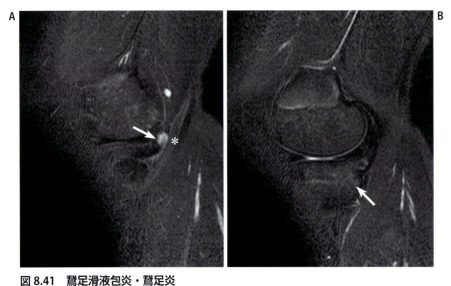

図 8.41　鵞足滑液包炎・鵞足炎
[15歳男性．サッカー，膝内側の痛みと違和感がある]
A：膝関節 MRI，脂肪抑制 T2 強調矢状断像（鵞足のレベル），B：A よりやや内側　鵞足のレベルの MRI，脂肪抑制 T2 強調矢状断像（A）で，鵞足（＊）の前方に円形の囊胞性腫瘤（A，→）が認められ，鵞足滑液包の発達と思われる．鵞足に沿って淡い高信号域もあり，炎症性変化が疑われる．A よりやや内側の MR 像（B）では，鵞足の脛骨付着部にも淡い高信号域があり（B，→），鵞足炎も存在している可能性が高い．

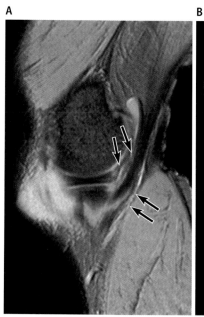
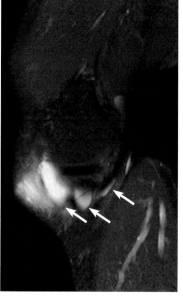

図 8.42　鵞足滑液包炎・鵞足炎 [30 歳代女性．マラソン，膝内側の痛みと腫脹がある]
A：膝関節 MRI, T2*強調矢状断像，B：脂肪抑制 T2 強調矢状断像（A, B ともに鵞足のレベル）　MRI, T2*強調矢状断像（A）で，鵞足周囲および鵞足内部に高信号域を認める（A, →）．鵞足炎を疑う所見である．T2 強調矢状断像（B）では，鵞足の付着部周囲に囊胞性腫瘤があり（一部扁平なものもある），膝関節の内側前方へ連続している（B, →）．鵞足滑液包が発達し大きく広がったものである．鵞足滑液包炎に一致した所見である．

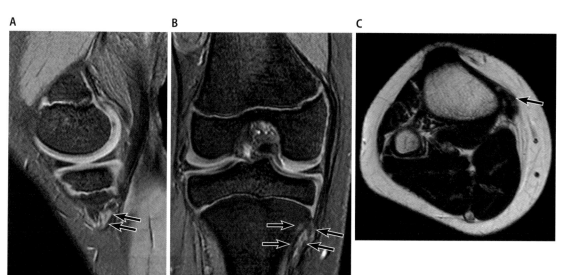

図 8.43　鵞足炎 [9 歳男児．サッカー，膝内側の痛みがある]
A：膝関節 MRI, T2*強調矢状断像（鵞足のレベル），B：T2*強調冠状断像，C：T2 強調横断像　MRI, T2*強調矢状断像（A）で，鵞足の脛骨付着部の信号上昇があり（A, →），鵞足炎を疑う．T2*強調冠状断像（B）では，脛骨の鵞足付着部周囲の信号上昇が強く（B, →），炎症の波及を示唆する所見である．T2 強調横断像（C）では，付着部で鵞足の信号上昇と腫大があり，炎症に伴う変化と思われる（C, →）．周囲の脂肪組織の信号変化も目立つ．

診断のポイントと注意点
- 鵞足は縫工筋，薄筋，半腱様筋の腱の付着部での炎症性変化である．
- 膝関節の最内側であるため，MR での撮像時には十分に内側を入れて撮像する必要がある（特に矢状断像）．
- 鵞足滑液包は内側側副靱帯と鵞足の間に存在する．発達して脛骨の前側へ広がることもある．

8.9 Osgood-Schlatter病

■病態および症状
膝蓋腱が付着している脛骨粗面（もしくは脛骨結節部）の障害である．成長期の小児（12〜15歳，特に男児に多い）の疾患であり，跳躍やダッシュ，キックなどを頻繁に行うスポーツ（サッカー，バスケットボール，バレーボール，陸上競技，バドミントンなど）が原因で発症する．脛骨粗面は骨端核の一つとされ，大腿四頭筋経由の強い筋力が膝蓋腱を介して脛骨粗面を牽引する．これにより脛骨粗面の骨端核の発育が阻害され，骨化異常が発生する．使い過ぎによるスポーツ障害の一つである．膝関節の脛骨粗面に一致した膨隆があり，圧痛，運動時痛を認める．安静時の痛みはほとんどない．両側発症例は約20〜30%に認められる．骨端線が閉鎖される頃には症状がおさまるが，膨隆した脛骨粗面が元に戻ることはない．

■診断
患者の年齢，運動歴の聴取のほかに脛骨粗面に一致した圧痛，熱感などで診断できる．画像検査（単純X線写真で十分なことが多い）で確認する．

■合併症
脛骨粗面の剥離骨折を起こすことがある．

■治療
使い過ぎによる障害であるため，十分な安静が必要である．痛みが強い場合では鎮痛剤や局所麻酔薬を用いる．そのほかマッサージやストレッチなど，筋の柔軟性を高めるとよい．

画像診断

単純X線写真	脛骨粗面の骨の膨隆や粗糙化，膝蓋腱に沿った骨の形成あり．
CT	単純X線写真と同様である．浮腫がある場合，骨密度が多少低下しているのが観察できる．
MRI	脛骨粗面の浮腫性変化，膝蓋腱の脛骨粗面付着部での腫大や信号上昇，腱の内部に骨の形成などを指摘できる．

●参考文献
1. Stoller DW, Sampson TG, Li AE, et al：Chapter 4. The knee. In：Stoller DW (eds)：Magnetic resonance imaging in orthopaedics and sports medicine, 3rd ed. Philadelphia：Lippincott Williams & Wilkins, 2007：305-732.

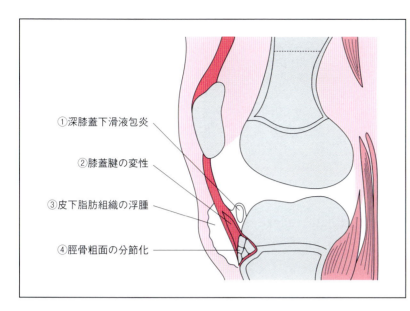

図 8.44 Osgood-Schlatter病の特徴的所見
Osgood-Schlatter病では以下のような画像所見が出現する．
①深膝蓋下滑液包炎
②膝蓋腱の変性
③皮下脂肪組織の浮腫性変化
④脛骨粗面の分節化
これに脛骨粗面の骨髄浮腫や骨の増殖性変化を認める．

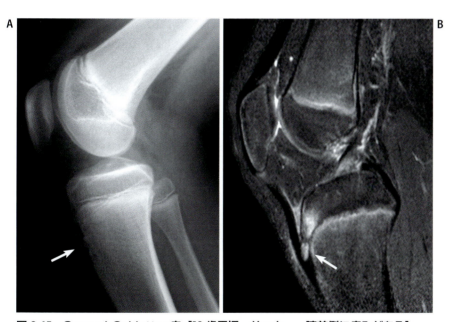

図 8.45 Osgood-Schlatter病［11歳男児．サッカー，膝前側に痛みがある］
A：膝関節単純X線写真側面像，B：MRI，STIR矢状断像　単純X線写真側面像（A）で，脛骨粗面の増殖と粗糙化を認める．一部分節化と思われる円形の骨がある（A，→）．MRI，STIR矢状断像（B）では，膝蓋腱の脛骨粗面付着部の骨髄信号上昇を認める（B，→）．分節化した骨の浮腫も強い．膝蓋腱前方に沿うように浮腫性変化が認められる．

診断のポイントと注意点
- 運動をハードに行っている小学校高学年から中学生の男児に好発する障害である．運動歴と痛みの部位で診断は可能．
- 単純X線写真で脛骨粗面の増殖性変化や脛骨粗面の分節化や骨の形成を認める．
- MRIでは脛骨粗面に一致した強い骨髄浮腫を認めることが多い．
- 膝蓋腱の変性にも注意する．

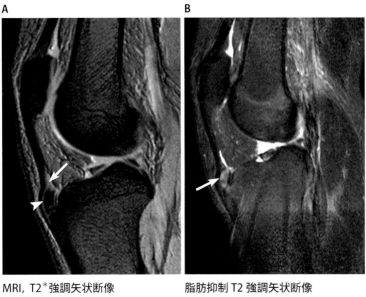

A	B
MRI, T2*強調矢状断像	脂肪抑制 T2 強調矢状断像

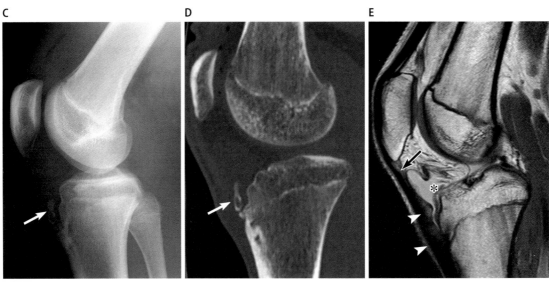

C	D	E
単純 X 線写真側面像	CT, MPR 矢状断像	MRI, プロトン強調矢状断像

図 8.46 Osgood-Schlatter 病

A, B：19 歳女性（バスケットボール，膝前側に痛みがある） MRI，T2*強調矢状断像（A）では，膝蓋腱下部の腫大と内部の信号上昇があり変性を認める（A, →）．分節化した骨がその下部に存在している（A, ▶）．骨端線は閉鎖されているため，痛みなどがあれば Osgood-Schlatter 病の後遺症といえる．脂肪抑制 T2 強調矢状断像（B）では，分節化した骨の強い骨髄信号上昇を認め，浮腫を伴っている（B, →）．

C〜E：15 歳男性（膝の前側の膨隆と圧痛・運動時痛がある） 単純 X 線写真側面像（C）では，脛骨粗面の増殖性変化と分節化した骨もしくは骨形成を認める（C, →）．CT 矢状断像（D）では，膝蓋腱に沿っている骨は内部に脂肪を伴っており，脂肪髄が存在している（D, →）．MRI，プロトン強調矢状断像（E）では，膝蓋腱の腫大および内部の信号上昇があり変性を伴う（E, →）．膝蓋腱の下部には骨を複数認める（E, ▶）．脛骨粗面は粗糙である．Hoffa fat pad の前方に広範な液体貯留を認め，深膝蓋下滑液包炎を呈している（＊）．

8.10 ジャンパー膝および膝蓋腱断裂
jumper's knee/rupture of patellar tendon

■病態および症状

慢性膝蓋腱炎のことである．主にアスリートでジャンプを頻繁に行うスポーツ（バスケットボール，バレーボールなど）に多いとされる．また，サッカーなどよく走るスポーツでも発症する．使い過ぎによる膝蓋腱の障害である．症状は膝蓋骨周囲の痛みである．好発年齢は10代から成人まで幅広い．膝蓋腱断裂も使い過ぎによる障害であり，腱の状態はジャンパー膝と同様で，これが断裂したものと考えてよい．膝蓋腱が断裂するには体重の約17.5倍の力を要するため[1]，断裂は比較的まれな状態と思われる．断裂する部位は膝蓋骨直下の膝蓋腱である．若年者では，脛骨粗面側の断裂も認められる．これらの断裂部位はジャンパー膝で痛みを自覚しMRIで信号変化を認める部位に一致する．

スポーツ外傷においては膝屈曲下での急激な筋収縮で発症する．運動中に転倒し膝をぶつけるような動作で断裂する．そのほかステロイドの長期投与，腎疾患，自己免疫疾患など全身疾患による膝伸展機構の脆弱化によって発症する．

ジャンパー膝には臨床的重症度分類が存在する[3]．

Phase 1：スポーツ後に痛みがあるがスポーツに支障はない．
Phase 2：スポーツ中・スポーツ後に痛みがあるがスポーツには支障がない．
Phase 3：痛みが常に存在し，スポーツに支障あり．
Phase 4：膝蓋腱の完全断裂あり．

圧痛の部位は3か所あり，膝蓋骨下端から膝蓋骨付着部の圧痛が最も多い（70％）．膝蓋骨上縁から大腿四頭筋腱付着部（20％），膝蓋腱中央部から脛骨粗面（10％）の痛みもみられる（図8.47A）．

病理学的には使い過ぎによる血流不全などで膝蓋腱内の出血，ムコイド変性やフィブリノイド変性をきたし，結果的に微細損傷が発生する．このために痛みや機能不全，完全断裂が発生する．大腿四頭筋腱の柔軟性の低下や筋力低下も膝蓋腱炎の原因になる．

■診　断

スポーツ歴と痛みの部位でほぼ診断可能である．MRIで腱の腫大や信号変化を観察すると診断の一助になる．

■合併症

ジャンパー膝はまれに膝蓋腱断裂に至る．

■治　療

運動の中止，安静を保つ．膝のサポーターの使用．痛みの強い場合は鎮痛剤の投与など．変性した膝蓋腱を切除する外科的治療もある．

●参考文献
1. 佐藤亮祐，小川貴之，藤井幸治ほか：外傷性膝伸展機構の損傷に対して人工靱帯とFiberWireを用いて補強修復を行った2例．Tokushima Red Cross Hospital Medical Journal 2006；11：45-50．
2. Stoller DW, Sampson TG, Li AE, et al：Chapter 4. The knee. In：Stoller DW (eds)：Magnetic resonance imaging in orthopaedics and sports medicine, 3rd ed. Philadelphia：Lippincott Williams & Wilkins, 2007：305-732.
3. 持田 睦，井上和彦：膝蓋腱周囲骨折の2症例．東京女子医科大学雑誌 1993；63：1435-1440．

画像診断

単純X線写真	側面像で肥厚した膝蓋腱の陰影が認められる.
CT	適応がない. 脛骨粗面近傍の疼痛である場合は Osgood-Schlatter 病との鑑別に用いられることはある.
MRI	膝蓋腱の肥厚や信号上昇,膝蓋骨下端部の骨髄浮腫の描出が可能になる.

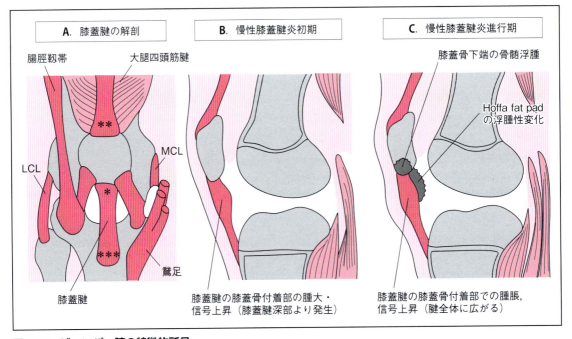

図 8.47 ジャンパー膝の特徴的所見

A:膝蓋腱の解剖:膝蓋腱は膝蓋骨の下端より起始し脛骨粗面に停止する腱であり,大腿四頭筋,膝蓋骨とともに膝の伸展機構にかかわる[2]. ジャンパー膝の痛みの部位は3か所あり,最も頻度が高いのが膝蓋骨直下の膝蓋腱の領域(*)である. そのほか大腿四頭筋腱の膝蓋骨付着部レベル(**),膝蓋腱中央部分から脛骨粗面にかけての領域(***)である.

B:慢性膝蓋腱炎初期:膝蓋骨直下の膝蓋腱の深部の信号上昇や腫大を認める. 膝蓋骨の下端に異常はない.

C:慢性膝蓋腱炎進行期:膝蓋腱の腫大や信号上昇は全層に広がる. Hoffa fat pad の浮腫性変化も出現してくる. 膝蓋骨の下端の骨髄浮腫を認める.

診断のポイントと注意点

- ジャンパー膝は繰り返しのジャンプ動作などが原因の,使い過ぎ障害である.
- 膝蓋骨直下のレベルの変性が主体であり,病理学的には微細断裂,出血,ムコイド変性,フィブリノイド変性などをきたしている.
- MRI では膝蓋骨直下のレベルの膝蓋腱で深部から信号変化が始まる.
- 基本的には断裂はまれであるが,断裂するときも膝蓋骨直下の膝蓋腱に多い.

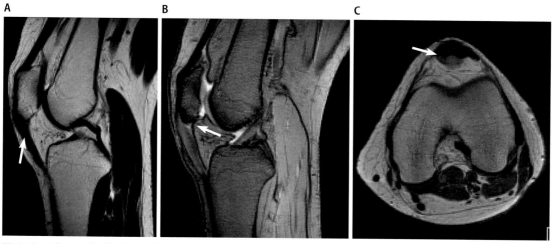

図8.48 ジャンパー膝[30歳代男性．バスケットボール．運動後，膝前面に痛みがある]
A：膝関節MRI, T2強調矢状断像, B：T2*強調矢状断像, C：プロトン強調横断像　MRI, T2強調矢状断像（A）で，膝蓋腱は肥厚しており，特に膝蓋骨直下で目立つ（A, →）．膝蓋骨前面の脂肪組織の信号低下が認められ，軽度の線維化を疑う．T2*強調矢状断像（B）では，膝蓋腱の膝蓋骨付着部近傍の深部に高信号域が認められる（B, →）．膝蓋腱の内部は全体的に信号が高い．Hoffa fat padの浮腫性変化や膝蓋骨の骨髄浮腫はみられない．まだ進行していない慢性膝蓋腱炎と思われる．プロトン強調横断像（C）では，膝蓋腱の深部に高信号域があり，初期の膝蓋腱炎に特徴的な所見と思われる（C, →）．

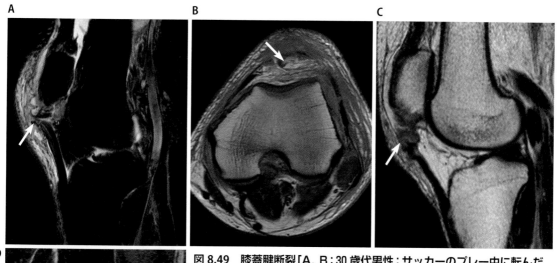

図8.49 膝蓋腱断裂[A, B：30歳代男性：サッカーのプレー中に転んだ．C, D：20歳代男性：バスケットボールでジャンプの着地後に膝が動かない]
A：膝関節MRI, STIR矢状断像, B：T1強調横断像, C：T2強調矢状断像, D：STIR矢状断像　MRI, STIR矢状断像（A）で，膝蓋骨直下で膝蓋腱の連続性が絶たれている（A, →）．膝蓋腱断裂である．周囲の皮下脂肪組織は高信号を示しており，血腫および浮腫を呈している．T1強調横断像（B）では，膝蓋腱は深部のほうの信号上昇が強く，この部分の変性が強い状態で断裂したと推測される（B, →）．T2強調矢状断像（C）では，膝蓋腱は膝蓋骨直下で信号上昇と連続性の消失を示す（C, →）．膝蓋腱断裂である．STIR矢状断像（D）では，膝蓋骨の下部の骨髄信号上昇が認められ，浮腫を呈している．膝蓋骨前の皮下脂肪組織の信号上昇が強く（D, →），血腫および浮腫を呈している．慢性膝蓋腱炎が高度であると推測された症例である．

8.11 脛骨・腓骨の疲労骨折
stress fracture of tibia and fibula

■病態および症状

疲労骨折とは健康な状態の骨に繰り返し外力が加わることで発生する骨折である．骨密度が低下し通常の外力で骨折したもの（脆弱性骨折）も広義の疲労骨折に含まれるが，今回は除く．膝関節周囲では，脛骨・腓骨は好発部位である．大腿骨もときに疲労骨折を認めるが比較的まれである．

脛骨の疲労骨折は，付着している筋肉の牽引力によって発生する場合や，筋肉の疲労によって脛骨にアンバランスな力が加わり発症するとされる．脛骨を3分割した領域に発生しやすく，運動の種類によって傾向がある．しかしながら，どの競技においても，またいかなる部位にも疲労骨折は起こりうる[1]．上1/3は疾走型疲労骨折（マラソン競技など，長距離を走るスポーツに多い），中央1/3は跳躍型疲労骨折（バレーボールやバスケットボールのようにジャンプの多いスポーツに多い），下1/3は後内側型疲労骨折（脛骨の後内側部分の骨折で，どのスポーツでも発症しうる）とよばれる．後内側型の頻度が最も高い．腓骨の疲労骨折は，近位1/3と遠位1/3に多く，マラソンによる疲労骨折が多い．

症状は，運動中および運動後の痛みであり，軽度であれば日常生活では痛みは自覚されない．重症になると日常生活での痛みや局所の熱感，圧痛を認める．そのほか脛骨内側顆，足関節内果なども疲労骨折を発生させる．

■診断

運動歴の聴取でほぼ診断可能と思われる．単純X線写真では早期の疲労骨折は同定不可能である．MRIによる評価が望ましい．

■合併症

完全に骨折し転位をきたすこともある．

■治療

運動の中止および安静にする．筋肉の疲労を回復させる．

画像診断

単純X線写真	急性期の疲労骨折は同定できない．疲労骨折を発症して1か月ほど経過すると，骨折部分に仮骨が形成され骨折の存在がわかる．骨折線ははっきりしないことが多く，仮骨や層状の骨膜反応もしくは骨皮質の肥厚のみを認めることが多い．
CT	単純X線写真とほぼ同様である．単純X線写真で不明瞭な骨折線が同定できることがある．
MRI	骨折線はギザギザした線状の低信号域として認められる．周囲に骨髄浮腫や骨膜反応がSTIR像や脂肪抑制画像で高信号に認められる．診断は容易である．

●参考文献
1. 大西純二：陸上長距離選手の下肢疲労骨折．スポーツ傷害 2010；15：38-40．
2. Stoller DW, Sampson TG, Li AE, et al : Chapter 4. The knee. In : Stoller DW (eds) : Magnetic resonance imaging in orthopaedics and sports medicine, 3rd ed. Philadelphia : Lippincott Williams & Wilkins, 2007 : 305-732.

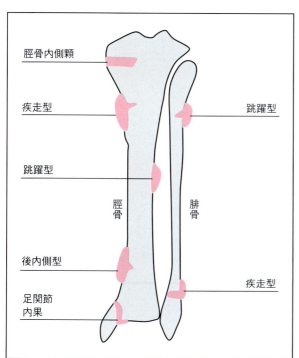

図 8.50　下腿骨疲労骨折の好発部位
大まかに分けると脛骨は 1/3 ずつに分けて疲労骨折の好発部位が認められる．基本的には長距離を走るスポーツとジャンプするスポーツで骨折部位が異なることが多いとされるが，現実はそれほど単純ではない．

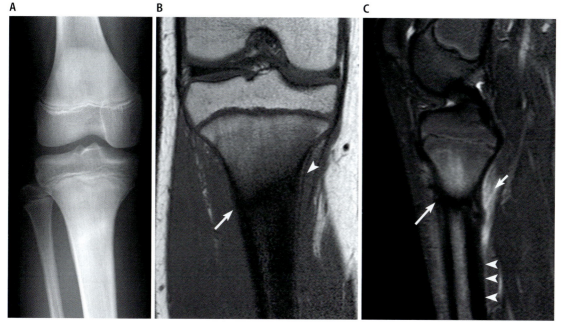

図 8.51　脛骨上 1/3 の疲労骨折［12 歳男児．サッカー］
A：膝関節単純 X 線写真正面像，B：下腿 MRI, T1 強調冠状断像，C：下腿 MRI, STIR 矢状断像　膝関節単純 X 線写真（A）で，明らかな異常を指摘できない．下腿 MRI, T1 強調冠状断像（B）では，脛骨上 1/3 骨幹部を横走する低信号線状域があり，骨折線に一致する（B, →）．層状の線状域があり，骨膜反応である（B, ▶）．下腿 MRI, STIR 矢状断像（C）では，骨折線（C, 大矢印）は比較的ギザギザとした走行を示す．周囲に浮腫性変化を認める．脛骨背側筋の付着部の信号上昇がみられる（C, 小矢印）．仮骨が形成されており骨皮質の肥厚が認められる（C, ▶）．

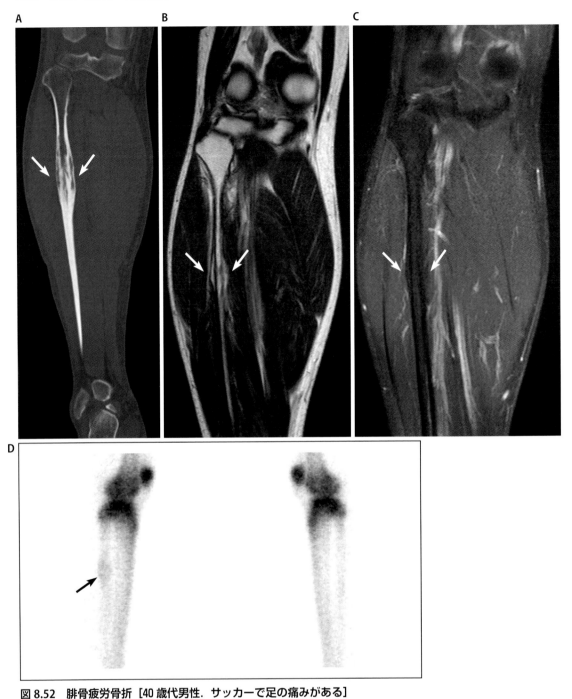

図 8.52 腓骨疲労骨折［40 歳代男性．サッカーで足の痛みがある］
A：下腿 CT, MPR 冠状断像，B：MRI, T2 強調冠状断像，C：MRI 造影後脂肪抑制 T1 強調冠状断像，D：骨シンチグラフィ　CT冠状断像（A）で，腓骨の上部骨幹部に骨皮質の肥厚と腓骨内部の骨硬化性変化を認める（A, →）．明らかな骨折線は指摘できないが，疲労骨折を強く示唆する．MRI, T2 強調冠状断像（B）では，肥厚した骨皮質内に高信号域が認められており，脂肪髄をみていると思われる（B, →）．おそらく相当時間の経過した疲労骨折と思われる．造影後脂肪抑制 T1 強調冠状断像（C）では，造影では明らかな増強効果は一切認められない（C, →）．腫瘤性病変などではないと考えられる所見である．骨シンチグラフィ（下腿のスポット像）^{99m}Tc-HMDP（D）では，右腓骨の近位骨幹部に集積を認める（D, →）．集積はそれほど強くないため，活動性の乏しい病変を疑う．時間の経過した疲労骨折はこれにあたる．

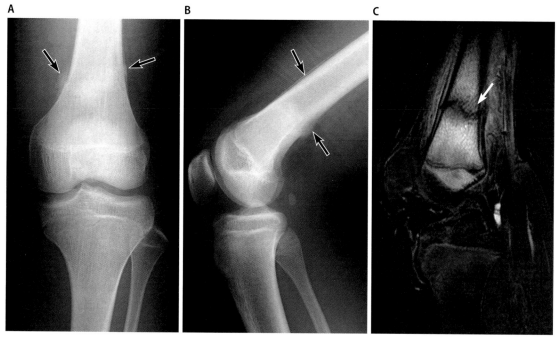

図 8.53 大腿骨遠位骨幹部疲労骨折[17 歳男性．柔道を始めたばかりである．大腿部に痛みがある]
A：膝関節単純 X 線写真正面像，B：単純 X 線写真側面像，C：MRI, STIR 矢状断像　単純 X 線写真正面像（A）で，大腿骨遠位骨幹に仮骨の形成と思われる骨化領域と，骨膜反応と思われる層状の硬化像を認める（A, →）．明らかな骨折線は同定できない．単純 X 線写真側面像（B）でも遠位骨幹部に層状の骨膜反応と仮骨の形成を認める（B, →）．疲労骨折を疑う所見である．MRI, STIR 矢状断像（C）では，大腿骨の遠位骨幹にギザギザとした骨折線が低信号の線状域として認められる（C, →）．周囲は骨髄浮腫が認められ高信号を示す．骨皮質に沿って帯状の低信号域とそれに沿った高信号域があり，骨膜反応に伴う仮骨形成と考えられる．

診断のポイントと注意点
- 疲労骨折はいかなるスポーツでも起こりうる．脛骨・腓骨で代表的なスポーツは，長い距離を走るマラソン，サッカー，ラグビー，ジャンプの多いバスケットボール，バレーボールなどである．
- アスリートに多いと思われがちだが，筋力や体力のない人の無理なスポーツで引き起こされることも多い．
- 骨折直後では単純 X 線写真で骨折線がみえない．早期の発見には MRI や核医学検査（今はほとんど用いられない）が有用．
- ときに骨腫瘍との鑑別が困難な場合がある．鑑別に苦慮しやすい骨腫瘍は類骨骨腫である．

8.12 シンスプリント（脛骨疲労性骨膜炎/脛骨内側ストレス症候群）

shinsplints/medial tibial stress syndrome

■病態および症状

下腿（脛骨）の下1/3の内側部分（脛骨内果から4～12 cm上方）のうずくような痛みを訴える．運動中に徐々に痛くなり，安静にすると痛みが軽減する．シンスプリントも使い過ぎによる障害であり，13％はマラソンや長距離走の選手にみられる．15歳以下の小児には少ないとされる．女性ランナーに多く，小さな骨格であることや無月経の状態はシンスプリントの発症のリスクになる[1]．シンスプリントはかつて疲労骨折の一亜型もしくは疲労骨折の前駆段階，もしくはコンパートメント症候群の所見の一つと考えられていた．しかしながら，シンスプリントがあるからといって必ずしも疲労骨折へ移行するわけではなく，いまだに議論が残る病態である．BeckとOsternigらの屍体研究[1,2]により，現在では，ヒラメ筋や長趾屈筋腱の筋膜が脛骨の内下方1/3に付着しており，その牽引によって脛骨の骨膜がはがされ炎症を起こすことで痛みが生じると考えられている（後脛骨筋腱の筋膜は同部位に付着していない）．足部の強い回内運動はヒラメ筋の負荷を強くし，結果的にシンスプリントの症状を増悪させる．足関節・足部のアライメントの不良，足部のアーチの減弱，合わない靴や練習方法はシンスプリントを発症させやすい．

■診 断

下腿の下部後内側の痛みであることと，MRIで脛骨下部の骨皮質に沿った高信号域を指摘する．

■合併症

疲労骨折（シンスプリントの終末像である）．

■治 療

十分な安静と休息，痛みが続くならば消炎鎮痛剤を投与する．

画像診断

単純X線写真	特に所見がない．疲労骨折との鑑別に撮影することがあるが，どちらも早期の場合では所見が指摘できない．
CT	診断にはあまり寄与しない．
MRI	脛骨の下部のレベルで脛骨の骨皮質に沿った信号上昇を認める．脛骨骨髄内にも同様の高信号域がみられるが，部分的のみであり浮腫が骨髄全体に広がることはない．骨折線はみられない（存在したら疲労骨折になる）．疲労骨折との鑑別は，骨折線がないことと，脛骨骨髄内の浮腫性変化が限局性であること，この2つである．

●参考文献
1. Stoller DW, Sampson TG, Li AE, et al：Chapter 4. The knee. In：Stoller DW (eds)：Magnetic resonance imaging in orthopaedics and sports medicine, 3rd ed. Philadelphia：Lippincott Williams & Wilkins, 2007：305-732.
2. Beck BR, Osternig LR：Medial tibial stress syndrome. The location of muscles in the leg in relation to symptoms. J Bone Joint Surg (Am) 1994；76：1057-1061.

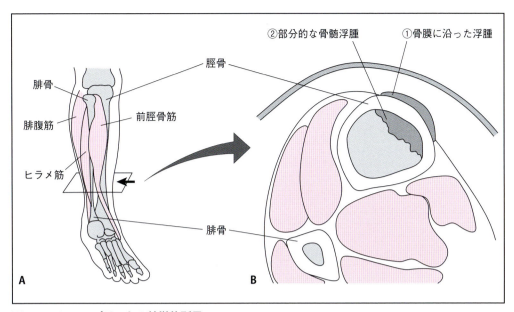

図 8.54 シンスプリントの特徴的所見
A：ヒラメ筋の分布と筋膜付着部位：ヒラメ筋は下腿の背側を走行し，脛骨の内側では筋膜に付着している（→）．
B：脛骨の異常所見：シンスプリントでは①骨膜に沿った浮腫と②骨髄内の部分的な浮腫を認める．骨折線はない．

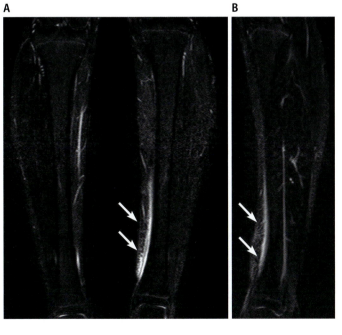

図 8.55 シンスプリント
[14 歳女性．陸上競技選手]
A：下腿 MRI, STIR 冠状断像，B：STIR 矢状断像　MRI, STIR 冠状断像（A）で，左下腿の内側に帯状に伸びる信号上昇を認める（A, →）．シンスプリントを疑う所見である．骨髄浮腫ははっきり同定できない．STIR 矢状断像（B）では，脛骨の前側に帯状に信号上昇を認める（B, →）．骨膜に沿った分布であり，シンスプリントに矛盾がないと思われる．

診断のポイントと注意点
- まずはシンスプリントを疑うことが大切である．
- 脛骨の前内側の骨膜の病変であり，脛骨骨膜に浮腫性変化を伴う．骨髄浮腫を合併するが，限局的である．
- 放置したまま運動を続ければ，痛みは増強する．最終的には疲労骨折に発展するが，シンスプリントが必ずしも疲労骨折へ移行するわけではない．

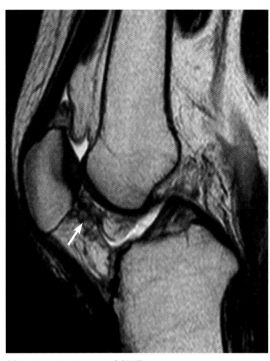

◀ 30歳代男性
膝関節が運動時に痛む．

膝関節 MRI，T2 強調矢状断像

付図 8.1：Hoffa fat 症候群
Hoffa fat の網状の信号低下（→）があり，関節運動によるインピンジメントを疑う所見である．Hoffa fat が挟まれることによって痛みが生じていると推測できる．

第9章

足関節・足部の損傷

足関節・足部の損傷は捻挫に伴うことが多い．たかが捻挫であるが，されど捻挫である．痛みが長期間にわたり軽減されない場合は重要な外傷が潜んでいると考えるべきである．代表的な外傷は外側靱帯損傷のなかでも前距腓靱帯損傷である．踵腓靱帯損傷が加わると血腫も大きく，その後の不安定性も大きくなりやすい．三角靱帯損傷も高度な内反捻挫に合併しやすく，その後不安定性が出現したり，インピンジメント症候群を合併したりする．距骨滑車の骨軟骨病変も捻挫に合併しやすい病変であり，前距腓靱帯損傷や三角靱帯損傷に合併することがある．高度な捻挫はときに腓骨筋腱脱臼を発症し，運動機能の著しい低下をもたらす．足背部の痛みは明らかな捻挫などがなくても捻挫と判断され，気がつくと高度な扁平足を呈してしまうことがある．リスフラン靱帯損傷を疑う所見と思われる．

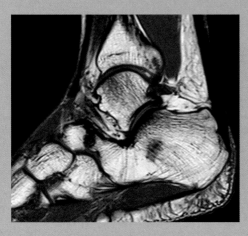

◀ 20歳代女性．駅伝選手
走行中に踵部に痛みがある．
（詳細は本章261ページを参照）

9.1 外側側副靱帯損傷
tear of lateral collateral ligament

■病態および症状

外側側副靱帯とは，腓骨を中心として腓骨-脛骨，腓骨-距骨，腓骨-踵骨などと連絡する靱帯をさす．具体的には前距腓靱帯，後距腓靱帯，踵腓靱帯，前下脛腓靱帯，後下脛腓靱帯などをさす（前下脛腓靱帯・後下脛腓靱帯を含めないこともある）．外側側副靱帯損傷はほぼ足関節捻挫に起因し，いかなるスポーツにおいても起こりうる．足部の内反による捻挫がほとんどである．外側側副靱帯のうち，前距腓靱帯損傷が最も多い．踵腓靱帯の単独損傷はまれである（損傷がある場合，前距腓靱帯損傷も合併している）．後距腓靱帯損傷や後下脛腓靱帯損傷はスポーツ外傷としては頻度が低く，もし発生した場合は腓骨および脛骨の骨折を伴うほどの外傷であることが多い．外側側副靱帯損傷があると，疼痛のほか，外果前方や下方の腫脹，血腫の形成を認める．荷重は困難であるが歩行は可能である．前下脛腓靱帯損傷の場合は特に背屈時の足関節前側に痛みが強く，痛みのポイントがやや高めであることに注意する．損傷程度による捻挫の分類にはO'Donoghueの分類がある（表9.1）．

■診断

捻挫の既往があることと，外果周囲の腫脹や前下方の圧痛，腫脹で診断する．外果の骨折の否定が必要である．

■合併症

足関節の不安定性が出現することがある．血腫が大きかった場合はその後足根洞症候群を合併することがある．外果の裂離骨折との鑑別が難しい．骨片が同定できれば容易であるが，小さくてしばしばみえないこともある．

■治療

足関節の腫脹や痛みに対してはRICE療法を行う．第3度の足関節捻挫の場合では2～3週間の固定を行うこともある．スポーツ活動性が高い患者では外科的治療が選択され，関節鏡下で縫合術もしくは外側側副靱帯再建術を施行する．

表9.1 O'Donoghue（オドノヒュー）の捻挫の分類

第1度捻挫（mild sprain）	一部線維の断裂，関節包は温存
第2度捻挫（moderate sprain）	部分断裂，関節包も損傷されることが多い
第3度捻挫（severe sprain）	完全断裂，関節包断裂を伴う

●参考文献
1. Kanamoto T, Shiozaki Y, Tanaka Y, et al：The use of MRI in pre-operative evaluation of anterior talofibular ligament in chronic ankle instability. Bone Joint Res 2014；3：241-245.
2. Trč T, Handl M, Havlas V：The anterior talo-fibular ligament reconstruction in surgical treatment of chronic lateral ankle instability. Int Orthop 2010；34：991-996.
3. Polzer H, Kanz KG, Prall WC, et al：Diagnosis and treatment of acute ankle injuries：development of an evidence-based algorithm. Orthop Rev (Pavia) 2012；4：e5.

画像診断

単純X線写真	外果周囲の腫脹や外果の骨折の有無を確認できる．前距腓靱帯損傷による足関節の不安定性が強い場合では，内反ストレス撮影や前方引き出しストレステストを施行する．内反ストレス撮影で距骨傾斜角が8〜10°増大，前方引き出しテストで4 mm以上の前方可動性があると外側側副靱帯損傷（前距腓靱帯損傷）であるといえる．
CT	特に適応はない．単純X線写真で不明瞭な骨片の同定にはよい．
MRI	外側側副靱帯の断裂の同定が可能である．急性期で部分損傷の場合では靱帯の腫大および信号上昇を認め，周囲に血腫と思われる高信号液体貯留を認める．靱帯の損傷部分が口径の不同として同定されることもある．完全断裂の場合では靱帯の連続性がなく，断端や血腫が外果周囲に認められる．前距腓靱帯の断裂部位は外果起始部，中央部，距骨外側付着部と大別できるが，外果起始部の損傷の場合は陳旧化し疼痛が残存しやすい．横断像での撮像が最も前距腓靱帯の評価に便利である．そのほか横断像での評価がよいのは前後脛腓靱帯，後距腓靱帯である．踵腓靱帯は起始部の損傷が多いとされるが，横断像での描出は腓骨筋腱が重なるため評価しづらい．冠状断で評価するとよい．靱帯損傷後時間が経過すると靱帯の信号上昇や腫脹が改善され，血腫も消失する．損傷後強い線維化が発生する場合と発生しない場合とがあり，個体差がある．

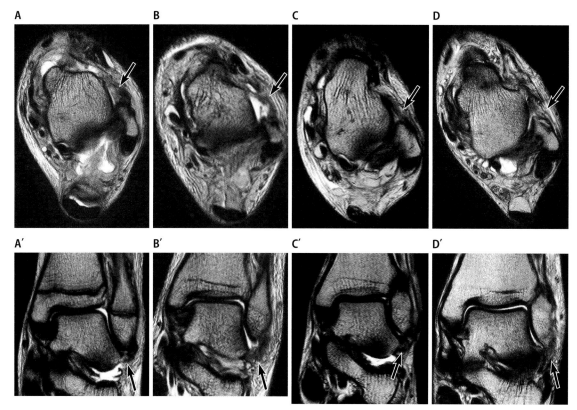

図 9.1　急性期前距腓靱帯（ATFL）損傷［A, A'：13 歳女性，B, B'：20 歳代女性，C, C'：20 歳代女性，D, D'：20 歳代男性．すべて足関節捻挫の既往があり，比較的早期（1 か月以内）に MRI の撮像を行っている］

A～D：MRI，T2 強調横断像，A'～D'：T2 強調冠状断像　MRI，T2 強調横断像（A）で，前距腓靱帯（ATFL）は中央部分に口径の不同があり損傷を呈している（A, →）．距骨付着部側が不明瞭でありほぼ完全断裂と考える．T2 強調冠状断像（A'）では，ATFL の距骨付着部は不明瞭で口径不同があり断裂している（A', →）．ほぼ完全断裂である．T2 強調横断像（B）では，ATFL は蛇行し中央部分で口径不同あり（B, →）．部分損傷である．周囲に血腫と思われる液体貯留がある．T2 強調冠状断像（B'）では，ATFL の蛇行と辺縁の毛羽立ちを認め損傷を疑う所見である（B', →）．T2 強調横断像（C）では，ATFL は全体的に菲薄化し信号が高くみえる（C, →）．ATFL 損傷と思われる．距骨付着部側での腫大がある．T2 強調冠状断像（C'）では，ATFL の連続性は完全に絶たれていないが辺縁の不整が強い（C', →）．部分損傷を疑う．T2 強調横断像（D）では，ATFL は中央部分で毛羽立ちと信号上昇があり断裂に一致する（D, →）．ほぼ完全損傷に近い．T2 強調冠状断像（D'）では，ATFL は信号上昇があり辺縁を同定できない．完全損傷と考える（D', →）．

診断のポイントと注意点

- 捻挫の既往があることがほとんどである．
- 外果周囲の腫脹，疼痛，圧痛などで臨床的に判断する．
- MRI による靱帯損傷の確認は急性期に行われないことが多いと思われる．急性期の場合は靱帯損傷の部位の同定は容易であり，周囲の血腫や合併損傷の有無も判断できる．陳旧例では靱帯が線維性に癒合していることもあるが，靱帯の形状の不整で損傷を判断するのは可能である．
- 関節液は急性期・陳旧例損傷ともに存在する．受傷後の安静度によると思われる．
- ATFL は横断像，踵腓靱帯（CF）は冠状断像（わかりにくいときは横断像も参照する）での評価が望ましい．

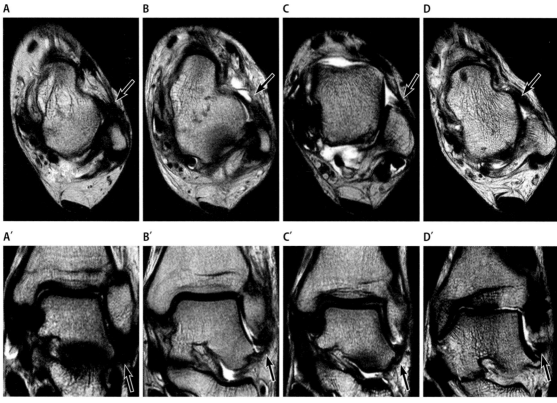

図9.2 陳旧性前距腓靱帯（ATFL）損傷［A, A'：14歳女性，B, B'：17歳女性，C, C'：20歳代女性，D, D'：30歳代男性．すべて捻挫の既往があり，1か月以上経過した後にMRIの撮像をしている］

A〜D：MRI, T2強調横断像，A'〜D'：T2強調冠状断像 　MRI, T2強調横断像（A）で，ATFLは著明に肥厚している（A, →）．PTFLの肥厚も強い．T2強調冠状断像（A'）では，ATFLの肥厚が強く，距骨外側の付着部がどこかもはっきりしない（A', →）．T2強調横断像（B）では，ATFLは中央部分で口径不同があり（B, →），外果側の肥厚が強い．周囲に液体貯留がある．T2強調冠状断像（B'）では，ATFLの関節内側の毛羽立ちを認める（B', →）．連続性は保たれている．T2強調横断像（C）では，ATFLは完全断裂しており連続性は指摘できない（C, →）．断端部分が刷毛状である．T2強調冠状断像（C'）では，ATFLの肥厚と蛇行を認める（C', →）．T2強調横断像（D）では，ATFLは距骨外側での肥厚を認める（D, →）．関節内にATFLに沿うような線維増殖がある．T2強調冠状断像（D'）では，ATFLの肥厚と蛇行がある（D', →）．

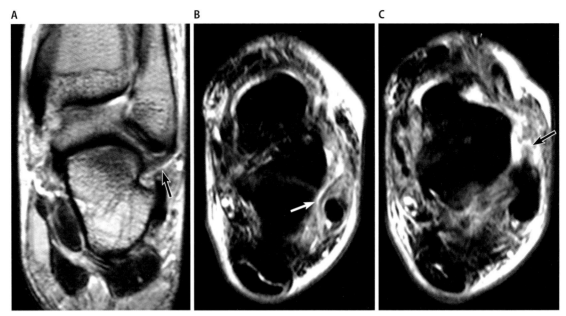

図 9.3 踵腓靱帯 (CF) 損傷 [20 歳代男性. サッカーで内反捻挫がある]
A：MRI, T2 強調冠状断像, B：STIR 横断像 (CF レベル), C：STIR 横断像 (ATFL レベル)　MRI, T2 強調冠状断像 (A) で, CF の信号上昇があり蛇行している (A, →). STIR 横断像 (CF レベル) (B) では, CF は蛇行し信号上昇を認める (B, →). STIR 横断像 (ATFL レベル) (C) では, ATFL は外果起始部で完全断裂を呈している (C, →). 周囲には血腫と思われる液体貯留がある. 外果中心に皮下脂肪組織の浮腫性肥厚が強い.

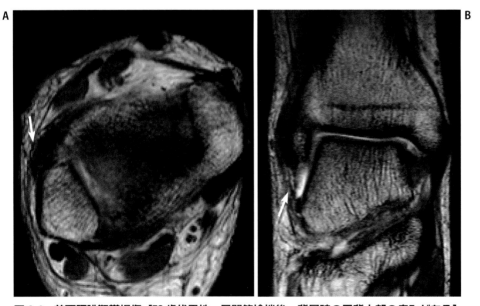

図 9.4 前下脛腓靱帯損傷 [50 歳代男性. 足関節捻挫後, 背屈時の足背上部の痛みがある]
A：MRI, DESS 横断像, B：DESS 冠状断像 (ATFL レベル)　MRI, DESS 横断像 (A) で, 前下脛腓靱帯の肥厚と信号上昇があり損傷を疑う (A, →). DESS 冠状断像 (B) では, ATFL は断裂しており指摘困難である (B, →).

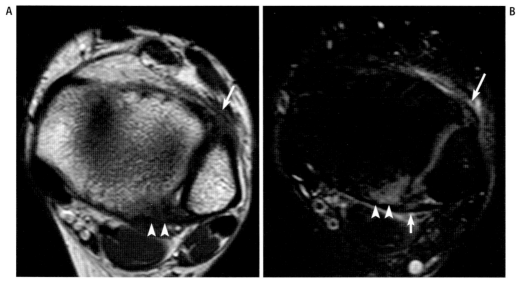

図 9.5 前後下脛腓靱帯損傷[16 歳男性.足関節捻挫後,足関節の不安定性がある]
A:MRI, T1 強調横断像,B:STIR 横断像 MRI,T1 強調横断像(A)で,前下脛腓靱帯の腫大と信号上昇があり損傷がある(A,→).また後下脛腓靱帯の腫大と信号上昇もあり,損傷が疑われる(A,▶).STIR 横断像(B)では,前下脛腓靱帯の腫大および信号上昇(B,大矢印)と後下脛腓靱帯の信号上昇(B,小矢印)が認められる.脛骨の後下脛腓靱帯の付着部の信号上昇があり骨梁骨折している可能性がある(B,▶).

9.2 内側側副靱帯（三角靱帯）損傷
tear of medial collateral ligament (deltoid ligament)

■病態および症状

内側側副靱帯は三角靱帯ともよばれる強靱な靱帯であり，脛骨内果-距骨，距骨内果-踵骨，距骨内果-舟状骨などと連続する．これに脛骨内果-spring 靱帯（底側踵舟靱帯）を結ぶ靱帯を加える場合もある．三角靱帯は浅層と深層に分類でき，浅層では脛舟部と脛踵部の2種類の靱帯が，深層に前脛距部と後脛距部の靱帯がある．三角靱帯損傷は外反強制による損傷と強い内反捻挫に合併して損傷する場合があるが，内反捻挫に合併した損傷は不安定性が強いとされる[1]．これは脛骨内果や腓骨の骨折を伴いやすいためである．受傷しやすいスポーツとしては，サッカー，バスケットボール，ラグビーなどが挙げられるが，外側側副靱帯損傷と同様にいかなるスポーツにおいても起こりうる．ただしスポーツで受傷しやすい外側側副靱帯と比較して三角靱帯損傷は少なく，むしろ交通外傷による損傷の頻度はもっと高い．約50％は外側靱帯損傷との合併損傷である．また外側靱帯の再建術を施行した患者の68％には三角靱帯の損傷を合併していたという報告もみられる．損傷すると脛骨内果周囲の痛みを自覚する．痛みが長引く場合では骨折の可能性を考慮する．

■診 断

外傷（捻挫含む）の既往があること，内果周囲の腫脹・圧痛などで診断する．骨折の否定は必要である．

■合併症

脛骨・腓骨の骨折を伴うことが少なくない．受傷後の固定が不良であると足関節の不安定性が残る．

■治 療

足関節の腫脹や痛みに対してはRICE療法，足関節の固定を行う．

画像診断

単純X線写真	ストレス撮影が有益ともいわれるが，Kovalらの報告[2]によると，ストレス撮影で内果の間隙が開いたとしても，三角靱帯損傷（特に深層損傷）との関連性は薄いとされている．内果周囲の腫脹を認める．
CT	適応はないが，しいて挙げれば骨折の確認に利用する．
MRI	三角靱帯損傷の指摘には有益である．三角靱帯の腫大や信号上昇を認める．横断像および冠状断像で走行の乱れや断裂が確認できる．距骨付着部や脛骨内の起始部の信号上昇を伴うことがある．距骨滑車に骨軟骨損傷を認めることがある．

●参考文献
1. Stufkens SA, van den Bekerom MP, Knupp M, et al：The diagnosis and treatment of deltoid ligament lesions in supination-external rotation ankle fractures：a review. Strategies Trauma Limb Reconstr 2012；7：73-85.
2. Koval KJ, Egol KA, Cheung Y, et al：Does a positive ankle stress test indicate the need for operative treatment after lateral malleolus fracture? A preliminary report. J Orthop Trauma 2007；21：449-455.
3. Stufkens SA, van den Bekerom MP, Knupp M, et al：The diagnosis and treatment of deltoid ligament lesions in supination-external rotation ankle fractures：a review. Strategies Trauma Limb Reconstr 2012；7：73-85.
4. Chhabra A, Subhawong TK, Carrino JA：MR imaging of deltoid ligament pathologic findings and associated impingement syndromes. Radiographics 2010；30：751-761.

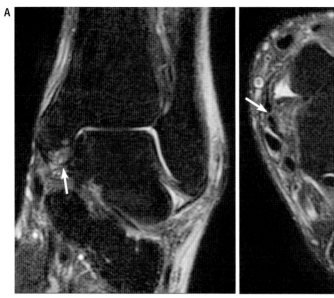
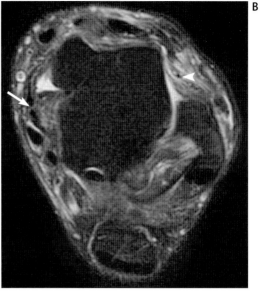

図 9.6　三角靱帯損傷
[20 歳代男性．ラグビーで強い内反捻挫があり，なおかつその上から足を踏まれる]
A：MRI，脂肪抑制 T2 強調冠状断像，B：脂肪抑制 T2 強調横断像　MRI, T2 強調冠状断像（A）で，三角靱帯の前脛距部の線維性の連続性がところどころ失われ，信号上昇が認められる（A, →）．外果周囲の脂肪組織の信号上昇が強く，浮腫性変化をきたしている．T2 強調横断像（B）では，前脛距部の信号上昇と前方に血腫と思われる液体貯留がある（B, →）．前距腓靱帯の腫大と信号上昇があり損傷がある（B, ▶）．

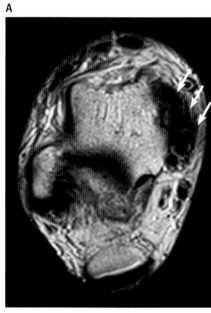
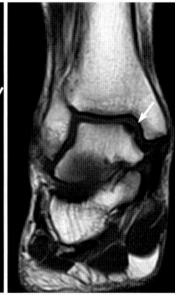

図 9.7　三角靱帯損傷と骨軟骨損傷[30 歳代男性．足関節捻挫後痛みが残存するため撮像した]
A：MRI, T2 強調横断像，B：T1 強調冠状断像　MRI, T2 強調横断像（A）で，三角靱帯の線維の走行が不整であり損傷がある（A, →）．T1 強調冠状断像（B）では，距骨滑車の内側に骨挫傷と思われる低信号域が認められ骨軟骨損傷に一致する（B, →）．脛骨天蓋部に骨挫傷が存在しないのは時間の経過した病変であることがわかる．

診断のポイントと注意点
- 内反捻挫による三角靱帯損傷の場合は距骨滑車の骨軟骨損傷を合併していることがある．
- 通常の捻挫ではなかなか損傷が気づかれていないことに注意する．
- 捻挫後痛みが長引く場合，三角靱帯損傷や骨軟骨損傷の有無を確認する．

9.3 アキレス腱断裂・アキレス腱症・アキレス腱付着部症
rupture of Achilles tendon/midsubstance Achilles tendinosis/Achilles insertional tendinosis

■病態および症状

アキレス腱断裂はアキレス腱の連続性が失われた状態をさす．腓腹筋やヒラメ筋の強い収縮で断裂する．スポーツ中のジャンプ，ダッシュ，切り返し動作などで発生し，断裂の瞬間はボールが当たった，何かに蹴られたというような感覚やブチッと音がするような自覚をもつ．受傷時は疼痛があり足に体重をかけることやつま先立ちはできなくなる．足関節の運動は可能である．

アキレス腱症はアキレス腱の使い過ぎによるアキレス腱の微細な断裂と再生が長期にわたって存在し，結果的に変性をもたらしたものである．アキレス腱炎ともよばれるが，炎症反応が高くなることはない（感染を示唆する所見はない）．アキレス腱の紡錘状の腫大を伴う．歩行やジャンプなどの動作で痛みを生じる．アキレス腱付着部症はアキレス腱の踵骨付着部に限局した変性を示す．これも使い過ぎによる障害であり，アキレス腱付着部の腫大や踵骨の骨髄浮腫や骨棘形成，アキレス腱内に骨の形成を認める．アキレス腱の付着部の疼痛があり，靴を履くと痛みが増悪することがある．

■診 断

アキレス腱断裂は，受傷機転の聴取，アキレス腱断裂部は皮下に陥凹，同部に圧痛があることを確認する．さらにThompson testは陰性である．

アキレス腱症および付着部症は運動歴の聴取と腫大したアキレス腱の触知や痛む場所をみて診断する．単純X線写真でアキレス腱に沿った石灰化や踵骨のアキレス腱付着部に骨棘の形成がある場合は，アキレス腱付着部症を疑う所見である．

■合併症

- アキレス腱断裂の場合は治療後の再断裂，外科的治療後の感染などが挙げられる．
- アキレス腱症・付着部症は断裂の合併あり．そのほかアキレス腱前滑液包炎，アキレス腱周囲炎の合併など．

■治 療

アキレス腱断裂では保存的治療の場合では，足部の固定および免荷を行う．長期の運動離脱が必要であり，筋力の低下や関節可動域の低下をまねくため，スポーツ選手の場合では選択されないといってもよい．手術療法ではアキレス腱の縫合を行う．術後一定期間の免荷は必要となるが，その後比較的早期にリハビリテーションを行うことができる．

アキレス腱症・付着部症では痛みが強い場合は運動の中止，安静，消炎鎮痛剤の投与やアイシングを行う．外科的治療では変性した領域の切除とアキレス腱の縫合を行う．Haglund変形やアキレス腱前滑液包炎などが存在している場合は，その治療も同時に行う．

●参考文献
1. Hodgson RJ, O'Connor PJ, Grainger AJ：Tendon and ligament imaging. Br J Radiol 2012；85：1157-1172.
2. Garras DN, Raikin SM, Bhat SB, et al：MRI is unnecessary for diagnosing acute Achilles tendon ruptures：clinical diagnostic criteria. Clin Orthop Relat Res 2012；470：2268-2273.

画像診断

単純X線写真	アキレス腱の断裂部分が陥凹部としてみえることがある．またアキレス腱付着部症では，踵骨に骨棘形成やアキレス腱に一致して石灰化を認めることがある．Haglund 変形の有無を確認するのにもよい．
CT	特に適応はないが，踵骨の骨棘やアキレス腱内の石灰化を同定できる．
MRI	アキレス腱断裂ではアキレス腱の断裂や断端部分の巻き上げを観察することができる．アキレス腱断裂は踵骨付着部から 3〜6 cm 上方に多い．周囲に血腫を認める．アキレス腱症では紡錘状に腫大したアキレス腱を認める．内部に変性を示唆する高信号域を伴う．アキレス腱周囲にリム状の高信号域を伴っている場合はパラテノンが描出されていることを示唆しており，アキレス腱周囲炎が合併していると考える．アキレス腱を全周性に高信号域（パラテノンの炎症性変化）がある場合は，アキレス腱症の治療に難渋しやすい．Kager's fat pad の信号上昇を認める．アキレス腱付着部症はアキレス腱の踵骨付着部の腫大と信号上昇がある．内部に骨の形成や踵骨の骨髄浮腫を認めることもある．

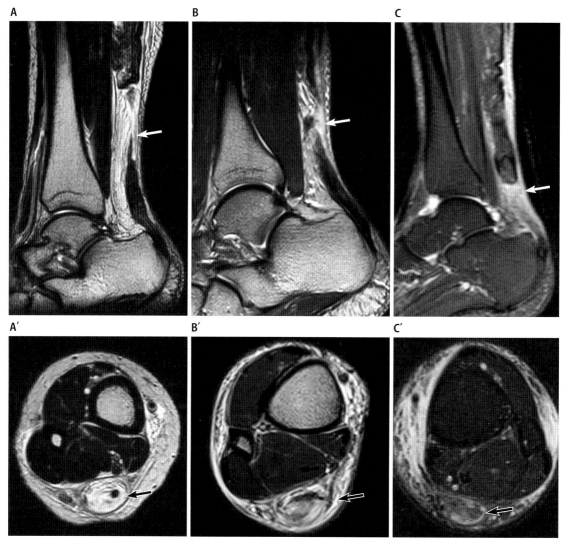

図9.8 アキレス腱断裂 [A, A'：30歳代男性（バスケットボールで受傷），B, B'：30歳代男性（サッカーでジャンプ時に受傷），C, C'：40歳代女性（バレーボールのジャンプで受傷）]
A：MRI，T2強調矢状断像，A'：T2強調横断像，B：T2強調矢状断像，B'：T2強調横断像，C：STIR矢状断像，C'：STIR横断像　MRI，T2強調矢状断像（A）で，アキレス腱は踵骨付着部上方6cmほどの部位で完全断裂している（A，→）．周囲に帯状の線状域があり血腫および浮腫をみていると思われる．T2強調横断像（A'）では，アキレス腱は血腫で置換されており高信号を示している（A'，→）．T2強調矢状断像（B）では，アキレス腱は踵骨付着部上方5, 6cmほどで断裂を認める（B，→）．アキレス腱の内部に信号上昇があり変性が存在していると思われる．T2強調横断像（B'）では，断裂部分が高信号になっており血腫を示唆する（B'，→）．STIR矢状断像（C）では，アキレス腱の腫大と途絶を認める（C，→）．周囲には高信号を示す血腫を認める．STIR横断像（C'）では，アキレス腱の辺縁は不整であり，周囲に血腫を認める（C'，→）．皮下脂肪組織の浮腫性変化も強い．

診断のポイントと注意点
- 臨床診断でほぼ間違いがない．
- 画像は手術を前提とした撮像になることが多い．
- アキレス腱症は画像上で，アキレス腱内部の高信号化が広範である，パラテノンが深部まで描出されていること，この二つがあると重症といえる．
- アキレス腱付着部症はアキレス腱の運動による牽引による踵骨・付着部の障害と，アキレス腱が踵骨にこすられることによる障害の2種類がある．この2種類を治療しないと症状はよくならない．

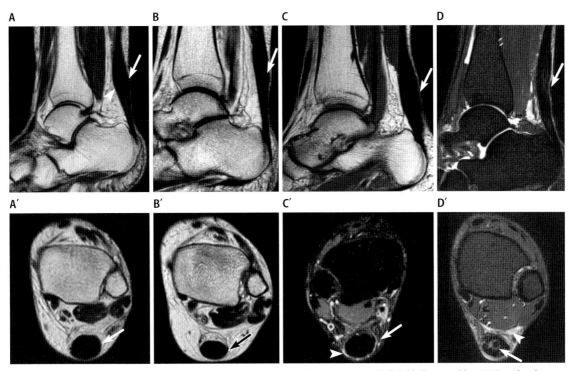

図 9.9　アキレス腱症［A, A'：40 歳代男性（足関節背側部痛），B, B'：40 歳代女性（ヒラメ筋の周囲の痛み），C, C'：30 歳代男性（サッカー歴が長い．足関節の痛みあり），D, D'：20 歳代女性（プロバレーボール選手）］
A：MRI，T2 強調矢状断像，　A'：T2 強調横断像，　B：T2 強調矢状断像，　B'：T2 強調横断像，　C：T1 強調矢状断像，　C'：STIR 横断像，　D：脂肪抑制 T2 強調矢状断像，　D'：脂肪抑制 T2 強調横断像　MRI，T2 強調矢状断像（A）で，アキレス腱は紡錘状に腫大を示し（A，→），一部信号上昇を伴う（A，▶）．アキレス腱の変性が疑われる所見である．T2 強調横断像（A'）では，アキレス腱は円形を示し腫大している（A'，→）．T2 強調矢状断像（B）では，アキレス腱の部分的な腫大がある（B，→）．アキレス腱の付着部や Kager's fat pad は異常なし．T2 強調横断像（B'）では，アキレス腱は円形を示し腫大している（B'，→）．アキレス腱内部の信号上昇は指摘できない．T1 強調矢状断像（C）では，アキレス腱の紡錘状の腫大がある（C，→）．アキレス腱前方の Kager's fat pad に信号異常なし．STIR 横断像（C'）では，アキレス腱は円形を示し腫大している（C'，→）．アキレス腱の周囲に線状の高信号域（C'，▶）があり，パラテノンをみているものと考える（C'，▶）．脂肪抑制 T2 強調矢状断像（D）では，アキレス腱の紡錘状の腫大と内部の信号上昇を認める（D，→）．脂肪抑制 T2 強調横断像（D'）では，アキレス腱の腫大と内部に円形の高信号域を認める（D'，→）．エンドテノンとよばれる腱束間の浮腫性変化および変性と思われる．パラテノンの描出（D'，▶）と Kager's fat pad に信号上昇があり，腱の変性の重症度は高い．

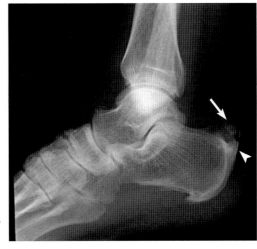

図 9.10　アキレス腱付着部症［50 歳代男性．踵部後部痛］
足関節単純 X 線写真側面像　踵骨後部に骨の形成がある（→）．またアキレス腱付着部に骨棘の形成を認める（▶）．

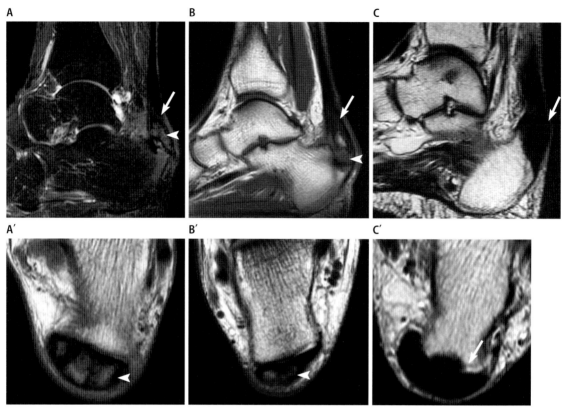

図 9.11 アキレス腱付着部症［A, A′：50 歳代男性（アキレス腱の痛みがある），B, B′：40 歳代男性（アキレス腱の痛みがある），C, C′：50 歳代男性（アキレス腱の痛みがある）］

A：MRI, STIR 矢状断像，A′：T2 強調横断像，B：プロトン強調矢状断像，B′：DESS 横断像，C：T2 強調矢状断像，C′：T2 強調横断像　MRI, STIR 矢状断像（A）で，アキレス腱の踵骨付着部の腫大と信号上昇を認める（A, →）．踵骨付着部には骨の形成が認められる（A, ➤）．踵骨の骨髄浮腫が高信号に認められる．T2 強調横断像（A′）では，アキレス腱内に円形の骨形成が多数認められる（A′, ➤）．プロトン強調矢状断像（B）では，アキレス腱の腫大と信号上昇が認められる（B, →）．アキレス腱は踵骨付着部に近づくにつれて腫大が進行する．内部に骨の形成がある（B, ➤）．DESS 横断像（B′）では，アキレス腱内に円形の骨形成を認める（B′, ➤）．T2 強調矢状断像（C）では，アキレス腱の腫大を認める（C, →）．アキレス腱の踵骨付着部の骨側の不整が目立つ．T2 強調横断像（C′）では，アキレス腱の腫大があり，骨がややびらん状になっている（C′, →）．骨髄浮腫はみられない．

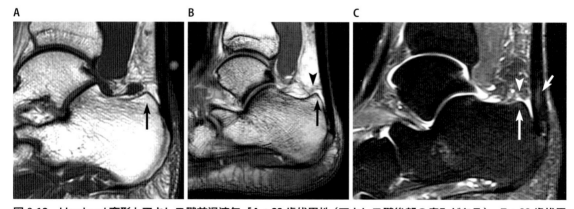

図 9.12　Haglund 変形とアキレス腱前滑液包［A：30 歳代男性（アキレス腱後部の痛みがある），B：30 歳代男性（アキレス腱後部に痛みがある），C：40 歳代女性（ソフトテニスのプレー中に痛みが起こり治らない）］

A：MRI, プロトン強調矢状断像，B：DESS 矢状断像，C：STIR 矢状断像　MRI, プロトン強調矢状断像（A）で，踵骨後部に骨の突出があり，Haglund 変形である（A, →）．アキレス腱に異常を認めない．DESS 矢状断像（B）では，踵骨後部の骨の突出（Haglund 変形）（B, →）と周囲に液体貯留（➤）を認める．アキレス腱前滑液包の発達である．STIR 矢状断像（C）では，踵骨後部の突出があり Haglund 変形である（C, 大矢印）．周囲に液体貯留がありアキレス腱前滑液包の発達である（C, ➤）．アキレス腱内部に信号上昇がありアキレス腱症といえる（C, 小矢印）．

9.4 足底筋膜炎
plantar fasciitis

■病態および症状

足底筋膜は踵骨底部の内側結節から起始し足底部表層の固有筋肉を覆う膜をさす．内側部・中央部・外側部と分類され，中央部が腱成分，内側部と外側部が筋膜成分である．母趾外転筋，短趾屈筋，小趾外転筋が覆われている．足底筋膜炎は内側アーチを構成し，歩行や走行などによる足部と地面との衝撃を抑える働きがある．足底筋膜炎はマラソンランナーや中距離選手のような陸上競技者，もしく急な方向転換など，足先に負担をかけるスポーツに多い疾患である．競技者の約11〜15%に認められる[1]．使い過ぎによって足底筋膜に炎症が発生する．扁平足や足底筋膜の柔軟性が低下している場合，下腿三頭筋が固い，足趾の筋力低下，O脚やX脚，外反母趾といった関節の変形などが存在すると，足底筋膜の負荷を強め，結果として足底筋膜炎を発症させる．そのほかの原因としては足底の柔らかい靴，土踏まずのサポートの悪い靴での運動も足底筋膜炎の原因になる．40歳代以降に多いとされている．高齢者になると運動と関係なく発症する．マラソンランナーなどアスリートの場合では20歳代での発症も多い．症状は踵の痛みであり，起床時に最も強い．歩行をし始めると徐々に痛みが消失する場合と痛みが増悪する場合とがある．慢性化した場合は終日痛みが続く．踵以外（足底筋膜の存在する中央部や足部前側）に痛みを自覚することもある．

■診 断

運動歴，踵部の圧痛などで診断する．

■合併症

慢性化すると痛みがずっと続く．

■治 療

中年の足底筋膜炎の場合は数か月で自然消失する例が多い（ただしアスリートの場合はそうともいえない）．痛みがあるときは安静，痛みのある場所の冷却，そのほか足底板療法，足底筋膜のストレッチなど．局所にステロイド注射を行うことや体外衝撃波療法なども適応となる．ステロイド注射は腱にとって断裂のリスクもあるため，超音波などでの腱の観察が必要になる[2]．ただし痛みのコントロールとしては有益とされている．足底筋膜のストレッチや筋力アップは足底筋膜炎の再発を予防する．

画像診断

単純X線写真	適応がない．踵骨棘の指摘が可能．
CT	適応がない．踵骨棘の指摘が可能．
MRI	足底筋膜の肥厚や信号上昇，踵骨の骨髄浮腫などの同定ができる．足底筋膜炎の診断に適している．また体外衝撃波後のフォローにも用いられる．足底筋膜の炎症が消退するとMRIで信号の低下が認められる．

●参考文献
1. Tahririan MA, Motififard M, Tahmasebi MN, Siavashi B：Plantar fasciitis. J Res Med Sci 2012；17：799-804.
2. Tatli YZ, Kapasi S：The real risks of steroid injection for plantar fasciitis, with a review of conservative therapies. Curr Rev Musculoskelet Med 2009；2：3-9.

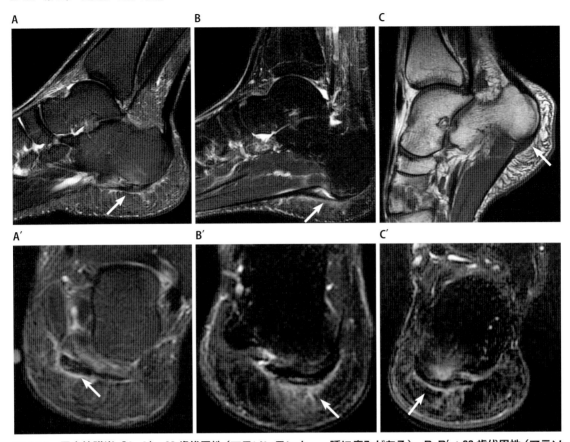

図 9.13 足底筋膜炎 [A, A′：30 歳代男性（マラソンランナー．踵に痛みがある），B, B′：30 歳代男性（マラソンランナー．踵に痛みがある），C, C′：30 歳代男性（マラソンランナー．踵に痛みがある）]
A：MRI, STIR 矢状断像，A′：STIR 冠状断像，B：STIR 矢状断像，B′：STIR 冠状断像，C：T1 強調矢状断像，C′：脂肪抑制 T2 強調冠状断像　MRI, STIR 矢状断像（A）で，足底筋膜の踵骨付着部での信号上昇と腫大がある（A，→）．足底筋膜炎である．踵骨の骨髄浮腫も認められる．STIR 冠状断像（A′）では，足底筋膜の内側部の信号上昇と腫大がある（A′，→）．足底筋膜周囲の信号上昇もある．STIR 矢状断像（B）では，足底筋膜の腫大と信号上昇を認める（B，→）．足底筋膜炎である．踵骨の骨髄浮腫はみられない．STIR 冠状断像（B′）では，足底筋膜の内側部の腫大あり（B′，→）．足底部脂肪組織の浮腫性変化がある．T1 強調矢状断像（C）では，足底筋膜の腫大を認める（C，→）．踵骨の骨髄浮腫を認めない．脂肪抑制 T2 強調冠状断像（C′）では，足底筋膜の内側部の腫大あり（C′，→）．

> **診断のポイントと注意点**
> - スポーツ歴（マラソンが多い），いつ足底部が痛くなるのか，など比較的診断はしやすいと思われる．
> - 関節の変形，筋力不足，筋肉の固さといった他の要因で足底筋膜の負荷がかかりやすい．再発を予防するには，これらの要因をなくす必要がある．
> - 体外衝撃波による治療は一定の効果をあげている．
> - 踵骨棘（足底筋膜の付着部に発生する骨棘）は足底筋膜炎とは直接関係がないといわれる．

9.5 距骨滑車の骨軟骨病変（osteochondral lesion of talus：OLT）もしくは骨軟骨損傷（osteochondral disease of talus：OCD）

impingement syndrome

■病態および症状

距骨滑車は非常に大きな関節面であり，距腿関節を形成している．1888年，Konigら[1,2]によって関節遊離体を形成した骨軟骨骨折という報告が最初である．かつては離断性骨軟骨炎，骨軟骨骨折，距骨滑車骨折などさまざまな呼び方が存在していた．現在では骨軟骨病変もしくは骨軟骨損傷（OLTもしくはOCD）とよばれている．原因も外傷や血管障害説・遺伝説などが挙げられていたが，現在は距骨滑車と脛骨天蓋部との衝突による外傷性変化が93〜98％，そのほかの原因がわずかながら存在する，とされる[3]．外傷の場合では1回の大きな捻挫が原因であることがほとんどである（しかしながら患者本人が捻挫の自覚がない場合も少なくない）．両側性発症は約10％で認められる[4]．また家族発症の報告もある[4]．症状は長期間にわたる足関節のうずくような痛み，足関節の腫脹や足関節の不安定を認める．

病変は距骨滑車内側後方が約61〜70％[5]であり，そのほかに距骨滑車外側前方に出現する．内側後方の病変では骨軟骨片は半円形の形状を示すことが多く，外側前方病変では平坦でウェハース状の形態を示すことが多い．

■診 断

外傷の既往と画像検査で診断する．単純X線写真では病変が大きくても不明瞭なことも多く，MRIやCTでの検査を追加したほうがよい．また画像（単純X線写真もしくはMRI）による骨軟骨病変のStage分類を行う．Stage分類は単純X線写真で行うBerndt & Harty分類（1959年）とHeppleら[6]が1999年にBerndt & Harty分類およびLoomerら[7]の指摘した軟骨下囊胞を付け加えた方法などを盛り込んだ新たなMRI分類を提唱している．さらに関節鏡の発達とともに関節鏡による骨軟骨病変の分類もPritschらやChengらが提唱している[8,9]．

■合併症

外傷の程度にもよるが前距腓靱帯や三角靱帯損傷を合併していることがある．放置すると変形性足関節症への移行が早くなる．

■治 療

骨軟骨片の大きさや安定性，受傷からの期間などに応じて選択する．骨軟骨病変のStage 1では保存的に治療することが多い（安静，免荷，ギプス固定など）．手術療法としては関節鏡下でドリリング（出血を促し骨軟骨片と母床骨との骨癒合を促進させる），吸収ピンなどでの骨軟骨片の固定（骨軟骨片が完全遊離している場合），骨軟骨片の摘出，などがある．また再発防止のための足関節周囲の筋肉トレーニングや柔軟性を高めるストレッチなどを行わせる．

画像診断

単純X線写真	不安定な骨軟骨片などでは距骨滑車の骨欠損が指摘可能である．軟骨下囊胞を示すタイプでは指摘できる場合とできない場合とがある．MRIで骨挫傷のみの所見では同定できない．
CT	MRIで距骨滑車の骨挫傷のみの所見では指摘は困難であるが，そのほかの骨軟骨病変はほぼ指摘可能である．関節造影後CTを用いれば関節軟骨の剥離の範囲も観察できる．
MRI	骨軟骨片の同定や骨挫傷の有無，軟骨下囊胞の指摘に優れる．シーケンスを選べば距骨滑車の軟骨部分の欠損の評価も可能である．手術内容によっては画質が劣化し評価しにくいことがある．外側靱帯やそのほかの軟部組織の損傷も同時に評価できる．

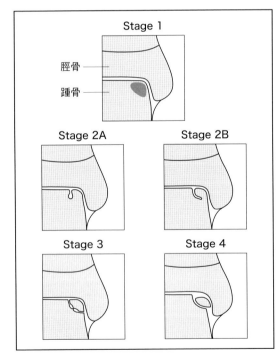

図9.14 骨軟骨病変（OCD）のMRI分類
（文献2をもとに作成）

Stage 1：関節軟骨のみに限局した損傷であり，軟骨下骨の浮腫を認める．単純X線写真上では所見は同定できない．

Stage 2：関節軟骨の損傷に軟骨下骨折を伴ったものであり，損傷部分には骨折線が薄く出現する．単純X線写真では所見を認めないか，もしくは骨折部分に骨透亮像もしくは骨硬化性変化を認める．
— Stage 2A：CTで囊胞性病変が認められる，もしくは（さらに）MRIで骨髄浮腫があるもの．
— Stage 2B：CTで転位はないが骨折線があり，骨折線は関節面と連続している，もしくは（さらに）MRIで骨髄浮腫を伴わないもの．

Stage 3：骨軟骨片は母床骨から遊離しており，周囲に強い高信号域を認める（rim sign）．しかし骨軟骨片に転位がないもの．単純X線写真では骨軟骨片と母床骨との間に透亮像が認められる．

Stage 4：骨軟骨片が転位しているもの．関節液の貯留が認められることが多い．単純X線写真では骨軟骨片と母床骨の間の骨透亮像がさらに大きくなる．

Stage 5：軟骨下囊胞の形成，二次性変形性関節症．単純X線写真では二次性変形性関節症を呈する．

●参考文献

1. Badekas T, Takvorian M, Souras N：Treatment principles for osteochondral lesions in foot and ankle. Int Orthop 2013；37：1697-1706.
2. Konig F：Über freie Körper in den gelenken. Dtsch Z Chir 1888；27：90-109.
3. van Dijk CN, Reilingh ML, Zengerink M, van Bergen CJ：Osteochondral defects in the ankle：why painful? Knee Surg Sports Traumatol Arthrosc 2010；18：570-580.
4. Flick AB, Gould N：Osteochondritis dissecans of the talus (transchondral fractures of the talus)：review of the literature and new surgical approach for medial dome lesions. Foot Ankle 1985；5：165-185.
5. Erban WK, Kolberg K：Simultaneous mirror image osteochondrosis dissecans in identical twins. Rofo 1981；135：357.

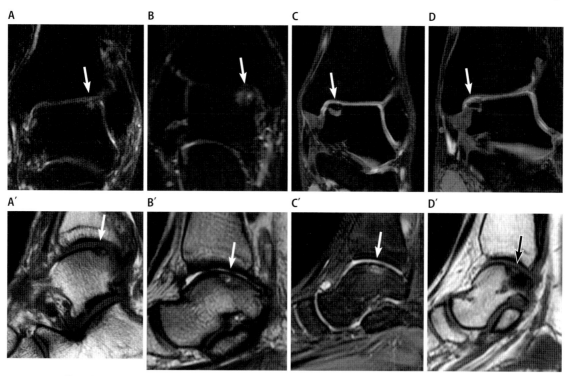

図 9.15 骨軟骨病変（OCD）［すべて足関節の痛みで受診　A, A'：40歳代男性（サッカー），B, B'：20歳代男性（野球），C, C'：15歳男性（サッカー），D, D'：17歳女性（テニス）］
A：MRI，脂肪抑制 T2 強調冠状断像，A'：T1 強調矢状断像，B：脂肪抑制 T2 強調冠状断像，B'：T2 強調矢状断像，C：GRE T1 強調冠状断像，C'：STIR 矢状断像，D：GRE T1 強調冠状断像，D'：T1 強調矢状断像　MRI，脂肪抑制 T2 強調冠状断像（A）で，距骨滑車の外側に骨髄浮腫と思われる信号上昇があり（A, →）脛骨天蓋部との衝突に伴う骨挫傷と考える．T1 強調矢状断像（A'）では，骨軟骨片はやや上方に転位しているのがわかる（A, →）．しかしながら完全に遊離したわけではなく後方で母床骨と連続しており，安定型の骨軟骨片であることがわかる（Stage 2B）．脂肪抑制 T2 強調冠状断像（B）では，距骨滑車の内側に円形の高信号域を認める（B, →）．軟骨下嚢胞にみえる．T2 強調矢状断像（B'）では，軟骨下嚢胞と思われる円形の高信号域が距骨滑車に認められる（B', →）．明らかな陥凹面は指摘できない．Stage 2A といえる．GRE T1 強調冠状断像（C）では，骨軟骨片が母床骨から完全に遊離しているのがわかる（C, →）．骨軟骨片の浮腫性変化は指摘できない．大きな転位ではないと仮定すると Stage 3 に分類される．STIR 矢状断像（C'）では，骨軟骨片の存在する領域は高信号にみえる（C', →）．矢状断像では骨軟骨片そのものははっきり同定できない．GRE T1 強調冠状断像（D）では，骨軟骨片が完全に遊離しておりなおかつ側方へ転位を認める（D, →）．Stage 4 である．T1 強調矢状断像（D'）では，骨軟骨片は若干信号が低い．骨壊死になりつつあると思われる（D', →）．

診断のポイントと注意点
- 骨軟骨片の評価は 2 方向（冠状断像，矢状断像）で行う．
- 脂肪抑制系の画像の場合，骨軟骨片が不明瞭になることもあるので注意する．
- 骨軟骨片の壊死は T1 強調像で低信号，脂肪抑制画像でも骨髄信号上昇がみられない場合と考えられるが，実際は脂肪抑制画像での信号上昇はかなり長く認められる．

---

6. Hepple S, Winson IG, Glew D : Osteochondral lesions of the talus : a revised classification. Foot Ankle Int 1999 ; 20 : 789-793.
7. Loomer R, Fischer C, Lloyd-Schmidt R, et al : Osteochondral lesions of the talus. Am J Sports Med 1993 ; 21 : 13-19.
8. Pritsch M, Horoshovski H, Farine I : Arthroscopic treatment of osteochondral lesions of the talus. J Bone Joint Surg Am 1986 ; 68 : 862-865.
9. Cheng MS, Ferkel RD, Applegate GR : Osteochondral lesions of the talus : a radiologic and surgical comparison. Presented at the Annual Meeting of the American Academy of Orthopedic Surgeons. New Orleans, 1995 Feb 16-21. New Orleans : American Academy of Orthopedic Surgeons, 1995.

9.6 インピンジメント症候群
impingement syndrome

■病態および症状

インピンジメントとは「挟みこみ」という．関節運動の際，関節内に何らかの介在物が存在し，関節運動の妨げになるとともに挟まれることで疼痛を自覚する．1957年にO'Donoghueが足関節の前方内側部に痛みを生じたインピンジメント症候群を報告し大きな注目を浴びたことが始まりともいえる[1,2]．どの関節でも発生しうる病態であるが，足関節以外では特に肩関節のインピンジメント症候群が有名である．

足関節の場合では後方インピンジメント症候群，前方インピンジメント症候群，外側インピンジメント症候群，内側インピンジメント症候群と，痛む部位によって分類できる．もしくは捻挫の肢位によって分類する方法もある．

1) **後方インピンジメント症候群**：足関節の底屈時に後方に痛みを自覚する．サッカーのシュート時，クラッシックバレエのポワントの肢位などが契機になる．距骨後方で距骨や踵骨が衝突したり，後方の滑膜組織や軟部組織が関節運動で挟まれたり，三角骨が存在しそれが関節運動で挟まれることで痛みを生じる．

2) **前方インピンジメント症候群**：足関節の背屈時に痛みを自覚する．サッカーやラグビーのダッシュ，器械体操，バレーボールやバスケットボールのジャンプの着地など足関節の背屈強制をする運動で脛骨遠位端前方と距骨が衝突したり，関節包前側や前方脂肪組織を挟みこんだりする．バレエダンサーにも起こりうるという報告[3]がある．距骨頸部や脛骨遠位端前方に衝突に伴う骨棘が出現することがあり，footballer's ankle（衝突性外骨腫）とよばれる．足関節捻挫の既往があると足関節の不安定性が強いため，骨棘形成や滑膜増殖をきたしやすい．

3) **外側インピンジメント症候群**：内反捻挫で前距腓靱帯損傷後の線維性肥厚や滑膜増殖が激しい場合，関節内にそれらが進展する．これが関節運動によって挟まれて発症する．足関節の不安定性が強い場合は特にインピンジメントを起こしやすい．足関節捻挫を起こしやすいバレーボール，バスケットボール，サッカーなど，ほぼすべてのスポーツで起こりうる．

4) **内側インピンジメント症候群**：これも外側インピンジメント同様に内反捻挫で発症するが，さらに強い捻挫であるとされる．もしくは外反捻挫で発症する．三角靱帯損傷後に発症する．三角靱帯の深層線維の損傷後の治癒過程で，増殖した線維組織や三角靱帯の断端などが内果後縁と距骨内側に挟まれると，患者は足関節の後方内側の痛みを自覚する．また同様の外傷で前内側が痛くなる場合もある．このときは三角靱帯前部の損傷後であることが多い．いかなるスポーツでも発症する．

■診 断

スポーツ歴，外傷歴，痛みの再現性の有無，関節遊離体や介在物を画像診断などで同定し診断する．

■合併症

インピンジメント症候群を発症させる足関節は不安定性が強い例が多い．早期の変形性関節症（OA）や骨軟骨損傷の合併に注意する．

■治 療

介在物の摘出である．増殖した滑膜組織や線維組織，関節遊離体であれば関節鏡下で切除，摘出．骨棘が原因であれば，骨棘を除去する．

画像診断

単純X線写真	関節遊離体，骨棘の形成や変形性関節症の変化を同定できる．
CT	単純X線写真と同様である．単純X線写真ではわかりにくい骨軟骨病変の指摘も可能である．
MRI	滑膜や線維組織の増殖や靱帯損傷の評価に優れる．軟部組織の腫脹や骨髄浮腫の部位なども同定できる．小さな関節遊離体に関しての評価は劣る．

●参考文献
1. Manoli A 2nd：Medial impingement of the ankle in athletes. Sports Health 2010；2：495-502.
2. O'Donoghue DH：Impingement exostoses of the talus and the tibia. J Bone Joint Surg Br 1957；394：835-852.
3. O'Kane JW, Kadel N：Anterior impingement syndrome in dancers. Curr Rev Musculoskelet Med 2008；1：12-16.

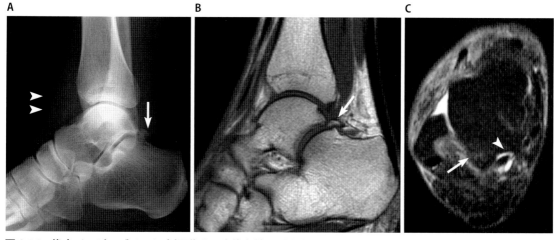

図9.16 後方インピンジメント症候群［30歳代女性．踵上方の痛みがある］
A：足関節単純X線写真側面像，B：足関節MRI，T1強調矢状断像，C：STIR横断像　単純X線写真（A）で，距骨後方に円形の骨があり三角骨である（A，→）．周囲の軟部組織の腫脹がある（A，▶）．MRI，T1強調矢状断像（B）では，三角骨（B，→）を認める．三角骨内の骨髄浮腫がわずかに低信号にみえる．STIR横断像（C）では，三角骨（C，→）は淡い信号上昇を認める．三角骨の近傍に長母趾屈筋腱が認められる．周囲の腱鞘内液体貯留がある（C，▶）．

診断のポイントと注意点
- 再現性のある疼痛，捻挫もしくは外傷の有無が大切である．
- 骨棘や早期の変形性関節症の存在なども診断の手助けになる．
- MRIは滑膜・線維性増殖，靱帯の損傷の評価に優れる．

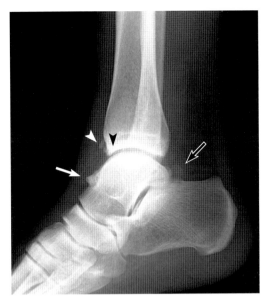

**図9.17 前方インピンジメント症候群
[20歳代男性．サッカー，足関節背屈時の痛みがある]**
距骨頸部には前方に突出する骨棘の形成を認める（白矢印）．また脛骨遠位骨端の前方の骨硬化性変化，骨棘（黒矢頭）および関節遊離体（白矢頭）を認める．周囲の軟部組織の腫脹がみられる．これらの骨棘は衝突性外骨腫であり，footballer's ankleともよばれる．距骨後方には円形の骨があり三角骨である（黒矢印）．

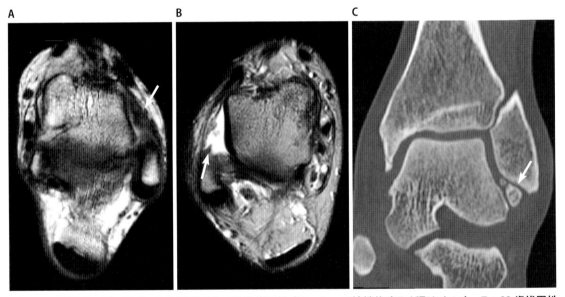

図9.18 外側インピンジメント症候群 [A：30歳代男性（サッカーで捻挫後痛みが取れない），B：20歳代男性（サッカーで捻挫後の痛みがある），C：20歳代男性（ラグビー．運動中に激痛がある）]
A：足関節MRI，T2強調横断像，B：T2強調横断像，C：CT，MPR冠状断像　MRI，T2強調横断像（A）で，前距腓靱帯は不均一な肥厚を示しており損傷後の線維化を示す（A，→）．関節内に張り出すように線維成分が存在しており，関節運動で挟まれている可能性がある．T2強調横断像（B）では，前距腓靱帯は指摘できず，損傷後である．関節内に突出する靱帯の断端があり（B，→），関節運動で挟まれている可能性がある．関節液貯留が目立つ．MPR冠状断像（C）では，外果と距骨外側の関節面に関節遊離体が認められる（C，→）．これらの挟みこみによる痛みと推測できる．

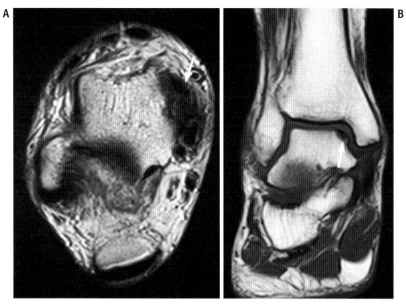

図 9.19　内側インピンジメント症候群［30 歳代男性．サッカーで強い捻挫後痛みが取れない］
A：MRI, T2 強調横断像，B：T1 強調冠状断像　MRI, T2 強調横断像（A）で，三角靱帯の走行の乱れがあり，断裂を疑う所見である（A, →）．T1 強調冠状断像（B）では，距骨滑車内側に低信号域があり，捻挫に伴う骨軟骨病変である（B, →）．

9.7 副骨・種子骨障害
disorder of sesamoid bone and accessory bone

■病態および症状

足部の種子骨では母趾MTP関節に存在する円形の二つの骨をさす．これら種子骨は腱の中に存在しており，腱の動きを助けたり，腱を摩擦から保護したり，足底圧を和らげたりといった働きを行う．第2中足骨頭部の種子骨の頻度は0.4％，第3中足骨頭部では0.2％，第4中足骨頭部では0.1％，第5中足骨頭部では4.3％とされる[1]．第2〜5中足骨では母趾の次に第5趾中足骨頭部に種子骨が存在することが多い．

種子骨障害とは種子骨の何らかの原因によって発生する炎症をさす．主な種子骨障害としては，種子骨の骨折，分節化（分裂種子骨），骨壊死である．剣道や器械体操，陸上といった地面からの衝撃が母趾のMTP関節に直接伝わるスポーツに多い．つま先立ちの多いスポーツも障害の原因となる．また合わない靴の使用や固いアスファルトでの運動なども種子骨障害の原因となる．症状は歩行やランニング時の痛み，圧痛，母趾の背屈で疼痛などを認める．

副骨とは過剰骨ともよばれる．二次骨化中心が母床骨と結合できずに分離したままのものをさす．母床骨と線維結合や軟骨結合している場合と，結合がはっきりしない場合とある．二次骨化中心を作りやすい骨に多い．足部の副骨は多岐にわたる（図9.20）が，頻度の高いものとしては順に三角骨，os peroneum，外脛骨である[3]．外果の下端や内果の下端に生じる骨は副骨端核とよばれる副骨であり，おのおのos subfibulare, os subtibialeといわれる．副骨は存在していても症状のないものも多い．副骨の存在によって痛みを生じる場合，副骨障害とよぶ．副骨や近接する母床骨の骨髄浮腫をきたしたり，周囲に存在する，もしくは副骨と連続している腱の障害（機能不全や変性）をきたしたりする．

外脛骨は舟状骨の内側後方に存在する骨であり，後脛骨筋腱が連続している．外脛骨障害によって足部内側の痛みや，後脛骨筋腱の機能不全によって扁平足をきたす．

三角骨は距骨後方に存在する小さな骨である．足関節の底屈によってインピンジメントされやすい．また近傍を走行する長母趾屈筋腱を三角骨と距骨でインピンジすることもある．

os peroneumは立方骨の下方に存在する骨であり，長腓骨筋腱が連続している．os peroneumが小さい場合は長腓骨筋腱に埋没している．os peroneumの障害によって足部外側底部の疼痛，外側縦軸アーチの減弱，長腓骨筋腱の変性や断裂を起こす．

■診 断

痛みの部位と単純X線写真で評価できる．急性の骨折の場合では骨折線が透亮像として認められる．分節化している場合，複数の骨片になっているのがわかる．

■合併症

副骨や種子骨に連続しているもしくは近傍を走行している腱の変性や機能不全，早期の変形性関節症が合併する．

■治 療

運動の中止，RICE療法，NSAIDsなどの服用．種子骨障害ではインソールなどによるサポートが有効である．保存的治療に反応しない場合では手術による摘出も考慮する．

外脛骨で大きなものの場合では外脛骨と舟状骨にドリリングを行い，骨髄液を出させて外脛骨と舟状骨に骨癒合を促進させる．三角骨は摘出することが多い．

画像診断

単純X線写真	種子骨や副骨の同定に優れる.
CT	単純X線写真と同様である. 軟部組織も同定できるので周囲の浮腫や分節部分の評価によい.
MRI	種子骨や副骨の浮腫や骨壊死の状態, 連続する腱の変性の評価に優れる. ^{99m}Tc-MDPで種子骨障害の診断ができたという報告[2]もある.

●参考文献

1. Nwawka OK, Hayashi D, Diaz LE, et al : Sesamoids and accessory ossicles of the foot : anatomical variability and related pathology. Insights Imaging 2013 ; 4 : 581-593.
2. Sharma P, Singh H, Agarwal KK, et al : Utility of (99m) Tc-MDP SPECT-CT for the diagnosis of sesamoiditis as cause of metatarsalgia. Indian J Nucl Med 2012 ; 27 : 45-47.
3. Lawson JP : International Skeletal Society Lecture in honor of Dorfman HD. Clinically significant radiologic anatomic variants of the skeleton. AJR Am J Roentgenol 1994 ; 163 : 249-255.

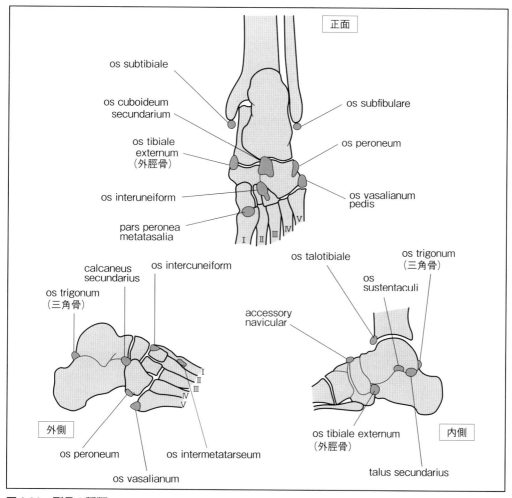

図9.20 副骨の種類
足関節・足部には複数の副骨, 副骨端核がみられる.

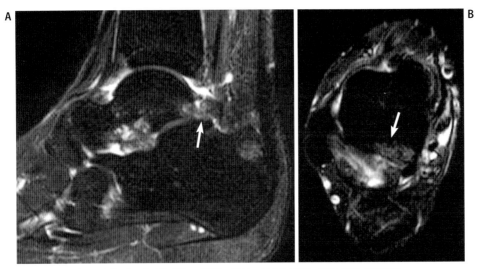

図 9.21 三角骨障害 [30 歳代男性.踵部の痛み,底屈で特に強い痛みがある]
A:足関節 MRI, STIR 矢状断像,B:STIR 横断像　MRI, STIR 矢状断像(A)で,三角骨が認められ(A, →),骨髄浮腫を呈している.周囲には液体貯留があり,おそらく三角骨が関節に挟まれているゆえの反応性液体貯留と思われる.STIR 横断像(B)では,三角骨と関節面を呈している距骨後方部分の骨髄浮腫も認められており,三角骨との衝突による浮腫を疑う所見である(B, →).

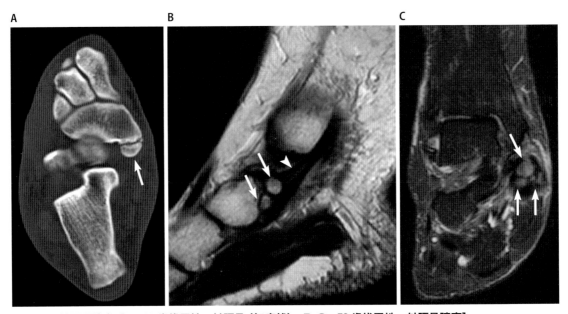

図 9.22 外脛骨障害 [A:20 歳代男性.外脛骨(無症状),B, C:50 歳代男性.外脛骨障害]
A:足関節 CT 横断像,B:MRI, T2 強調矢状断像,C:STIR 冠状断像　足関節 CT 横断像(A)で,舟状骨内側後方に粗大な骨があり外脛骨である(A, →).舟状骨と関節面を形成している.MRI, T2 強調矢状断像(B)では,分節化した外脛骨が認められる(B, →).後脛骨筋腱(B, ▶)も認められる.後脛骨筋腱に索状の信号上昇があり変性をきたしている.STIR 冠状断像(C)では,外脛骨は複数存在し,外脛骨自体の信号上昇も認められる(C, →).外脛骨障害と思われる.周囲軟部組織の信号上昇も強く,炎症性変化をきたしている.

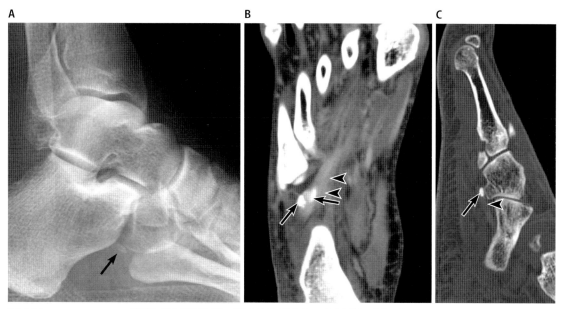

図9.23　os peroneum障害［50歳代男性．足の痛みがあり，歩行がしづらい］
A：足関節単純X線写真アントン線像，B：足部CT横断像（軟部条件），C：足部CT，MPR矢状断像（骨条件）　単純X線写真アントン線像（A）で，立方骨の近傍に米粒状の骨が認められ，os peroneumに一致する（A, →）．CT横断像（軟部条件）（B）では，os peroneumは分節化して（B, →），長腓骨筋腱内部に存在している．長腓骨筋腱はやや濃度が高く腫大を示し，変性や損傷を疑う所見がある（B, ▶）．MPR矢状断像（骨条件）（C）では，os peroneumは周囲の骨と比べて濃度がやや高く（C, →），骨壊死を合併している可能性がある．os peroneumに連続して長腓骨筋腱を認める（C, ▶）．

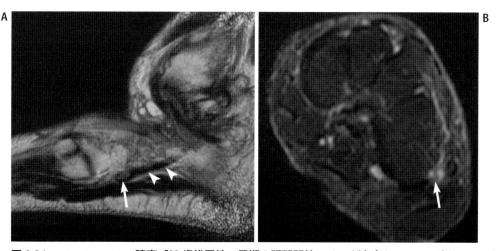

図9.24　os peroneum障害［60歳代男性．早期の距腿関節のOAが存在している．歩きにくい］
A：足関節MRI，T2強調矢状断像，B：STIR冠状断像　MRI，T2強調矢状断像（A）で，os peroneum（A, →）とそれに連続する長腓骨筋腱（A, ▶）を認める．os peroneumの信号がやや不均一であり，骨髄浮腫を伴っている．os peroneumの障害を示唆する．長腓骨筋腱の信号異常はみられない．STIR冠状断像（B）では，os peroneumの信号上昇がみられる（B, →）．os peroneum障害である．距腿関節のOAもおそらくos peroneumによる長腓骨筋腱の機能不全が影響しているのかもしれない．

> **診断のポイントと注意点**
> - 痛みの部位と単純X線写真やCTなどで副骨や種子骨の異常を発見して診断する．
> - 副骨は存在しているからといって必ず症状があるわけではない．どちらかといえば無症状のもののほうが多いと思われる．
> - 種子骨障害はスポーツ選手に多く，疲労骨折が原因ではないかともいわれる．

9.8 足根骨癒合症
tarsal coalition

■概 念

足根骨癒合症とは，足根骨の二つもしくはそれ以上が不整な関節面を形成し，連結をしている状態をさす．不整な関節面は線維軟骨結合，硝子軟骨結合，骨結合と3種類あるが，もっぱら線維軟骨結合か硝子軟骨結合である．不整な関節面であるがゆえに関節可動域は狭い．原因は胎生期に足根骨の個々の発育不全で分離しきれなかったためとされる．幼少時は大きな運動をしないことや，足根骨の骨化が少ないため症状が発現しない．思春期頃（9～16歳）になり運動量が増え骨の成熟が進行するにつれて，関節の動きにくさや痛みを生じてくる．しかしながら，成人に達しても何の自覚症状も呈さない場合も少なくない．成人では先行する外傷の既往（足関節捻挫など）があり，症状が治まらない場合に初めて発見される．当然スポーツ活動性の高い成人は発見されやすいが，その一方で第1楔状舟状骨癒合症のように「立ち仕事で足が痛い」とスポーツと関係なく痛みを生じるものもある．頻度は1～13％と文献によってまちまちである[1～3]．無症候性を併せると頻度はもっと高いのかもしれない．

■病態および症状

癒合症を呈する足根骨は踵骨，距骨，舟状骨，第1楔状骨（内側楔状骨）が多く，距踵骨癒合症，踵舟状骨癒合症，第1楔状舟状骨癒合症などが挙げられる．中足骨の癒合症などもあるが，頻度は低い．欧米諸国では距踵骨癒合症，踵舟状骨癒合症がそれぞれ45％ずつとされ，第1楔状舟状骨癒合症はまれとされているが，日本では第1楔状舟状骨癒合症をみる機会は多い．

1) **距踵骨癒合症**：距骨と踵骨の癒合である．内果下方，載距突起近傍レベルの骨の膨隆，疼痛を認める．10歳頃より症状が出現するとされる．骨の増殖性変化（変性）で足根管症候群を合併することがある．足関節捻挫や運動で癒合部分の骨折を合併することもある．
2) **踵舟状骨癒合症**：踵骨と舟状骨の癒合症である．8～12歳頃より症状が出現する．疼痛は足根洞のやや前方に認められる．一度痛みが出現すると，年齢とともに増悪する傾向がある．
3) **第1楔状舟状骨癒合症**：第1（内側）楔状骨と舟状骨との癒合症である．母趾中足骨の内側から足底の痛みを認める．無症候性であることが多く，単純X線写真などでたまたまみつかることが多い．

■診 断

患者の年齢，痛みおよび腫脹の部位，外傷の有無および単純X線写真もしくはCTで診断可能．

■合併症

距踵骨癒合症では足根管症候群の合併をきたしやすい．踵舟状骨癒合症では術後の痛みの再発の報告がある．

■治 療

保存療法として安静や装具の着用，NSAIDsなどの服用を行う．疼痛が頑固で改善を望めない距踵骨癒合症，踵舟状骨癒合症に関しては癒合部分の切除を行う．第1楔状舟状骨癒合症では保存的治療のみで問題がない．

●参考文献
1. Bohne WH：Tarsal coalition. Curr Opin Pediatr 2001；13：29-35.
2. Lawrence DA, Rolen MF, Moukaddam H：Middle subtalar osseous coalition with associated fusion of the sinus tarsi：a previously undescribed type of tarsal coalition. Clin Imaging 2014；38：67-69.
3. Snyder RB, Lipscomb AB, Johnston RK：The relationship of tarsal coalitions to ankle sprains in athletes. Am J Sports Med 1981；9：313-317.

画像診断

単純X線写真	癒合症の発見に有用である．距踵骨癒合症では足関節単純X線写真側面像でC-signとよばれる距骨後方から載距突起まで骨の連続がみえる．踵舟状骨癒合症は通常の足関節正面像・側面像に加え斜位像を追加しないと指摘できない．踵骨頭部の不整な関節面は「アリクイの鼻」とよばれる細長い独特の形状を示す．第1楔状舟状骨癒合症では足部単純X線写真正面像で第1楔状骨と舟状骨の関節面に変形性関節症（OA）変化を認める．
CT	単純X線写真と同様で癒合の同定に有用である．MPRを作成できるため，癒合部分の観察に優れる．
MRI	癒合部分のほかに骨髄浮腫や，靱帯損傷合併の有無などの診断が可能になる．癒合部分が線維軟骨結合か硝子軟骨結合かも同定できる．軟骨結合の場合は癒合部分がすべてのシーケンスで低信号を示し，硝子結合の場合は癒合部分が高信号（STIRや脂肪抑制T2強調像，T2強調像）になる．

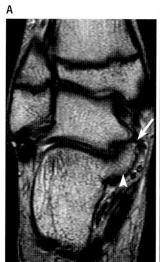 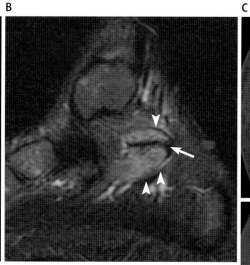 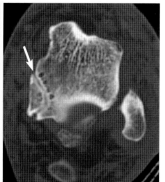 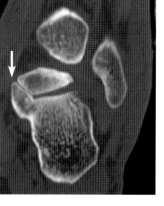

図9.25　距踵骨癒合症［A, B：13歳男性（足部内側部に痛みがある），C, D：40歳代男性（捻挫後に足部内側部の痛みが取れない）］
A：足関節MRI, T2強調冠状断像，B：足関節STIR矢状断像，C：CT横断像，D：CT, MPR冠状断像　MRI, T2強調冠状断像（A）で，踵骨内側の載距突起（A，▶）が延長し距骨内側と不整な関節面を形成している（A, →）．距踵骨癒合症である．STIR矢状断像（B）では，癒合部分（B, →）は低信号をきたしており線維結合である．周囲の骨髄浮腫が強い（B, ▶）．CT横断像（C）では，距骨内側に不整な関節面がある（C, →）．関節窩嚢胞の形成を認める．MPR冠状断像（D）では，踵骨載距突起の延長があり距骨内側後方と関節面を形成している．癒合部は骨性癒合ではない（D, →）．骨折の合併もみられない．

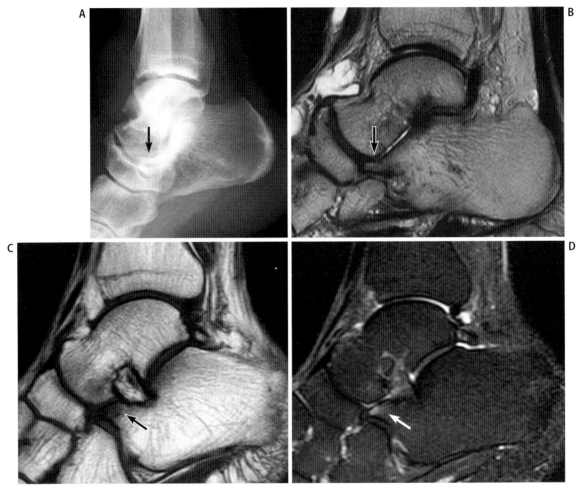

図 9.26　踵舟状骨癒合症
[A, B：60 歳代女性（捻挫後の足部外側の痛み），C, D：20 歳代男性（転倒での足関節捻挫，痛みが取れない）]
A：足関節単純 X 線写真側面像，B：MRI, T2 強調矢状断像，C：T1 強調矢状断像，D：STIR 矢状断像　単純 X 線写真（A）で，踵骨頭部上方が細長く角状に突出している（A, →）．癒合部分と思われるがわかりにくい．MRI, T2 強調矢状断像（B）では，踵骨頭部の上方が延長し舟状骨と不整な関節面を呈している（アリクイの鼻）（B, →）．踵舟状骨癒合症である．T1 強調矢状断像（C）では，踵骨頭部上方が炎症を起こし，なおかつ信号の低下を示す（C, →）．STIR 矢状断像（D）では，癒合部分（D, →）の骨髄浮腫が認められる．

診断のポイントと注意点
- 思春期の患者の足根骨部の痛みや，成人で捻挫後などに痛みが取れない場合は癒合症を考える．
- 単純 X 線写真や CT での診断は比較的容易である．
- 手術後に痛みの再発がある場合もある（特に踵舟状骨癒合症）．

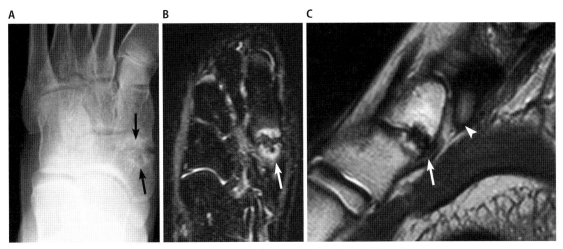

図 9.27　第 1 楔状舟状骨癒合症［11 歳女児，足部内側から足底部の痛みがある］
A：足部単純 X 線写真正面像，B：MRI, STIR 横断像，C：T1 強調矢状断像　単純 X 線写真（A）で，第 1 楔状骨と舟状骨の間に関節面の不整を認める（A, →）．第 1 楔状舟状骨癒合症である．一見すると単なる OA 変化のようにみえるが，年齢や関節運動の乏しいこの関節面が積極的に OA になることは通常ない．MRI, STIR 横断像（B）では，第 1 楔状骨と舟状骨の間の不整な関節面に沿って骨髄浮腫が認められる（B, →）．T1 強調矢状断像（C）では，関節面は低信号を示しており線維軟骨結合である（C, →）．背側に円形の骨があり，外脛骨である（C, ▶）．

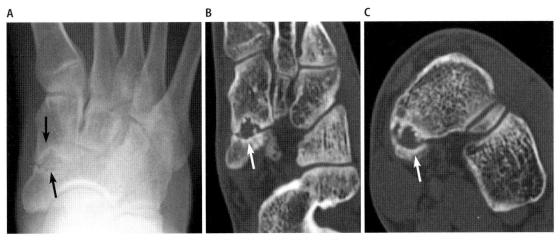

図 9.28　第 1 楔状舟状骨癒合症［30 歳代男性．立ち仕事がきつい］
A：足部単純 X 線写真正面像，B：CT 横断像，C：CT, MPR 冠状断像　足部単純 X 線写真正面像（A）で，第 1 楔状骨と舟状骨の間に関節面の不整を認める（A, →）．第 1 楔状舟状骨癒合症である．CT 横断像（B）では，第 1 楔状骨と舟状骨の関節面は不整で，軟部組織に置換されているようにもみえる（B, →）．MPR 冠状断像（C）では，横断像と同様で不整な関節面を認める（C, →）．

9.9 疲労骨折（足根骨疲労骨折・中足骨疲労骨折）
fatigue fracture (stress fracture of tarsal and metatarsal)

■ 病態および症状

疲労骨折は，通常の骨に繰り返し（一度では骨折しない程度の）外力が加わることで骨折するもの（狭義の疲労骨折）と，骨密度や骨質の低下した骨に通常の外力が加わることで骨折を起こすもの（脆弱性骨折）との両方を含む．スポーツにおける疲労骨折は狭義のものをさす．選手側に原因がある場合と環境側に要因がある場合がある．選手側の場合では短期間での集中したトレーニング，筋力不足，筋力のバランスの不良，身体の柔軟性の不足，技術不足などが挙げられる．環境側の要因としては選手の体力や技術に合わない練習メニュー，運動する場所の足場の悪さ，靴が合わない，などが挙げられる．学生であれば，6月くらいから疲労骨折の頻度が増えてくる．これは夏の大会などに向け運動量が増えてくる時期に一致する．

足関節・足部の疲労骨折は非常に多い．疲労骨折はスポーツ選手の外傷の1～20%であるのにもかかわらず，80%は下肢に好発する[1]．脛骨（23.6%），舟状骨（17.6%），中足骨（16.2%），内果，踵骨などの疲労骨折の頻度が高い[2]．中足骨ではマラソン（第2，3中足骨），サッカー，ラグビー（第5中足骨），ダンス（第1，2中足骨），舟状骨では相撲，テニス，体操，脛骨下部や内果はサッカー，バレーボールやバスケットボール．踵骨ではサッカー，ラグビーなどが挙げられる．疲労骨折の頻度が小さい足部の骨としては距骨，楔状骨，立方骨，第1中足骨，母趾基節骨であるが，立方骨の疲労骨折は剣道では比較的よくみられる．通常，趾骨（基節骨，中節骨，末節骨）の疲労骨折はないとされる（母趾基節骨以外はない）．

外傷歴が特にないにもかかわらず慢性的な痛みを自覚する．運動が始まると痛み，休むと軽減する．

■ 診　断

運動歴と慢性的な痛みのほか，画像検査で診断する．

■ 合併症

練習メニューや患者のトレーニングによっては容易に再発する．治療し運動が再開できるまでの平均期間は7～12週間である[3]．

■ 治　療

局所の安静で通常は回復できる．安静が保てない部位の疲労骨折（第5中足骨，内果の疲労骨折など）の場合ではスクリューによる固定が必要になる．

● 参考文献
1. Kahanov L, Eberman LE, Kenneth E, et al：Diagnosis, treatment, and rehabilitation of stress fractures in the lower extremity in runners. Open Access J Sports Med 2015；6：87-95.
2. Brukner P, Bradshaw C, Kahn KM, et al：Stress fractures：a review of 180 cases. Clin J Sport Med 1996；6：85-89.
3. Lappe J, Davies K, Recker R, Heaney R：Quantitative ultrasound：use in screening for susceptibility to stress fractures in female army recruits. J Bone Miner Res 2005；20：571-578.

画像診断

単純X線写真	骨折線が同定できる場合とできない場合がある．疲労骨折の早期では骨折線はほぼ指摘できない．骨折し1か月ほど経過すると中足骨や脛骨，腓骨の疲労骨折では骨膜反応による骨皮質の肥厚が出現し，同部位に骨折が存在したとわかる．関節内に含まれる部位の疲労骨折の場合は，不均一な骨硬化のみが認められる．
CT	単純X線写真と同様である．
MRI	骨折線がはっきりしない早期の疲労骨折の同定も可能になる．骨折線は同定できないこともあるが，骨折に付随する骨髄浮腫や骨膜反応（単純X線写真やCTで仮骨として出現していないもの）を指摘することが可能．
その他	かつては^{99m}Tc-MDP全身骨シンチグラフィなどを用いて疲労骨折を診断したこともある．

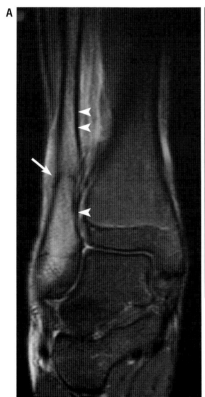
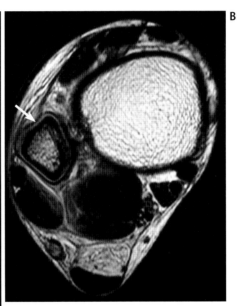

図9.29 疲労骨折（腓骨）[15歳男性．野球，下腿外側の痛みがある]
A：足関節MRI，STIR冠状断像，B：T2強調横断像　STIR冠状断像（A）で，腓骨の遠位骨幹部に線状低信号域があり，骨折線に一致する（A, →）．周囲は高信号を示し，骨髄浮腫が幅広く認められる（A, ▶）．T2強調横断像（B）では，腓骨を取り囲むように高信号と低信号の線状域が認められる（B, →）．骨折に伴う骨膜反応である．

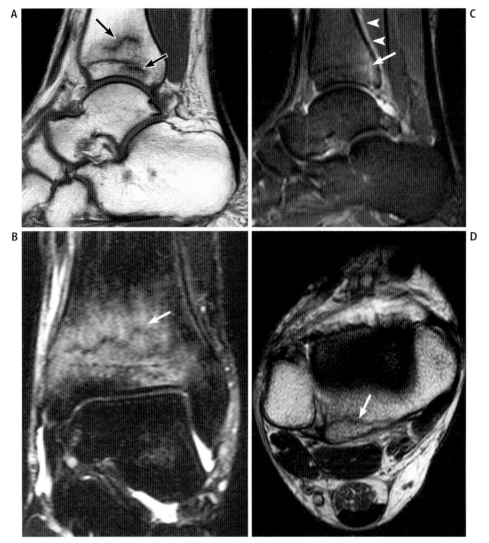

図9.30　疲労骨折（脛骨）
[A, B：30歳代男性（マラソン．足関節痛），C, D：40歳代男性（テニス．足関節後部の痛みがある）]
A：足関節 MRI, T1強調矢状断像，B：STIR冠状断像，C：STIR矢状断像，D：T2強調横断像　T1強調矢状断像（A）で，脛骨の遠位骨幹端にギザギザした低信号線状域があり骨折線に一致する（A, →）．骨幹端と骨端と2か所存在する．STIR冠状断像（B）では，脛骨骨幹端の骨折線（B, →）の周囲には高信号域が広がっており，骨折に伴う骨髄浮腫である．STIR矢状断像（C）では，脛骨骨端から骨幹端にかけて高信号の線状域があり，骨折を疑う（C, →）．周囲に淡い骨髄浮腫がある．また脛骨の後縁には線状の高信号域があり，骨膜反応である（C, ➤）．T2強調横断像（D）では，脛骨の後果に線状の低信号域があり，骨折線である（D, →）．

診断のポイントと注意点
- 骨折線はギザギザしており，交通外傷などの1回の外傷で発生する骨折線と形状が異なる．
- どのモダリティにおいても骨折線がはっきり同定できないことがある．骨膜反応や仮骨の形成，骨髄浮腫の有無などで総合的に判断する．

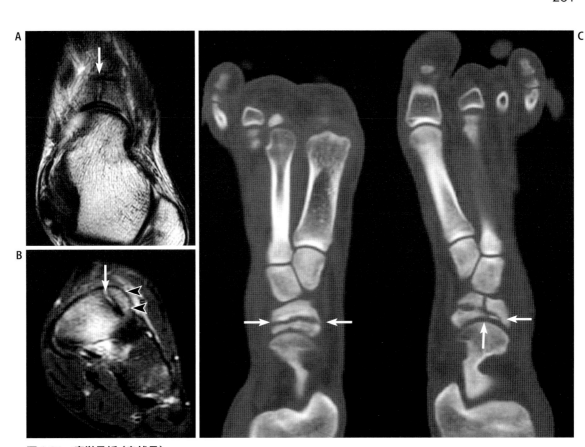

図 9.31 疲労骨折（舟状骨）
[A, B：12歳女児（体操．足背部の痛みがある），C：17歳男性（相撲．両側足背部の痛みがある）]
A：足部 MRI，T2 強調横断像，B：STIR 冠状断像，C：両足 CT 横断像　MRI，T2 強調横断像（A）で，舟状骨の中央に線状の高信号域が認められる（A，→）．舟状骨の骨折であり，骨折に沿って液体貯留がある状態である．やや骨折部が離開している状態と思われる．STIR 冠状断像（B）では，骨折線（B，→）の周囲には強い信号上昇があり（B，▶），骨髄浮腫を呈している．CT 横断像（C）では，両側舟状骨は左右および前後方向に骨折がみられる（C，→）．舟状骨の骨折は通常前後方向の骨折といわれるが，運動によっては左右方向への骨折も認められることを示唆する所見である．

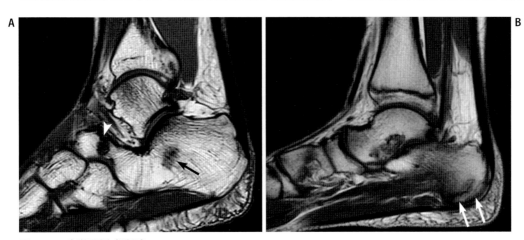

図 9.32 疲労骨折（踵骨）
[A：20歳代女性（駅伝選手．走行中に踵部の痛みがある），B：11歳男児（野球．踵の痛みがある）]
A：MRI，T1 強調矢状断像，B：T1 強調矢状断像　T1 強調矢状断像（A）で，踵骨体部に線状の低信号域があり疲労骨折である（A，→）．骨折線の周囲に淡い低信号域があり骨髄浮腫である．また踵骨前方には舟状骨と不整な関節面を形成しており踵舟状骨癒合症である（A，▶）．T1 強調矢状断像（B）では，踵骨底部にギザギザとした線状の低信号域があり疲労骨折である（B，→）．

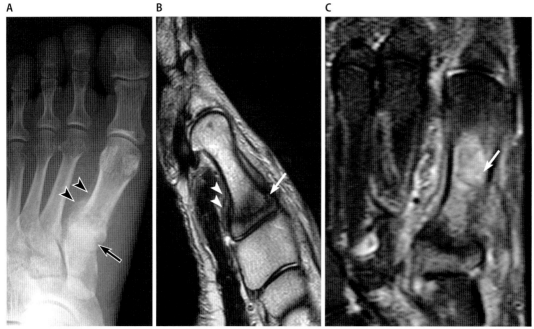

図 9.33 疲労骨折（母趾中足骨基部）[40 歳代男性．スポーツインストラクター．母趾のつけ根の痛みあり]
A：母趾単純 X 線写真正面像，B：MRI, T2 強調矢状断像，C：STIR 横断像　単純 X 線写真（A）で，母趾中足骨基部に線状の透亮像があり骨折である（A, →）．骨折線の周囲には仮骨が形成されている（A, ▶）．1 か月ほど経過している骨折である．T2 強調矢状断像（B）では，母趾中足骨基部に骨折線が低信号として認められる（B, →）．中足骨を取り囲むように仮骨を認める（B, ▶）．STIR 横断像（C）では，母趾中足骨は骨髄浮腫が目立つ（C, →）．

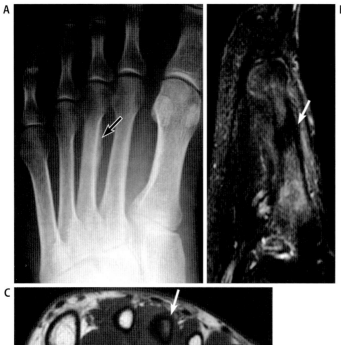

図 9.34 疲労骨折（第 3 中足骨）[40 歳代男性．マラソン．ランニング中の足背部の痛み]
A：足部単純 X 線写真正面像，B：MRI, STIR 矢状断像，C：T1 強調冠状断像　単純 X 線写真（A）で，第 3 中足骨骨幹部に仮骨の形成が認められ，骨皮質が肥厚している（A, →）．明らかな骨折線は同定できないが疲労骨折を疑う所見である．STIR 矢状断像（B）では，第 3 中足骨骨幹部に低信号線状域があり骨折である（B, →）．すでに仮骨によって骨折部周囲は肥厚してきている．骨髄浮腫が高信号として認められる．T1 強調冠状断像（C）では，中足骨の骨皮質の肥厚が低信号域として認められる（C, →）．骨髄信号の低下があり浮腫がある．

9.10 Lisfranc 関節靱帯損傷（足根中足関節靱帯損傷）
tear of Lisfranc joint and ligament

■病態および症状

Lisfrancという用語は足根中足関節を示すものと，骨間靱帯を示すものとの2種類ある．Lisfranc靱帯は内側楔状骨と第2中足骨基部を結ぶ骨間靱帯である．強靱な靱帯であり，足の横軸アーチの形成に携わっている．Lisfranc関節は中足骨と楔状骨・立方骨を結ぶ関節をさす．どちらもつま先立ちをした状態で，強い軸圧がかかることで受傷する．Lisfranc関節損傷（脱臼骨折）の軽傷型がLisfranc靱帯損傷という見方もある．スポーツ損傷の場合は，異常がわかりにくく発見が遅れやすいLisfranc靱帯損傷が問題になる．いかなるスポーツでも受傷する可能性があるが，クラシックバレエを含むダンス，ジャンプするバスケットボールやバレーボール，切り返し動作の多いテニスなどにみられる．Lisfranc靱帯損傷はNunleyら[1)]による単純X線写真による分類が知られており，Stage Iは靱帯損傷，Stage IIは第1楔状骨-第2中足骨間の2 mm以上の離開，Stage IIIは第1楔状骨-第2中足骨間の離開と内側縦アーチの減弱を示す．

症状は頑固な足背部の疼痛である．横軸アーチが減弱し扁平足になる．

■診断

アーチの減弱，痛みの部位および画像検査で判断する．

■合併症

発見が遅れると扁平足，慢性的な足部の痛みが続く．損傷の程度にもよるが，Stage II，IIIの保存的治療は受傷後1年以上の経過でスポーツ復帰が25～50%程度と低い．損傷が大きいほど手術を選択したほうが，復帰が早いと思われる[2,3)]．

■治療

Stage Iでは保存的治療が選択されることが多い（安静，インソールやテーピング，ギプスなど）．Stage II，IIIでは観血的な治療が選択される．

●参考文献
1. Nunley JA, Vertullo CJ：Classification, investigation, and management of midfoot sprains；Lisfranc's injuries in the athlete. Am J Sports Med 2002；30：871-878.
2. 善家雄吉，月坂和宏，山口一敏ほか：リスフラン靱帯損傷の観血的治療成績．中部整災誌 2005；48：523-524.
3. 岡 徹，中川拓也，末吉 誠ほか：リスフラン靱帯損傷に対する保存療法―6症例のスポーツ復帰状況―．スポーツ傷害 2012；17：2-4.
4. MacMahon PJ, Dheer S, Raikin SM, et al：MRI of injuries to the first interosseous cuneometatarsal (Lisfranc) ligament. Skeletal Radiol 2009；38：255-260.

画像診断

単純X線写真	Nunleyの分類が重要である．Nunleyの分類は第1楔状骨-第2中足骨間の離開を述べているが，ほかの分類としてlongitudinal typeとtransverse typeというものもある．longitudinal typeはLisfranc靱帯に内側-中間楔状骨間靱帯損傷が加わっているものであり，母趾側の内側偏位があるものである．transverse typeはLisfranc靱帯損傷と第2中足骨基部の亜脱臼を示すものである（図9.35）．離開2 mmがボーダーラインである．
CT	単純X線写真と同様である．小さな骨折の有無も確認できる．MPR像は内側楔状骨-第2中足骨間の離開，内側-中間楔状骨の離開などの同定に優れる．
MRI	Lisfranc関節に脱臼骨折がない場合はMRIでLisfranc靱帯損傷を確認する必要がある．断裂の指摘は比較的容易であり，単純X線写真で内側-中間楔状骨間靱帯損傷が疑われる場合では，この骨間靱帯の評価も併せて行う．MacMahonら[4]によると，臨床上Lisfranc靱帯損傷を疑われMRIで靱帯を評価した16足のうち，損傷の程度が大きい症例はすべてMRI上で靱帯損傷として同定可能であった．ただし臨床上「捻挫」と診断され「Lisfranc損傷」を疑うことができるかどうかでMRIでの正診率が変わってくると報告している．

A：longitudinal type：
Lisfranc靱帯に内側-中間楔状骨間靱帯損傷が加わっているものであり，母趾側の内側偏位があるもの．第2中足骨の亜脱臼は認められない．

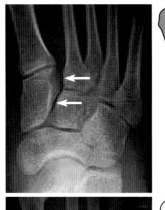 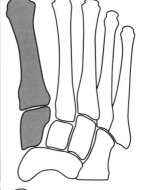

B：transverse type：
Lisfranc靱帯損傷と第2中足骨基部の亜脱臼を示すものである．

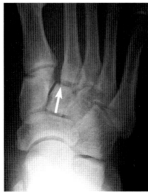 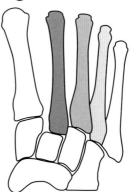

図9.35　Lisfranc靱帯の分類

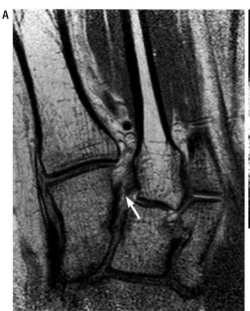
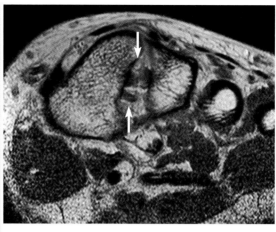

図9.36 Lisfranc靱帯損傷［20歳代女性．ダンス中に転び受傷］
A：MRI，プロトン強調横断像，B：プロトン強調斜冠状断像　MRI，プロトン強調横断像（A）で，Lisfranc靱帯（A，→）の完全断裂を認める．内側楔状骨と第2中足骨基部の離開が認められる．斜冠状断像（B）では，Lisfranc靱帯は2本同定され，どちらも断裂している（B，→）．Lisfranc靱帯は破格があり，1本から4本までであるとされ2本が最も多いとされる．

診断のポイントと注意点
- 捻挫で片づけられてしまい発見が遅れがちである．疑うことが重要である．
- 単純X線写真でわずかな内側楔状骨と第2中足骨間の離開を指摘する．
- 手術療法は早期のOAが出現する可能性がありスポーツ復帰も遅い傾向がある．離開が少なければ保存的治療も効果があると思われるが，靱帯の損傷や離開の程度の正確な評価や受傷してから治療開始までにかかった時間，扁平足の程度，運動の活動性の高さなど，ほかに考慮すべきことも少なくない．
- Lisfranc靱帯損傷のMRI評価そのものは簡単である．

9.11 腓骨筋腱脱臼
dislocation of peroneal tendon

■概念と症状
腓骨筋腱が外果から外れることをさす．長腓骨筋腱が脱臼することがほとんどであり，短腓骨筋腱単独や長短腓骨筋腱同時に脱臼することはまれである．高度な足関節捻挫によって，外果に存在する fibrous ridge が骨膜ごと剥離したり外果を支持する支帯を破綻させたりする．これによって長腓骨筋腱が外果外側へ脱臼する．足を酷使するスポーツ，サッカーやラグビー，アメリカンフットボールなどに認められる．受傷時は足関節捻挫としての外果周囲の腫脹や疼痛がみられ，腓骨筋腱脱臼の診断は困難なことが多い．十分な安静と運動の中止が行われないまま運動を再開すると，脱臼が日常化し，患者そのものが脱臼を再現できるようになる．症状は急性期では足関節の痛みや腫脹，慢性化すると腱が抜けるような（外れるような）感覚，脱臼の再現を認める．

■診断
捻挫の既往，外果前方にポケット状の間隙の触知，および慢性化した際の脱臼の再現などで判断する．

■合併症
自由に脱臼してしまうこと．足関節運動の際不安定になる．

■治療
急性期の際は十分な安静，足関節の固定．保存的に治療すると fibrous ridge が骨膜の癒合とともに正しい位置に存在できるとされる．慢性化している場合は長腓骨筋腱を外果に固定するための手術（DasDe 手術）が必要になる

画像診断

単純X線写真	脱臼の診断はできない．外果の裂離骨折や骨軟骨損傷の否定に用いる．
CT	単純X線写真と同様である．
MRI	腓骨筋腱は撮像時には通常の位置に存在している．急性期の場合は fibrous ridge 周囲の骨髄浮腫や，fibrous ridge の剥離や支帯の信号上昇を認める．これらの所見より腓骨筋腱が正常の位置に存在していても脱臼を疑う所見になる．ただし急性病変は描出するのが困難なことが多い（MRI の検査に回ってこない）．慢性化するとこれらの間接的な所見は消失する．その場合，足関節は背屈位にすることで脱臼を直接観察することができる．

●参考文献
1. Gaulke R, Hildebrand F, Panzica M, et al：Modified rerouting procedure for failed peroneal tendon dislocation surgery. Clin Orthop Relat Res 2010；468：1018-1024.

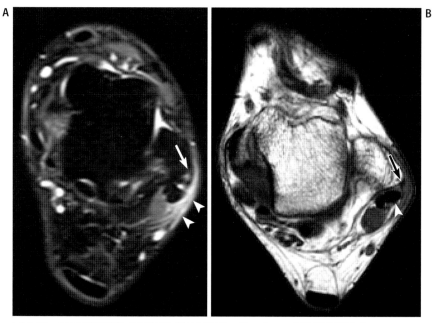

図 9.37　腓骨筋腱脱臼（急性期）[17 歳男性．サッカーで足関節捻挫後]
A：足関節 MRI，STIR 横断像，B：DESS 横断像　足関節 MRI，STIR 横断像（A）で，fibrous ridge 付着部近傍の骨髄浮腫あり（A, →）．また支帯に沿って帯状の信号上昇を認め（A, ➤），損傷がある．長腓骨筋腱の位置は変化を認めないが，急性期の腓骨筋腱脱臼を疑う所見である．DESS 横断像（B）では，fibrous ridge の不明瞭化（B, →）があり脱臼を疑う所見である．また長腓骨筋腱の内部のわずかな信号上昇があり変性を疑う（B, ➤）．

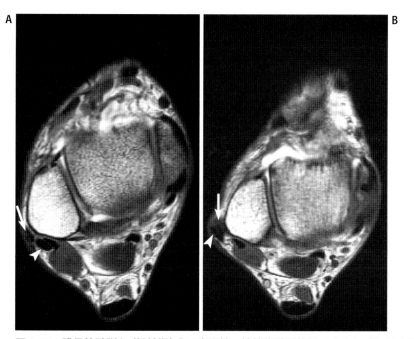

図 9.38　腓骨筋腱脱臼（慢性期）[17 歳男性．捻挫後腱が抜けるような感じがする]
A：足関節 MRI，DESS 横断像，B：DESS 横断像（背屈位）　MRI，DESS 横断像（A）で，fibrous ridge が外果から裂離している（A, →）．脱臼後の変化と思われる．長腓骨筋腱（A, ➤）はほぼ正常の位置に存在している．背屈位撮像（B）では，外果の外側に脱臼している長腓骨筋腱（B, ➤）と移動した fibrous ridge（B, →）が認められる．

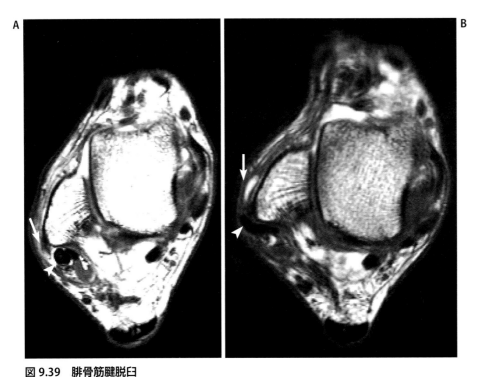

図 9.39　腓骨筋腱脱臼
[30 歳代男性．サッカーで捻挫後，足の不安定感と気持ち悪さが残る]
A：足関節 MRI，DESS 横断像，B：DESS 横断像（背屈位）　MRI，DESS 横断像（A）で，fibrous ridge が腫大し辺縁が毛羽だっている（A，→）．脱臼による損傷を疑う所見である．長腓骨筋腱は信号上昇しており変性を疑う（A，➤）．背屈位撮像（B）では，長腓骨筋腱が外果外側へ亜脱臼している（B，➤）．fibrous ridge は不明瞭で，どこに移動したかはっきりしない．外果外側に帯状の液体貯留（B，→）があり，fibrous ridge が骨膜ごとはがれた際に形成されたポケットである．

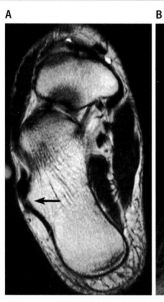
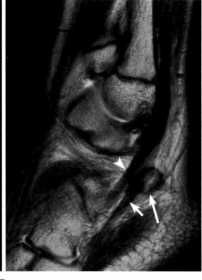

▶ **15歳女性**
足関節外側部が靴でこすれて運動がしにくい.

A：足関節 MRI, T2 強調横断像,
B：T2 強調矢状断像

付図 9.1：腓骨筋滑車の過形成
MRI, T2 強調横断像（A）で，腓骨筋滑車（A, →）が外方に突出している．腓骨筋腱が滑車の上に乗り上げている．腓骨筋滑車の過形成である．骨髄浮腫はない．T2 強調矢状断像（B）では，腓骨筋滑車（B, 大矢印）と短腓骨筋腱（B, ▶）および長腓骨筋腱（B, 小矢印）．長腓骨筋腱が腓骨筋滑車の直上を走行している．腱の変性はない.

- 腓骨筋滑車は踵骨外側にある突起であり，短腓骨筋腱と長腓骨筋腱の間に存在し腱の走行の支持を行う構造物である．今や退化している人のほうが多い.
- まれに滑車の過形成が発生し，腓骨筋の収縮の際，腓骨筋腱と滑車がこすれて炎症性変化を呈することがある.

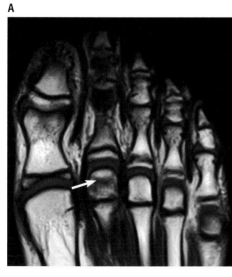
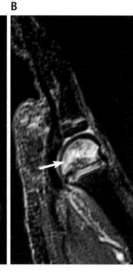

▶ **12歳女児**
サッカーで MTP 関節に痛みが発症し引かない.

A：足部 MRI, T1 強調横断像,
B：STIR 矢状断像

付図 9.2：第 2 中足骨頭部骨折
MRI, T1 強調横断像（A）で，第 2 中足骨頭部に線状域があり，骨折である（A, →）．骨端の collapse は認められない．STIR 矢状断像（B）では，第 2 中足骨頭部の骨髄浮腫が認められる（B, →）.

- 第 2 中足骨頭部は解剖学的に血流が疎であることと，ほかの中足骨と比較して動きにくい（中間楔状骨がほかの楔状骨より小さい）などの理由により中足骨頭部の骨壊死（Freiberg病）を起こしやすいとされる.
- 骨壊死の原因はいまだに不明とされているが，MRI の進歩と撮像頻度の増加により，外傷が先行し，結果として骨壊死を起こしている可能性は高いと思われる.

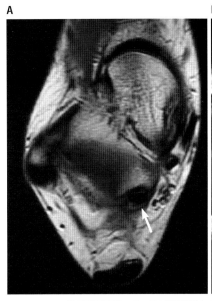 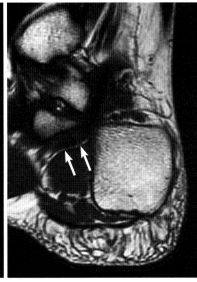

A：MRI, T1 強調横断像, B：T1 強調斜矢状断像

◀ 30 歳代女性
バレリーナ
母趾の屈曲困難が出現した．

付図 9.3：
長母趾屈筋腱の狭窄性腱鞘炎
MRI, T1 強調横断像（A）で，長母趾屈筋の信号上昇があり，腱の変性を疑う（A, →）．斜矢状断像（B）では，長母趾屈筋腱の腫大と信号上昇がある（B, →）．周囲腱鞘の肥厚もあり，狭窄性腱鞘炎の所見である．

- 長母趾屈筋腱の狭窄性腱鞘炎はバレリーナのポワントという，つま先立ちの動作によって，長母趾屈筋腱が骨にこすれることによって発症する．
- 底屈強制するスポーツに発生する可能性がある．

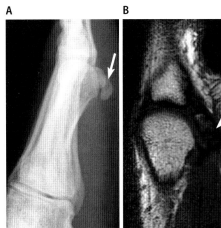 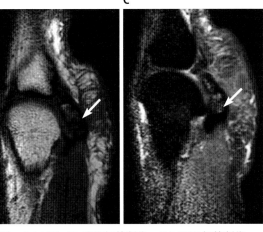

A：母趾単純 X 線写真側面像, B：MRI, T1 強調矢状断像, C：STIR 矢状断像

◀ 20 歳代女性
バスケットボールでジャンプの着地後から母趾の付け根の痛みが続く．

付図 9.4：**母趾種子骨骨折**
単純 X 線写真（A）で，母趾種子骨の内部に透亮像があり，骨折や炎症を示唆する（A, →）．MRI, T1 強調像（B）では，内側種子骨の内部に線状域があり，骨折を疑う（B, →）．STIR 像（C）では，骨折の周囲に骨髄信号上昇があり（C, →），浮腫を呈している．

- 母趾種子骨は内側種子骨と外側種子骨があるが，内側の障害がほとんどである．
- 種子骨炎，種子骨骨折（疲労骨折もある），種子骨の分節化と骨壊死など，すべてを包括して種子骨障害とよぶ．
- 種子骨障害はアスリートに多く，疲労骨折が原因で分節化や骨壊死を呈している可能性がある．

第10章

小児および思春期の骨端線損傷・骨端障害

　小児や思春期における骨は成長途中にあるため，成人の骨と比較して脆弱である．特に長管骨における骨端線（成長板）は軟骨成分で形成されているため，過度のスポーツ活動で損傷を起こしやすい部分である．同様に腸骨や坐骨といった骨の筋肉の付着部領域（apophysis）にも同様の骨端線が存在しており，運動で剥離することがある．また骨端においても小児期は二次骨化中心の周囲には軟骨が存在するため，骨端部に強い衝撃・牽引を繰り返し行う運動で障害を起こしやすい．このような障害は当然であるが，骨が成熟すると発生しない．
　なお，各章にも小児のスポーツ障害で骨端線損傷・骨端障害を述べているので，一部重複する画像も含まれる．

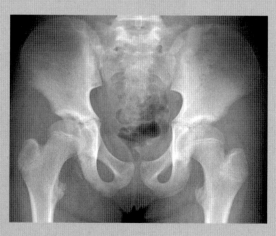

◀ 12歳女性．体操選手．
　右殿部の痛みが続く．
（詳細は本章 275 ページを参照）

小児および思春期の骨端線損傷・骨端障害の特徴

■病態および症状

骨端線損傷は，Salter-Harris 分類（図 10.1）が非常に有用である．この分類は骨端線を介した骨折の分布による分類であり，分類の数字が大きくなるにつれて予後が悪くなる．関節によって傾向があり，たとえば大腿骨近位部であれば，I 型（大腿骨頭すべり症），脛骨遠位端であればⅢ型（Tillaux 骨折），橈骨頭骨折であればⅡ型が多い．Ⅴ型は骨端線の挫滅を示唆するが，発見が遅れることが多い．下肢などであれば下肢長の左右差が出現してから気づくことも多い．

骨端障害は，踵骨（Sever 病），脛骨粗面（Osgood-Schlatter 病），膝蓋骨下端（Sinding Larsen-Johansson 病）のように筋肉運動による腱の牽引で発症するものが代表的である．第 2 中足骨頭部（Freiberg 病）も骨端障害の一つである．患者は損傷部の疼痛や腫脹を訴える．

■診 断

骨端線損傷は骨端線の離開や挫滅，骨端線に及ぶ骨折などの有無で診断する．単純 X 線写真で両側を比較して診断するとよい．骨端障害の場合も痛みの部位と運動歴などで診断可能である．単純 X 線写真や MRI では異常がはっきりしないことも多い．

■合併症

骨端線の早期閉鎖や骨端部分の分節化や骨壊死が合併する．

■治 療

骨端線損傷・骨端障害ともに運動の中止と安静を行う．骨端線損傷は骨折であるので，患肢のギプスやスクリューなどによる固定を行う．骨端障害は安静のみで症状の消失を認め，予後良好である．

画像診断

単純X線写真	必須である．骨端線損傷や骨端障害の確認は左右を比較するとわかりやすい．骨端線が反対側より拡大している場合は Salter-Harris 分類の Type I である．骨端障害の場合は骨端の骨硬化性変化や分節化を指摘できる．
CT	単純 X 線写真で骨端線にかかる骨折を 3 次元的に把握するのに優れる．MPR 画像を利用するとよい．骨端線損傷の特殊型（Triplane fracture：Salter-Harris 分類 Type Ⅱ＋Ⅲ）などでは CT を利用すると診断しやすい．骨端障害では撮影する必要性はあまりないと思われる．
MRI	骨折の把握，骨端線および骨端の信号変化，周囲の炎症の範囲などを同定できる．

●参考文献
1. Porr J, Lucaciu C, Birkett S：Avulsion fractures of the pelvis—a qualitative systematic review of the literature. J Can Chiropr Assoc 2011；55：247-255.
2. Loder RT, Wittenberg B, DeSilva G：Slipped capital femoral epiphysis associated with endocrine disorders. J Pediatr Orthop 1995；15：349-356.

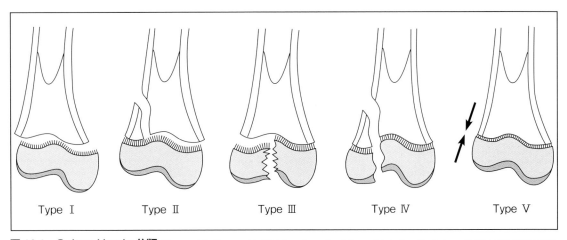

図 10.1　Salter-Harris 分類 (Rogers LF, Poznanski AK：Imaging of epiphyseal injuries. Radiology 1994；191：297-308. をもとに作成)
数字が大きくなるにつれて予後が悪くなる．骨端線の拡大・挫滅に関しては左右を比較するとよい．

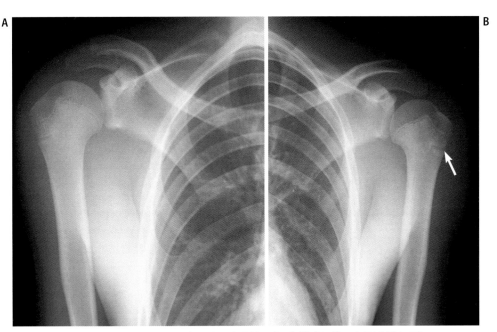

図 10.2　リトルリーガーズショルダー［14 歳男性．投手（左投げ），左肩痛がある］
A：右肩関節単純 X 線写真正面像，B：左肩関節単純 X 線写真正面像　単純 X 線写真で，右肩関節（A）は上腕骨の近位骨端線は正常である．右に比べて左肩関節（B）は，上腕骨近位骨端線の拡大がみられ（B，→），骨端線離開を疑う．

- リトルリーガーズショルダーは骨端線の左右差をみることで診断する．単純 X 線写真が最も診断に有用である．投球側の近位骨端線のほうが早めに閉鎖するとされる．

診断のポイントと注意点
- 基本的に単純 X 線写真で診断可能である．
- 左右を比較する．
- 年齢やスポーツから骨端障害や骨端線損傷を疑えることも多い．

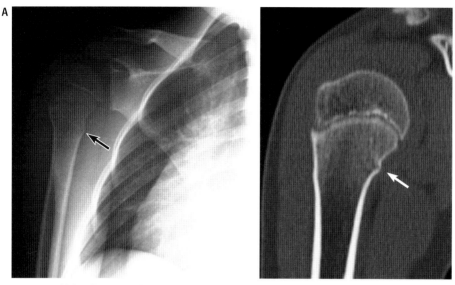

図10.3 若木骨折 [10歳女児．転倒]
A：上腕骨単純X線写真正面像，B：肩関節CT，MPR冠状断像　単純X線写真（A）で，上部骨幹部に透亮像があり，骨折である．くちばし状に骨皮質が突出しており（A，→），若木骨折に分類される．CT（B）で，若木骨折を呈する上腕骨近位骨幹部骨折であることがわかる（B，→）．

- 小児の骨折は部分的に亀裂が入り曲がるものの，完全に骨折を呈さないこともある．こういう骨折を「若木骨折」とよぶ．骨端線に近接した骨折の場合は，骨折と骨端線の鑑別が重要になる．

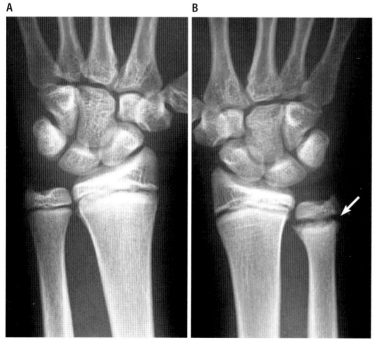

図10.4 骨端線損傷（手関節）
[15歳男性．体操選手，右手関節尺側の痛みがある]
A：左手関節単純X線写真正面像，
B：右手関節単純X線写真正面像
左手関節（A）は正常である．右手関節（B）は左手と比較して尺骨遠位骨端線の離開が認められる（B，→）．骨端線損傷であり，Salter-Harris分類のType Iである．

- 骨端線損傷は骨端線閉鎖前の小児にみられる．Salter-Harris分類が有名である．骨端線が離開のみを示すものはType Iである．左右を比べることが原則である．

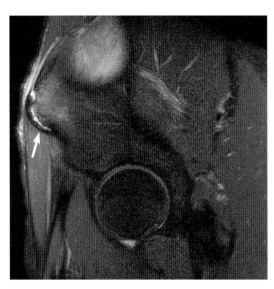

図 10.5　上前腸骨棘裂離骨折
[15 歳男性．ラグビーで右腸骨の痛みがある]
MRI，脂肪抑制プロトン強調矢状断像　上前腸骨棘の骨端部の裂離骨折が認められ骨髄浮腫を呈している（→）．第 7 章「7.1 骨盤部の剝離骨折（154 ページ）」も参照．

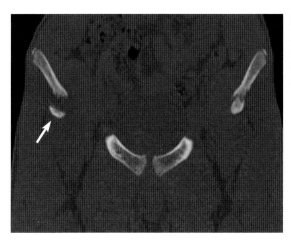

図 10.6　下前腸骨棘裂離骨折
[15 歳男性．サッカーで右骨盤に痛みがある]
骨盤 CT，MPR 冠状断像　右下前腸骨棘の裂離骨折を認める（→）．第 7 章「7.1 骨盤部の剝離骨折（154 ページ）」も参照．

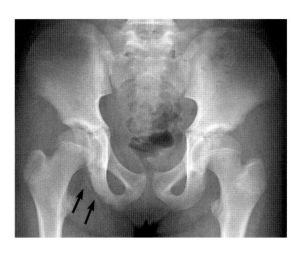

図 10.7　坐骨結節裂離骨折
[12 歳女児．体操選手，右殿部の痛みが続く]
股関節単純 X 線写真正面像　右坐骨結節が左と比較して疎であり，帯状の骨片が認められる（→）．坐骨結節部の裂離骨折である．

- 骨端線閉鎖前では，腱の牽引によって一番脆弱な骨端線から裂離骨折をきたす．成人すると，腱の変性から，付着部損傷になることのほうが多い．

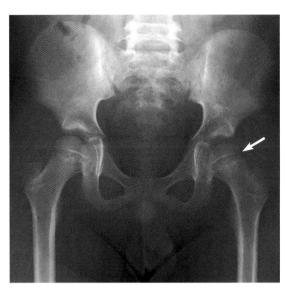

図 10.8 大腿骨頭すべり症
[8歳男児．サッカーを始めてから左股関節痛がある]
股関節単純X線写真正面像　右と比較して左大腿骨頭領域の骨端線の離開が認められる（→）．大腿骨頭すべり症に一致する（詳細は第7章「7.2 股関節唇損傷（158ページ）」を参照）．これも骨端線損傷であり，Salter-Harris分類のType I である．

- 典型例では，肥満傾向のある男児で，運動をし始めて比較的早期にすべり症を起こす．日本人には比較的少ないとされる．

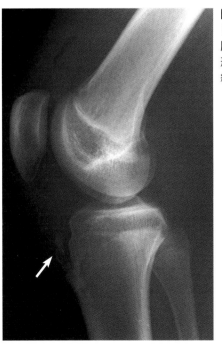

図 10.9 Osgood-Schlatter病
[15歳男性．脛骨前面に痛みがある]
膝関節単純X線写真側面像　脛骨粗面の粗糙と膝蓋腱に沿った骨の形成がみられる（→）．Osgood-Schlatter病に典型的な所見である．詳細は第8章「8.9 Osgood-Schlatter病（214ページ）」を参照．

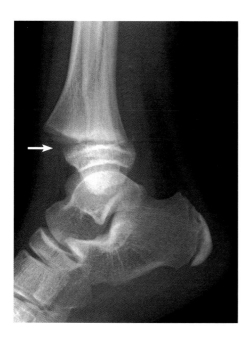

図 10.10　骨端線損傷（Salter-Harris 分類 TypeⅠ）
[14 歳男性．サッカーでボールを蹴ったら足関節痛で動けなくなった]
足関節単純 X 線写真側面像　脛骨の遠位骨端線が拡大し骨幹部が前方に認められる（→）．骨端線損傷であり，Salter-Harris 分類 TypeⅠである．

- 足関節の骨端線損傷は他の骨端線損傷と比較してやや高年齢であり，骨端線閉鎖途中の時期に多い．

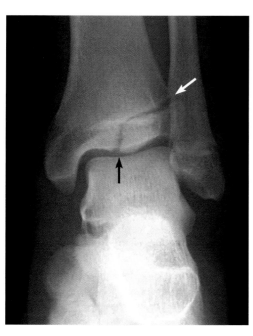

図 10.11　Tillaux 骨折
[14 歳男性．サッカーをしていて足をひねって転倒した]
足関節単純 X 線写真正面像　脛骨遠位骨端部に透亮像があり，骨端線離開を伴う（→）．Tillaux 骨折とよばれる骨端線損傷の一つの形態である．関節内に軟部濃度がみられ，血腫が疑われる．

- Tillaux 骨折は骨端線が閉鎖し始めている思春期頃に多い．脛骨の骨端から外側（腓骨側）へ向かう骨端線損傷である．骨片が非常に不安定な骨折であり，強固な固定が必要になる．

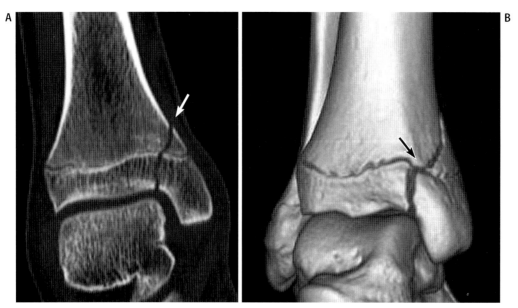

図 10.12　Triplane 骨折[14歳男性．サッカーの練習中，足関節痛が徐々に起こり動けなくなる]
A：足関節 CT，MPR 冠状断像，B：3DCT　CT 冠状断像（A）で，内果を斜走する骨透亮所見がある（A，→）．ギザギザとした形態であり，疲労骨折である．3DCT（B）では，骨折線が骨端部と骨幹端で，ちょうど骨端線を通って走行が変わっている（B，→）．Triplane 骨折の形態である．

- 急性期の外傷ではないので厳密には Salter-Harris 分類に当てはめるべきではないが，形態としては Salter-Harris 分類の Type II＋III といえる．

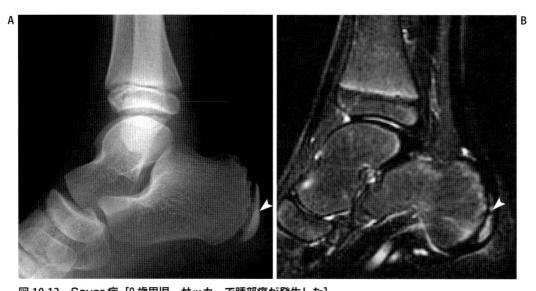

図 10.13　Sever 病[9歳男児．サッカーで踵部痛が発生した]
A：足関節単純 X 線写真側面像，B：MRI，STIR 矢状断像　単純 X 線写真（A）で，踵骨後方の骨端核に分節化を認める（A，→）．これだけでは異常とはいえない所見である．MRI（B）では，踵骨後方の骨端核の信号上昇と分節化がある（B，→）．年齢と痛みの場所を考慮すると Sever 病を疑う．

- Sever 病は成長期の骨端障害であるが，運動の中止で速やかに改善する．画像所見は正常のこともあるので，画像診断で判断すべきものではないかもしれない．

第11章

たまたま検査でみつかってしまう腫瘍および腫瘍類似疾患

アスリートの外傷の精査の際，骨腫瘍や軟部腫瘍が偶然みつかることがある．このようなときは，腫瘍の存在のために痛みや運動のパフォーマンスが低下しているのか，まったく関係ないものなのか鑑別する必要がある．本章では比較的頻度の高い骨腫瘍および軟部腫瘍，もしくは腫瘍類似疾患について述べる．悪性腫瘍に関しては除外している．

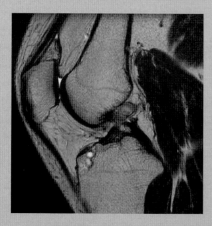

◀ 30歳代男性
半月板損傷の治療後も痛みが残存している．
（詳細は本章290ページを参照）

11.1 骨軟骨腫
osteochondroma

■病態および症状
原発性の良性骨腫瘍で最も頻度の高い腫瘍で，全骨腫瘍の10〜15%を占める．特に症状をきたす腫瘍ではないが，発生する部位によっては症状を呈する．たとえば筋肉との摩擦で運動時の痛みや偽滑液包炎などを発症させる．また神経の走行の近傍に存在すれば，痛みやしびれをもたらすこともある．骨幹端から発生し骨髄と腫瘍の頸部が連続していることが特徴である．先端に軟骨帽を伴う．骨端線閉鎖前では成長するが，骨端線閉鎖とともに発育が停止する．単発での発症と多発する症例とがあるが，単発性であると肉腫化の可能性は低い（1%未満）．軟骨帽が極端に厚い場合や骨盤骨発生の大きな骨軟骨腫の場合は，肉腫化の可能性があるので注意する．

＊肉ばなれなどを疑っているときや，膝の半月板や靭帯損傷の精査で画像検査を行ったときにたまたまみつかったりする．

■診断
単純X線写真で診断可能である．骨の重なりが多い肩甲骨や腸管ガス像などで不明瞭になりやすい骨盤骨発生の骨軟骨腫はCTによる評価が必要になる．まれながら脊椎などにも発生することがある．

■合併症
骨軟骨腫の肉腫化（軟骨肉腫になることが多い），筋肉との摩擦による筋の炎症や偽滑液包炎の形成など．腫瘍頸部で骨折することもある．

■治療
特に症状がないものは放置する．痛みを伴うもの，周囲との摩擦で痛みやしびれを呈しているものは切除する．予後は良好である．

画像診断

単純X線写真	ほぼ単純X線写真で診断可能である．骨幹端より発生するキノコ型の腫瘤性病変であり，骨髄が腫瘍の頸部と連続している．ときにsessile typeとよばれる頸部のない腫瘍も存在する．
CT	扁平骨発生の骨軟骨腫の評価に優れる．MPR画像を用いると評価しやすい．
MRI	骨軟骨腫の軟骨帽の評価，周囲の筋肉や神経との関係などを評価できる．

●参考文献
1. Grivas TB, Polyzois VD, Xarchas K, et al：Seventh cervical vertebral body solitary osteochondroma. Report of a case and review of the literature. Eur Spine J 2005；14：795-798.
2. Albrecht S, Crutchfield JS, SeGall GK：On spinal osteochondromas. J Neurosurg 1992；77：247-252.
3. Lee JY, Im SB, Park KW, et al：Subclinical cervical osteochondroma presenting as Brown-Sequard syndrome after trivial neck trauma. J Korean Neurosurg Soc 2012；51：233-236.

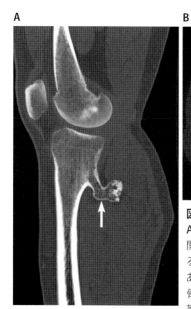
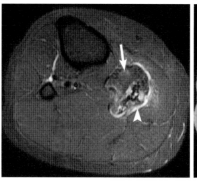
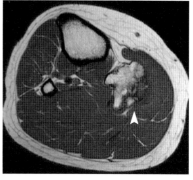

図 11.1　骨軟骨腫［17 歳女性．運動時に下肢の背側部痛がある］
A：膝関節 CT, MPR 矢状断像，B：MRI, STIR 横断像，C：T1 強調横断像　膝関節 CT (A) で，脛骨の近位骨幹端から下方に突出するように腫瘍性病変を認める (A, →)．骨髄腔が腫瘍と連続しており，先端は軟骨の骨化を反映し分葉状である．骨軟骨腫に一致する所見である．MRI, STIR 横断像 (B) では，腫瘍は淡い骨髄信号上昇をきたしており，浮腫を呈している (B, →)．腫瘍の頭部の辺縁に帯状の高信号域 (B, ▶) があり，液体貯留と考えられる．腫瘍と筋肉との間に摩擦が生じ，結果として反応性に出現したものと考える．T1 強調横断像 (C) では，軟骨成分が骨化したと思われる腫瘍の頭部の形状がよくわかる (C, ▶)．

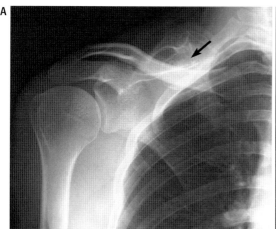
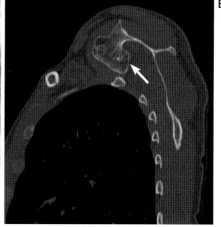

図 11.2　骨軟骨腫［40 歳代男性．運動時，肩関節に違和感がある］
A：肩関節単純 X 線写真正面像，B：CT, MPR 矢状断像　単純 X 線写真 (A) で，肩甲骨に一致して骨の突出がある (A, →)．鎖骨や肋骨と重なっていて非常に不明瞭である．CT (B) では，肩甲骨から起始する骨性腫瘍があり骨軟骨腫である (B, →)．

診断のポイントと注意点
- 運動というストレス状態で症状が出現することが多い（腫瘍そのものは痛みをもたらさない）．
- 単純 X 線写真で診断は可能である．
- 骨端線閉鎖前では軟骨帽が存在し，骨端線閉鎖後は速やかに軟骨帽が消失する．

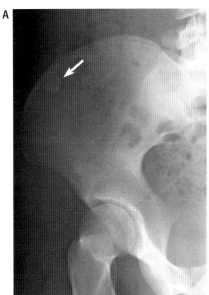
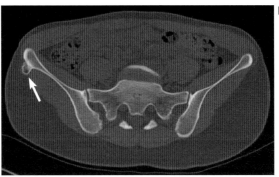

図11.3　骨軟骨腫
[18歳女性．もともと運動時の右腸骨の痛みがあり，上前腸骨棘の剥離骨折を疑っていた]
A：腸骨単純X線写真正面像，B：骨盤骨CT横断像　腸骨単純X線写真（A）で，腸骨棘に重なるように円形の骨が認められる（A，→）．骨盤骨CT（B）では，右上前腸骨棘に一致して円形の骨の突出があり骨軟骨腫と考えられる（B，→）．

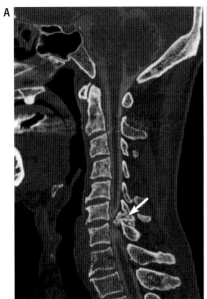
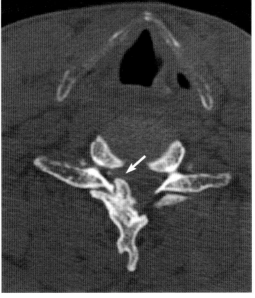

図11.4　骨軟骨腫（参考症例）**[60歳代男性．手指のしびれが進行してきた]**
A：頸椎CT，MPR矢状断像（ミエロ後），B：CT横断像（ミエロ後）　CT矢状断像（ミエロ後）（A）で，C6の上椎間関節から突出する骨性病変がある（A，→）．骨棘様にもみえる．CT横断像（ミエロ後）（B）では，骨性突出は脊柱管内に伸展しており，頸髄の圧迫を呈している（B，→）．骨の強い増殖性変化であり，手術時に骨軟骨腫が疑われた．

11.2 類骨骨腫
osteoid osteoma

■ 病態および症状

良性の骨腫瘍であり，一般的に小児および若年成人（10〜25歳あたり）にみられる[1]．発生原因は明らかではない．男女比は2〜3：1で男性に多いとされる．類骨を伴う骨芽細胞の増殖と毛細血管を豊富に含む線維組織で形成される［ナイダス（nidus）］．このため反応性の骨形成がみられる．どの骨にも出現するが，長管骨（大腿骨，脛骨）などで比較的頻度が高い．骨皮質内が最も多いが，骨髄内，関節面などにも出現する．症状は痛みであり，夜間に特に強いとされる（教科書的にはNSAIDsが有効と書かれていることが多い．腫瘍由来のPGE2の作用をNSAIDsが抑えるためである）．手指や足趾の関節面に出現する類骨骨腫は関節炎症状が主体になるため，発見が遅れ注意が必要である．

＊長管骨発生の類骨骨腫の場合，疲労骨折との鑑別が問題になる．

■ 診 断

痛みのほか単純X線写真で骨形成とナイダスを発見する．骨によっては骨形成がはっきりしないこともあり，CTやMRIで判断することもある．

■ 合併症

関節内発症などでは関節可動域制限がみられる．また手術でナイダスが取り切れていないと再発する．

■ 治 療

ナイダスの摘出を行う．手術による掻爬，CTガイド下ラジオ波焼却術（RFA）など．

画像診断

単純X線写真	骨皮質の肥厚と内部に円形のナイダスを認める．ナイダスは通常小さいことが多い（1 cm程度）．関節内や骨髄内の類骨骨腫の場合では骨の不均一な濃度上昇のみ認められる．ナイダスがみえない場合も少なくないため，積極的にCTを活用すべきである．
CT	骨皮質の肥厚とナイダスを認める．MPRを使うと関節面などに存在するナイダスの同定によい．
MRI	ナイダスは高信号腫瘤として認められ，周囲の反応骨は低信号に認められる．また周囲に浮腫が認められることが多い．

● 参考文献
1. Zoboski RJ：Occult osteoid osteoma presenting as shoulder pain：a case report. J Chiropr Med 2012；11：207-214.

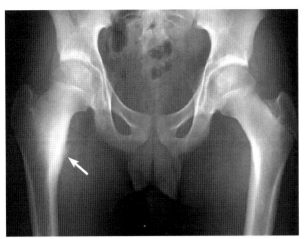

図 11.5　類骨骨腫［12 歳男児．右大腿に痛みがある］
股関節単純 X 線写真正面像　右小転子のレベルの骨皮質の肥厚と骨濃度の上昇を認める（→）．ナイダスははっきり同定できない．

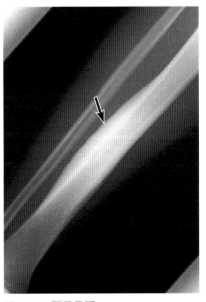

図 11.6　類骨骨腫
［17 歳男性．下腿の痛みがある］
下腿単純 X 線写真正面像　脛骨の骨皮質の肥厚を認める（→）．ナイダスは同定できない．

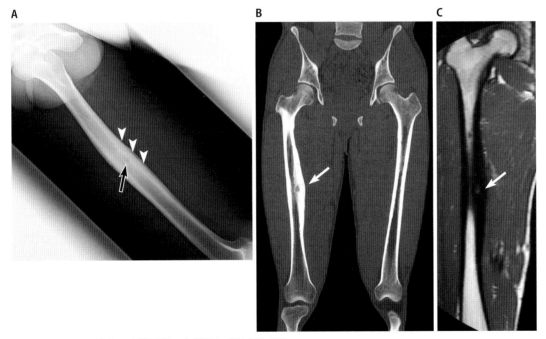

図 11.7　類骨骨腫［20 歳代男性．大腿骨に痛みがある］
A：大腿骨単純 X 線写真側面像，B：CT，MPR 冠状断像，C：MRI，T1 強調冠状断像　単純 X 線写真（A）で，大腿骨の骨皮質の肥厚（A，➤）と内部にナイダスと思われる円形の透亮像（A，→）を認める．類骨骨腫である．CT（B）では，大腿骨の骨皮質の肥厚と内部にナイダスと思われる透亮像がある（B，→）．反対側の大腿骨と比較しても骨皮質の肥厚が顕著であることがわかる．MRI（C）では，ナイダスは中間信号を示している（C，→）．骨皮質の肥厚が，厚い低信号域として同定できる．

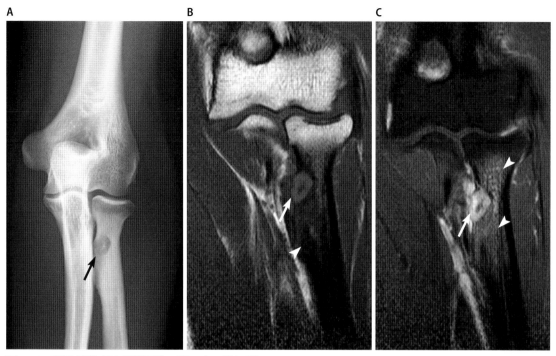

図11.8 類骨骨腫[30歳代男性.肘の痛みがある]
A：肘関節単純X線写真正面像，B：MRI，T1強調冠状断像，C：造影MRI，脂肪抑制T1強調冠状断像　単純X線写真（A）で，橈骨近位骨幹部に円形の透亮像を認め，ナイダスに一致する（A，→）．全体的に橈骨の骨濃度が高いようにみえる．MRI，T1強調冠状断像（B）では，ナイダスは筋肉よりやや高信号に認められる（B，→）．骨皮質の肥厚がみられる（B，▶）．造影MRI（C）では，ナイダスの強い増強効果を認める（C，→）．周囲の骨髄浮腫が造影されている（C，▶）．

診断のポイントと注意点
- NSAIDsで軽減する痛みがある．
- 骨皮質の肥厚とナイダスを同定する．
- 疲労骨折との鑑別に注意する．
- 治療で速やかに骨皮質の肥厚などは改善していく．

11.3 単純性骨嚢胞
solitary bone cyst

■病態および症状
原因不明の良性嚢胞性骨腫瘍である．90％以上は長管骨（上腕骨・大腿骨が多い）の骨髄内に限局して存在する．ほかには踵骨，下顎骨などでも認められる．症状はなく，偶然みつかることがほとんどである[1]．

＊運動中（ラケットでボールを打つ，ジャンプの着地など）に突然骨折して骨嚢胞の存在がわかることがある．

■診　断
単純X線写真で診断可能である．病的骨折を起こしているとMRIで液面形成をきたす．この場合では，時に動脈瘤様骨嚢腫との鑑別が問題になる．また踵骨発生の単純性骨嚢胞は，動脈瘤様骨嚢腫や骨内脂肪腫との鑑別も必要になるので注意する．鑑別にはMRIが有用である．

■合併症
病的骨折の合併，胞内に骨片が浮遊していることもある（fallen fragment sign）．

■治　療
特に症状がなければ経過観察．痛みがあったり骨折を合併していたりすれば，嚢腫減圧術，ステロイド注入療法，掻爬と人工骨やハイドロキシアパタイトの充填など．

画像診断

単純X線写真	骨髄内に円形から楕円形の透亮像を認める．骨皮質の菲薄化を伴う．
CT	単純X線写真と同様である．病的骨折がある場合は同定しやすい．
MRI	病的骨折などがあると出血が層状の液面形成を呈する．骨内脂肪腫や動脈瘤様骨嚢腫の鑑別に優れる．

●参考文献
1. Nelson BL：Solitary bone cyst. Head Neck Pathol 2010；4：208-209.

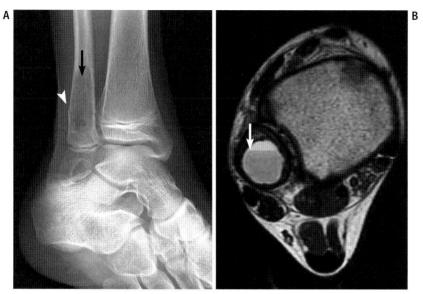

図 11.9　単純性骨嚢胞［15 歳男性．サッカー中の接触プレーで受傷した］
A：足関節単純 X 線写真斜位像，B：MRI, T2 強調横断像　単純 X 線写真（A）で，腓骨遠位骨幹端から骨幹部に楕円形の透亮像が認められる（A, →）．単純性骨嚢胞である．骨折線が認められ（A, ▶），病的骨折を合併している．MRI（B）では，腓骨骨髄内に骨嚢胞があるが，病的骨折を合併しているため内部に血腫を形成している．このため液面形成を認める（B, →）．

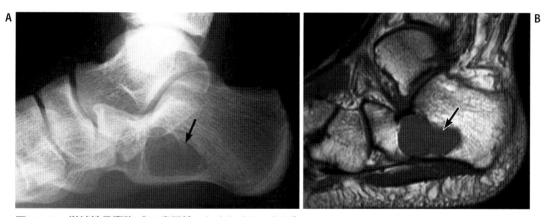

図 11.10　単純性骨嚢胞［14 歳男性．たまたまみつかる］
A：足関節単純 X 線写真側面像，B：MRI, T1 強調矢状断像　単純 X 線写真（A）で，踵骨体部に境界明瞭な円形の透亮像がある（A, →）．内部に石灰化などはなく隔壁も認めない．単純性骨嚢胞を疑う．MRI（B）では，踵骨体部に境界が明瞭な低信号腫瘤がある（B, →）．T2 強調像では均一な高信号であり（非呈示），単純性骨嚢胞である．周囲に骨髄浮腫はみられない．

診断のポイントと注意点
- 境界明瞭で骨皮質の菲薄化を伴う腫瘤性病変である．単純 X 線写真で診断できる．
- 病的骨折で発見されることもある．
- 発症部位によっては，骨内脂肪腫や動脈瘤様骨嚢腫との鑑別が必要になる．

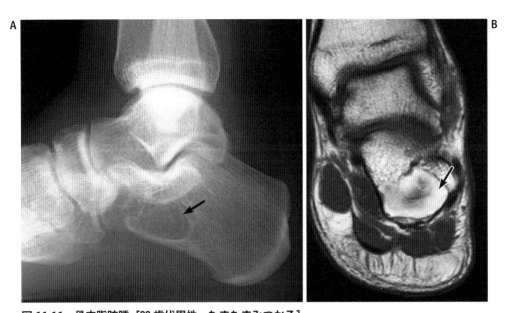

図11.11 骨内脂肪腫[20歳代男性．たまたまみつかる]
A：足関節単純X線写真側面像，B：MRI，T1強調冠状断像　単純X線写真（A）で，踵骨体部に境界明瞭な透亮像がある（A，→）．内部に隔壁がありそうだがはっきりしない．MRI（B）では，腫瘤は高信号を示し（B，→），内部に石灰化と思われる低信号域を伴っている．T2強調像でも信号が高く（非呈示），脂肪抑制画像で腫瘤の信号が低下する（非呈示）．嚢胞成分はなく，骨内脂肪腫である．

11.4 神経鞘腫
neurinoma, schwannoma

■病態および症状
20～40歳代にみられる良性の神経原性腫瘍である．Schwann 細胞の腫瘍性増殖である．神経の走行に沿って存在するという特徴がある．腫瘍のある神経に沿って痺れや痛みといった症状（Tinel徴候）を呈する．発生した神経に応じた症状が出現する．頭蓋内の脳神経発生の場合は聴神経に出現する頻度が最も高く，難聴や耳鳴りを呈する．末梢神経発生の場合では，たいていは痺れや痛みを自覚する．脊柱管内に出現する場合は腰痛や背部痛として自覚される．

＊スポーツ選手の頑固な腰痛精査で発見されることがよくある．また，関節内発症の神経鞘腫の頻度は高くない．腫瘍そのものが関節内でインピンジされることもあり，痛みを自覚する．

■診 断
単純X線写真やCTで骨の異常をみたとしても診断は困難．MRIで診断する．

■合併症
支配領域の感覚の低下，痺れの残存など．

■治 療
自覚症状のないものでは経過観察する．自覚症状のあるものや，経過観察中に大きくなってきた場合は切除を考慮する．

画像診断

単純X線写真	異常所見を指摘できない．
CT	異常所見を指摘できないことが多い．
MRI	腫瘍性病変を同定できる．T2強調像で高信号，T1強調像で低信号でありT2強調像でターゲット状の低信号を伴うこともある．囊胞変性をきたすこともある．造影では増強効果を認める．

● 参考文献
1. Futane S, Salunke P : Incarcerated spinal cord : A preventable surgical debacle. Surg Neurol Int 2013 ; 4 : 108.

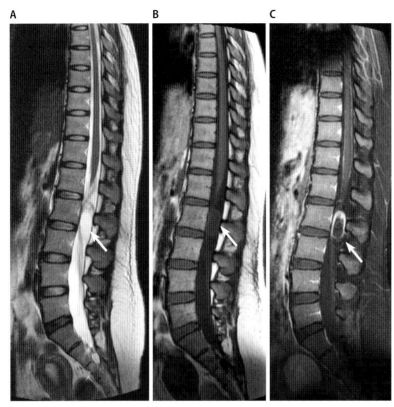

図 11.12 神経鞘腫
[20 歳代女性．腰痛]
A：胸腰椎 MRI, T2 強調矢状断像, B：T1 強調矢状断像, C：造影後脂肪抑制 T1 強調矢状断像
MRI, T2 強調像（A）で，L2, 3 のレベルで馬尾を後方から圧排する腫瘤性病変を認める（A, →）．全体的に高信号を示しており，上方の一部のみ低信号を示している．T1 強調像（B）で腫瘤は低信号を示す（B, →）．造影後脂肪抑制 T1 強調像（C）では，腫瘤の辺縁のみ増強効果を示す（C, →）．腫瘤の大部分は囊胞変性していると思われる．硬膜内髄外腫瘍と思われ，神経鞘腫を疑う．術後病理診断で神経鞘腫と診断された．

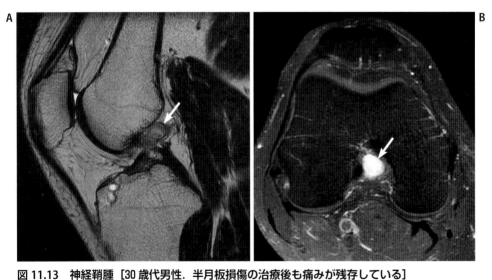

図 11.13 神経鞘腫［30 歳代男性．半月板損傷の治療後も痛みが残存している］
A：膝関節 MRI, T2 強調矢状断像, B：STIR 横断像 MRI, T2 強調矢状断像（A）で，前十字靱帯（ACL）の大腿骨起始部に高信号と低信号の混在した腫瘤性病変を認める（A, →）．STIR 横断像（B）で腫瘤は強い高信号を示している（B, →）．画像上は神経鞘腫を疑う．再手術が施行され，神経鞘腫と病理診断された．

診断のポイントと注意点
- 比較的よくみる腫瘍である．症状と腫瘍が神経の走行に一致しているか確認する．
- 造影ではよく増強効果を認めるが，囊胞変性していることも多い．
- 基本的にどこに出現してもよい腫瘍である．

11.5 線維性骨異形成
fibrous dysplasia

■病態および症状
骨形成異常疾患である．幼若な骨形成を伴う線維組織の異常増殖とされる．通常自覚症状はなく，偶然発見されることがほとんどである．幅広い年齢層で認められる．単骨性と多骨性とがあり，単骨性の線維性骨異形成は多骨性の約6倍とされる．一部の症例では内分泌異常を伴うことがあり，McCune-Albright症候群[1]とよばれる．長管骨のほか，顔面骨に好発する[2]．骨髄内に存在しすりガラス陰影をきたす．骨の変形を起こすこともある．

＊顔面の線維性骨異形成は頭部外傷や顔面外傷の精査などで偶然みつかることが多い．四肢も同様である．時間の経過とともに囊胞変性を認めたり，ABC（動脈瘤様骨囊胞）化を伴ったりする．顎骨の骨折の精査のときは注意する．

■診断
単純X線写真で診断可能である．

■合併症
顔面骨にできた場合，線維性骨異形成症の発育によって神経障害などをきたす場合もある．四肢の場合では病的骨折を起こすこともある．

■治療
痛みや病的骨折などがなければ治療は不要である．

画像診断

単純X線写真	長管骨の骨髄内にすりガラス陰影として同定できる．顔面骨の場合では骨の変形が目立つ．強い骨硬化もしくは溶骨性変化をきたす場合もある．
CT	骨の変形やすりガラス陰影を同定するのに優れる．基本的に単純X線写真と同じ所見である．
MRI	線維成分に富む病変であるため，T2・T1強調像でともに低信号をきたす．脂肪抑制画像で信号上昇をきたすことが多い．MRIより単純X線写真で診断するほうが確実に診断できる（迷わない）．

●参考文献
1. Collins MT, Singer FR, Eugster E : McCune-Albright syndrome and the extraskeletal manifestations of fibrous dysplasia. Orphanet J Rare Dis 2012 ; 7 Suppl 1 : S4.
2. Lee JS, FitzGibbon EJ, Chen YR, et al : Clinical guidelines for the management of craniofacial fibrous dysplasia. Orphanet J Rare Dis 2012 ; 7 Suppl 1 : S2.

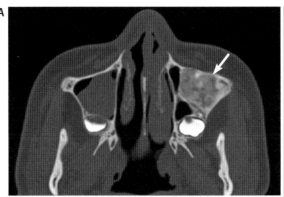
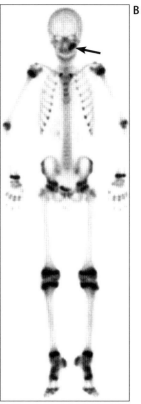

図11.14　線維性骨異形成（上顎洞）[13歳男性．たまたまみつかった]
A：顔面骨CT横断像，B：全身骨シンチグラフィ　CT（A）で，左上顎洞にすりガラス陰影を認める（A, →）．通常上顎洞はairのみが存在する．画像上では線維性骨異形成と診断できる．右上顎洞内は液体貯留がみられる．全身骨シンチグラフィ（B）では，左上顎洞に強い集積がある（B, →）．骨と同様の代謝回転があることを示唆する．線維性骨異形成に特徴的な所見である．

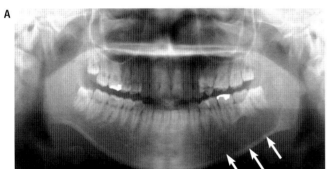
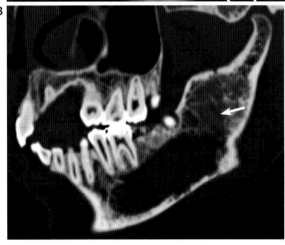

図11.15　線維性骨異形成（下顎骨）
[20歳女性．顎骨をぶつけたことで受診]
A：オルソパントモ撮影，B：下顎骨CT，MPR斜矢状断像　オルソパントモ撮影（A）で，下顎骨左側に広範な透亮像を認める（A, →）．境界は不明瞭であるが，一部歯根部を圧排しているようにもみえる．線維性骨異形成にみえるが，他の顎骨に後発する腫瘍も鑑別する必要がある．CT（B）では，下顎骨左側にすりガラス病変（B, →）が認められ，内部に嚢胞変化をきたした領域を認める．時間が経過し嚢胞変性した線維性骨異形成を疑う．針生検後，線維性骨異形成と診断された．

診断のポイントと注意点
- 偶然みつかることが多い．
- 骨のすりガラス陰影をみたときに線維性骨異形成を疑う．
- 単純X線写真で診断することが重要であり，MRIで評価しようと思うとかえって診断に迷う．

11.6 非骨化性線維腫・線維性骨皮質欠損
non-ossifying fibroma/fibrous cortical defect

■病態および症状
線維組織を主成分とする良性病変である（骨化成分はほとんどない）．長管骨の骨幹端に発生する．腱や靭帯の付着部に一致する領域に偏心性に存在するといわれ，多くは成長とともに骨幹部側へ移動し，骨硬化するかもしくは消失する．大きな筋肉の腱が付着する大腿骨，脛骨によくみられる．骨皮質に限局したものが線維性骨皮質欠損，骨髄内に及んでいるものを非骨化性線維腫とよぶ．10歳以下では線維性骨皮質欠損，思春期頃は非骨化性線維腫の頻度が高い．症状はないことが多い．下顎骨に発生する[1]という報告もある．

＊小児から思春期にかけて膝の痛みの精査で行われる単純X線写真で発見されることが多い．

■診 断
単純X線写真で診断可能である．

■合併症
病変部が骨の50％以上に及ぶと病的骨折を起こす可能性がある．

■治 療
症状がなく病変が小さければ経過観察．大きいものは予防的に病変部の掻爬と骨移植を行う．

画像診断

単純X線写真	偏心性の発育を示すやや分葉状で骨硬化縁を伴う透亮像である．
CT	単純X線写真と同様の所見である．MPR画像を用いると局在の診断が容易になる．
MRI	線維成分を反映してT1・T2強調像でともに低信号をきたす．STIR像や脂肪抑制T2強調像で高信号になる場合もある．MRIは診断には特に必要がない．

●参考文献
1. Bowers LM, Cohen DM, Bhattacharyya I, et al：The non-ossifying fibroma：a case report and review of the literature. Head Neck Pathol 2013；7：203-210.

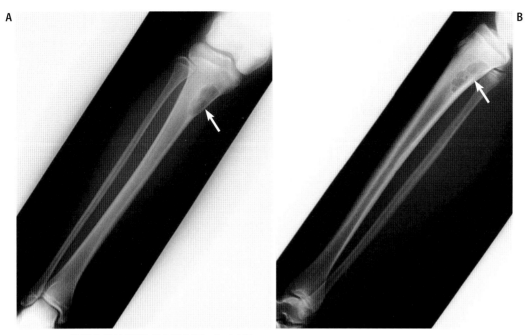

図 11.16　非骨化性線維腫［12 歳女児．無症状］
A：下腿単純 X 線写真正面像，B：側面像　単純 X 線写真正面像（A）で，脛骨の近位骨幹端に偏心性に発育する骨透亮像を認める（A, →）．やや分葉状で境界明瞭な骨硬化縁をもつ．側面像（B）では，楕円形の透亮像であり，隔壁が認められる（B, →）．一部内部がすりガラス影のようにもみえる．

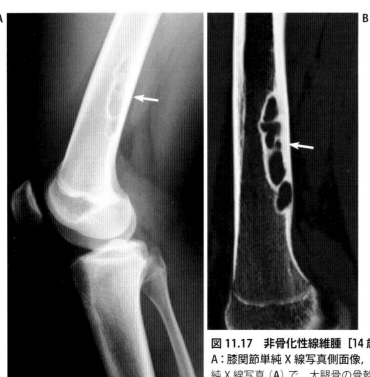

図 11.17　非骨化性線維腫［14 歳女性．無症状］
A：膝関節単純 X 線写真側面像，B：大腿 CT，MPR 矢状断像　膝関節単純 X 線写真（A）で，大腿骨の骨幹に分葉状で骨硬化縁を伴った透亮像があり，非骨化性線維腫である（A, →）．大腿 CT（B）では，隔壁のある骨透亮所見である（B, →）．周囲の骨髄に異常を認めない．

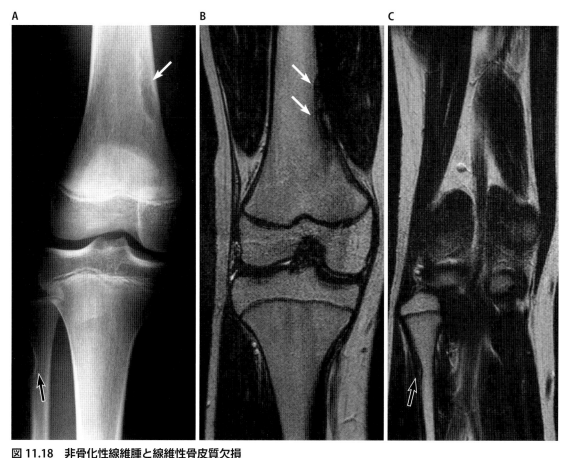

図11.18 非骨化性線維腫と線維性骨皮質欠損
[13歳男性．柔道をやっている．膝を強くぶつけたために単純X線写真を撮影した]
A：膝関節単純X線写真正面像，B：MRI，T2強調冠状断像（大腿骨レベル），C：T2強調冠状断像（腓骨レベル）
単純X線写真（A）で，大腿骨の遠位骨幹部に偏心性で帯状の透亮像を認める（白矢印）．辺縁は骨硬化性変化を認めている．良性の病変と考えられ，非骨化性線維腫を疑う．また腓骨近位骨幹に骨皮質に限局した紡錘状の透亮像があり，線維性骨皮質欠損である（黒矢印）．大腿骨レベルのMRI，T2強調像（B）では，遠位大腿骨骨幹部に帯状の低信号域があり，非骨化性線維腫である（B，→）．腓骨レベルのT2強調像（C）では，腓骨の近位骨幹部の病変も同様に低信号をきたしており，線維性骨皮質欠損である（C，→）．

診断のポイントと注意点
- 腱や靭帯付着部近傍に存在する．
- 脛骨近位部や大腿骨遠位部（膝関節周囲）に好発する．
- Don't touch lesion の一つである．
- 単純X線写真で診断すること．

11.7 femoral condyle irregularity (FCI)

■病態および症状
小児にみられる大腿骨内側顆もしくは外側顆関節面の背側に認められる不整像をさす[1]．正常変異である．2〜6歳に多いとされるが，スポーツ外傷との鑑別で必要になるのは10代のFCIである[2]．大腿骨遠位骨端の二次骨化中心の不整をみている．外側顆に多いとされるが内側顆にも認められる．症状は通常ない．

＊膝関節の離断性骨軟骨炎との鑑別が問題になる．離断性骨軟骨炎の場合は内側顆の顆間窩寄りに出現するのに対して，FCIは背面に発生する．またFCIは軟骨の信号変化や欠損はなく，骨髄浮腫を認める例もほとんどない（まれに辺縁に淡い骨髄信号上昇をきたしているものもある）．

■診 断
単純X線写真側面像での骨端部背側の不整像で診断がつく．

■合併症
通常はなし．

■治 療
特に治療は必要としない．数年で消失する．

画像診断

単純X線写真	単純X線写真側面像での骨端部背側の不整像を認める．トンネル撮影が有効なこともある．
CT	単純X線写真と同様である．
MRI	不整領域は低信号の線状域として認められる．骨髄浮腫などは通常なく，軟骨の信号異常や欠損，菲薄化などもない．

●参考文献
1. Caffey J, Madell SH, Royer C, et al：Ossification of the distal femoral epiphysis. J Bone Joint Surg 1958；40-A：647-654.
2. 新津 守：第9章 若年者の膝．膝MRI，2版．医学書院，2009：158-160．

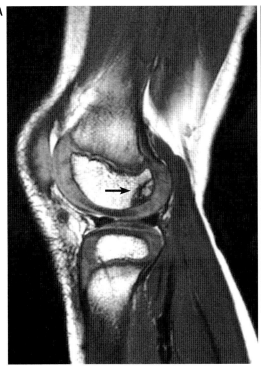 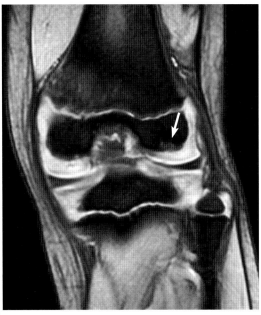

図 11.19 femoral condyle irregularity
[10 歳男児．サッカーをやっている．分裂膝蓋骨の精査で MRI を撮像した]
A：膝関節 MRI，DESS 矢状断像，B：T2*冠状断像　MRI，DESS 像（A）で，大腿骨外側顆後方に網状・線状の低信号域（A，→）がある．周囲の骨端軟骨の信号変化はない．骨髄浮腫もみられない．femoral condyle irregularity とよばれる正常変異である．T2*冠状断像（B）では，FCI（B，→）が大腿骨外側顆にみられる．軟骨の異常信号はみられない．

診断のポイントと注意点
- 離断性骨軟骨炎との鑑別が問題になるとされるが，浮腫がみられない点，軟骨の不整がない点，好発部位がやや異なることで鑑別可能である．
- 内側顆もしくは外側顆の背側に存在する．
- Don't touch lesion である．

第12章

アスリートの救急疾患
（胸腹部を中心に）

本章では，アスリートが練習中，練習後，合宿や遠征先などで突如として発症するかもしれない疾患および外傷を中心にまとめてある．口腔では衝突による前歯部の脱臼や破折，胸部では肺炎や気管支肺炎といった感冒に伴う疾患，腹部では食事や飲水に関する腹部疾患を網羅している．また女性アスリートの月経困難症の器質的疾患についても述べる．

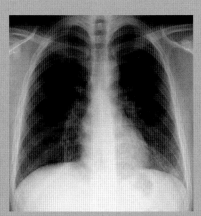

◀ 20歳代男性
発熱と咳嗽が著明である．
（詳細は本章306ページを参照）

12.1 口腔・咽喉頭・胸部疾患
oral cavity/pharyngolarynx/chest disorder

(1) 歯の脱臼・破折
luxation of the tooth/fracture of the tooth

■病態および症状

脱臼・破折ともスポーツ中の衝突・転倒・転落などで発症する（歯の解剖は図12.1を参照）．

歯の脱臼は外力によって歯の根本に存在する歯根膜が断裂し，歯と固有歯槽骨の連続性を失ったものをさす．歯が歯槽窩より逸脱すれば「完全脱臼」もしくは「脱落」，一部の歯根膜のみの断裂の場合は「不全脱臼」もしくは「亜脱臼」とよぶ．自発痛，接触痛，出血などを認める．歯肉損傷や歯槽骨骨折を合併している場合がある．

破折とは，急激な外力が歯冠部に作用することをさす（歯がかけることを示す）．破折する部位によって歯冠破折，歯根破折および歯冠歯根破折に分類される．上顎前歯部に多く発生し，成人では脱臼より破折が多い．歯冠破折ではエナメル質のみの破折では無症状であることが多い．象牙質まで破折があると冷水痛や温熱痛がある．歯髄まで破折が至るとこのほかに歯冠の着色や出血がある．歯根破折では咬合痛，打診痛が強く，歯冠の動揺や偏位がある．

■診断

受傷の状況の問診と視診，さらに歯の動揺，打診をする．歯根破折では視診で確認できないため単純X線写真やCTで評価する．また外力が大きい場合は合併する下顎骨骨折の否定などもCTで行う．

■合併症

下顎骨折や歯髄壊死の可能性がある．

■治療

完全脱臼の場合では脱臼時浸透圧の近い生理食塩液，牛乳，またはイオン飲料に浸漬させて浸潤しつつ搬送する．到着後は洗浄し再植する．受傷から処置までの時間が短いほうが予後はよい．

歯冠破折では歯冠修復を行う．歯根破折の場合では抜髄処置後に継続歯による歯冠補綴処置による修復をする．破折を起こす強い外力は歯髄全体や歯周組織にも何らかの影響を残すため，受傷後最低1年間は定期的な予後観察が必要である．

画像診断

単純X線写真	デンタルX線像やオルソパントモグラフィで評価する．脱臼では歯根膜腔の拡大を認める．破折の場合では破折の到達程度の確認を行う．
CT	脱臼では歯の消失と歯槽窩の拡大，airの存在を認める．周囲の軟部組織の腫脹がある．破折では歯の短縮の確認ができるが，撮影の適応はない．外力の大きさによっては下顎骨の骨折の同定も行う．
MRI	適応がない．

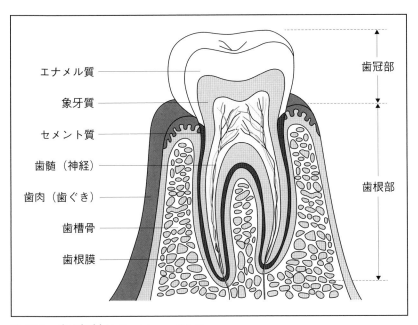

図 12.1　歯の解剖（文献1より，一部改変）
大きく分けて口腔内に視認できる歯冠部と，歯肉内に存在する歯根部に分けることができる．歯根破折は進展部位がエナメル質か象牙質か歯髄部かによって症状が異なる．脱臼は歯根部を覆う歯根膜の破綻によって発症する．

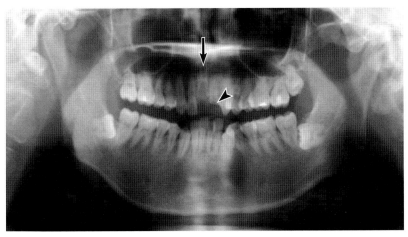

図 12.2　歯の脱臼[20歳代男性．ボクシングで相手のパンチを受けて受傷]
オルソパントモグラフィ　上顎右の正切歯が喪失しており歯槽窩の拡大を認める（→）．上顎左側正切歯は歯冠部の破折がある（▶）．

診断のポイントと注意点
- 基本的に歯科疾患である．視診で破折や脱臼を確認した場合，受傷した歯の処置を第一に考えて搬送する必要がある．

●参考文献
1. 近藤壽郎，坂巻裕之：第二章外傷．内山健志，大関 悟，近藤壽郎，坂下英明・編：カラーアトラス サクシンクト口腔外科学，第3版．学建書院，2011：70-75.

302　第12章　アスリートの救急疾患（胸腹部を中心に）

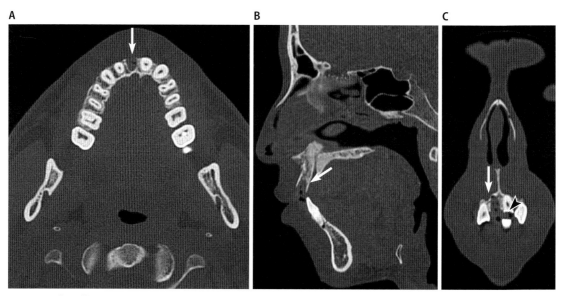

図12.3　歯の脱臼（図12.2と同じ症例）
A：顔面骨CT横断像（上顎骨レベル），B：CT, MPR矢状断像，C：CT, MPR冠状断像　顔面骨CT横断像（上顎骨レベル）（A）で，上顎右の正切歯が指摘できない（A, →）．歯槽窩にairを伴う．矢状断像（B）では，上顎歯槽骨には明らかな骨折は指摘できない（B, →）．冠状断像（C）では，上顎右の正切歯の完全脱臼（C, →）と左の正切歯の歯冠部破損（C, ▶）がある．

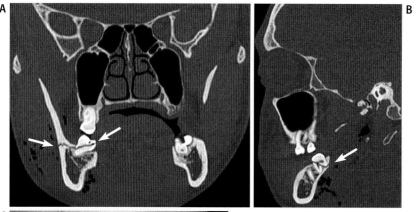

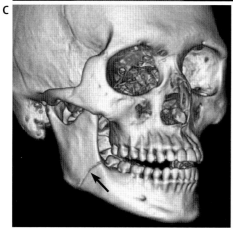

図12.4　歯の破折［20歳代男性．交通外傷（参考症例）**］**
A：顔面骨CT, MPR冠状断像，B：CT, MPR矢状断像，C：3DCT
顔面骨CT冠状断像（A）で，下顎右側の臼歯歯冠部から下顎骨右上行枝基部に至る骨折がある．臼歯は歯冠部から歯根部までの幅広い破折といえる（A, →）．周囲の軟部組織の腫脹とairを伴う．矢状断像（B）では，臼歯の破折が明瞭に同定できる（B, →）．3DCT（C）では，下顎骨右上行枝の骨折が明瞭に観察できる（C, →）．

(2) 咽頭喉頭炎
inflammation of the larynx and pharynx

■ **病態および症状**
ウイルスや細菌感染による咽頭および喉頭の炎症である．急激な咽頭の痛みが出現し，発熱や頭痛などを起こす．いわゆる感冒と同じである．炎症が喉頭まで及ぶと喉頭炎である．喉頭炎になると嗄声や咳やのどの異物感などが出現する．両者は単独に発症する場合もあるが，合併していることもよくある．

■ **診 断**
視診による咽頭部の発赤や腫脹，喉頭炎の場合では喉頭ファイバースコープで喉頭を観察し，喉頭粘膜の発赤や声帯の腫脹を確認する．

■ **合併症**
膿瘍の形成や頸部のリンパ節炎などを合併する．

■ **治 療**
膿瘍の合併がなければ，消炎鎮痛薬の投与，抗菌薬の投与．咽頭を清潔にし，飲酒や喫煙を控える．喉頭炎の場合では声を出さないことも必要．膿瘍を形成した場合では切開排膿も考慮する．

画像診断

単純X線写真	かつてよく撮影した．咽頭および喉頭の軟部組織の腫脹による狭小化で間接的に炎症を評価できるのみである．現在では省略し直接CTによる評価へいくことが多い．
CT	炎症や膿瘍の波及の程度を評価するのに最適である．造影するとさらにわかりやすいが，単純（非造影）CTで咽頭および喉頭粘膜の左右差や腫大で判断することも可能である．
MRI	炎症や膿瘍の波及の程度を評価できるが，救急時においてはCTで十分である．

● 参考文献
1. 尾尻博也：第5章 中咽頭．頭頸部の臨床画像診断学，改訂第2版．南江堂，2011：175-214．

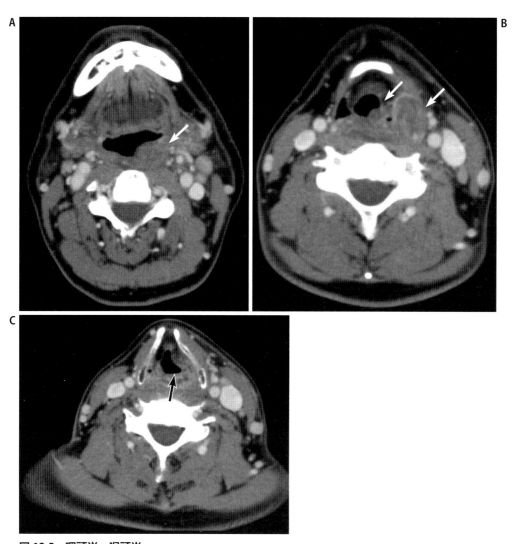

図 12.5 咽頭炎・喉頭炎
[30 歳男性．感冒症状があったが放置していた．その後，のどの圧迫感や嗄声が出現した]
頭頸部造影 CT（A：中下咽頭レベル，B：下咽頭レベル，C：声帯レベル）　中咽頭の左側後壁から始まり左梨状陥凹部を中心として下咽頭後壁から左側披裂部に至る炎症性粘膜・粘膜下組織腫脹があり，左披裂喉頭蓋ヒダまで連続している（AB, →）．膿瘍形成は認めない．咽頭・喉頭炎である．炎症は甲状披裂間隙から傍声帯間隙へ波及し，声帯の偏位がある（C, →）．

診断のポイントと注意点
- 喉の痛みや感冒症状などで臨床的判断可能．
- 通常は膿瘍が疑われるような重症にならなければ画像診断の必要はない．

(3) 気管支炎・肺炎
bronchitis/pneumonia

■**病態および症状**

ウイルスや細菌などによる気管支および肺の炎症（急性感染症）をさす．その他の原因による肺炎は割愛する．原因菌は肺炎球菌が多く，そのほかマイコプラズマ，ウイルスであればインフルエンザウイルスなどが挙げられる．発熱，咳，喀痰，呼吸困難，全身倦怠感などを自覚する．

■**診　断**

自覚症状のほかに，聴診や胸部単純X線写真，胸部CT，採血所見などで総合的に判断する．

■**合併症**

肺化膿症を呈することがある．

■**治　療**

ウイルス性肺炎においては抗ウイルス薬，細菌性肺炎は抗菌薬治療を行う．

画像診断

単純X線写真	気管支炎であれば，気管支壁の肥厚や内腔の拡張などを認める．肺炎の場合は，肺胞性肺炎の場合は濃度の高い浸潤影を認める．間質性肺炎などではすりガラス陰影を呈する．初期の肺炎では見落とされることが多く必要であれば側面像を追加するか，胸部CTを撮影することが望ましい．胸水は肋横隔膜角の鈍化で指摘可能であるが，ある程度胸水が多くないと，この所見は認められない．
CT	肺胞浸潤性か間質浸潤性の肺炎かの診断が容易である．肺炎の広がりの把握や縦隔・気管支周囲リンパ節腫大の確認もできる．
MRI	適応がない．

●参考文献
1. 横田恭子，森 信好：第13章 感染症．蝶名林直彦・監修：肺HRCT，原著第4版．丸善出版，2012：477-478．

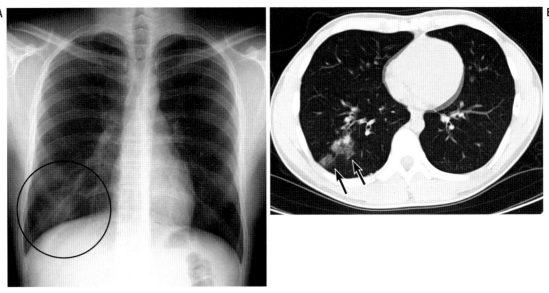

図 12.6 肺炎 [20 歳代男性．感冒様症状がある]
A：胸部単純 X 線写真正面像，B：胸部 CT 横断像（肺野条件）　単純 X 線写真（A）で，右下肺野に境界の不明瞭な浸潤影を認める（A, ○）．血管気管支束が集簇している．肺胞性肺炎を疑う所見である．胸部 CT（B）では，右下葉に consolidation が認められる（B, →）．肺胞浸潤性の肺炎である．胸水は指摘できない．

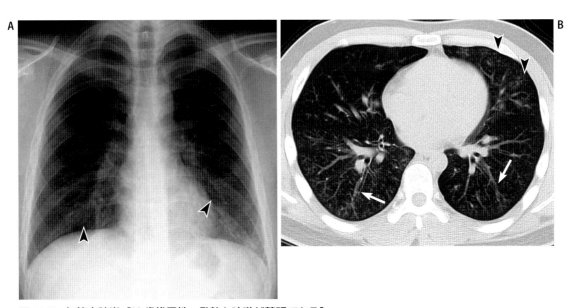

図 12.7 気管支肺炎 [20 歳代男性．発熱と咳嗽が著明である]
A：胸部単純 X 線写真正面像，B：胸部 CT 横断像（肺野条件）　単純 X 線写真（A）で，両側中肺野と下肺野中心に気管支壁の肥厚と軽度拡張を認める（A, ➤）．両側下肺野の濃度がやや高くみえる．胸部 CT（B）では，気管支壁の肥厚および内腔の拡張像が両側下葉に認められる（B, →）．小葉中心性の結節が舌区や両側下葉に認められる（B, ➤）．気管支肺炎である．

> **診断のポイントと注意点**
> - 患者の自覚症状や聴診などで診断可能である．
> - 肺野の病変に関しては胸部単純 X 線写真である程度把握ができると思われる．
> - 起炎菌によって肺野の病変には特徴があるが，成書にゆずる．

12.2 腹部疾患
abdominal disease

(1) 胃・十二指腸：急性胃炎・胃潰瘍，胃アニサキス症，十二指腸潰瘍
acute gastritis/gastric ulcer/gastric anisakiasis/duodenal ulcer

■病態および症状

上部消化管の急性腹症である．急性胃炎は胃粘膜の炎症で，粘膜より深部に炎症が波及すると胃潰瘍である．主たる原因はウイルスや細菌感染，度重なるストレス，アルコールや刺激物の過摂取などが挙げられる．胃潰瘍では出血によるタール便をきたすこともある．症状は心窩部痛，膨満感，嘔気・嘔吐など．

胃アニサキス症は刺身や寿司といった海産魚介物の生食で発症する．病原体はアニサキスと呼ばれる線虫であり，サバ（しめサバ含む），イカ，アジ，イワシなどに寄生している．これらを生食することでアニサキスも一緒に摂取する．アニサキスの終宿主はクジラやアザラシといった海生ほ乳類でありヒトではない．症状は魚介類摂取後数時間（2〜8時間）で激しい上腹部痛，悪心，嘔吐をきたす．

十二指腸潰瘍は胃潰瘍に比べて若年者に多く，胃酸過多であることが多い．ヘリコバクター・ピロリもしくはNSAIDs摂取が原因によることがほとんどである．上腹部痛，空腹時痛があり，持続する出血がある場合は吐血や胃潰瘍同様にタール便をきたす．

■診断

上部消化管内視鏡で診断する．上部消化管バリウム検査でも診断可能であるが，被曝が多い．

■合併症

胃潰瘍や十二指腸潰瘍になると穿孔のおそれがある．

■治療

ヘリコバクター・ピロリが存在する場合では除菌，H_2ブロッカー，プロトンポンプ阻害薬，胃粘膜防御因子増強薬の使用など総合的に行う．NSAIDsが原因の場合は中止する．

胃アニサキス症では虫体の発見と除去を内視鏡的に行う．

画像診断

単純X線写真	胸部単純X線写真で横隔膜と胃泡との間隔が開いていると胃壁の肥厚を疑うことができるが非特異的である．穿孔がある場合，立位像でfree airがみえることがある．
CT	胃炎や胃潰瘍，胃アニサキス症がある場合では胃壁のびまん性の肥厚を認める．周囲脂肪織の混濁を伴うこともある．十二指腸潰瘍においても胃の幽門前庭部の浮腫性肥厚が認められることがある．胃潰瘍，十二指腸潰瘍は時に造影CTで胃壁の局所的な陥凹として同定できることがある．
MRI	適応がない．

●参考文献
1. 上田剛士：B．消化管．10．アニサキス症．ジェネラリストのための内科診断リファレンス．医学書院，2014：99-100．

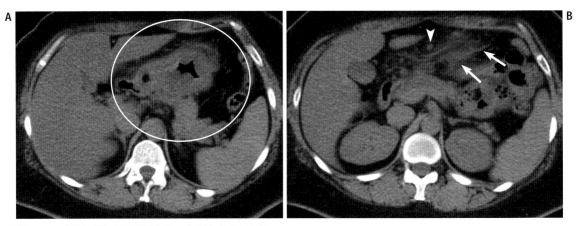

図 12.8 急性胃炎［30 歳代女性．急激な心窩部痛］
腹部 CT（非造影）（A：胃体部レベル，B：A より尾側） 胃体部レベルの腹部 CT（A）では，胃壁のびまん性の肥厚を認める（A，○）．急性胃炎（もしくは胃粘膜病変）を疑う所見である．A よりも尾側（B）では，胃の周囲脂肪組織の混濁があり，炎症の波及や静脈うっ滞を考える（B，→）．反応性と思われるリンパ節腫大（B，▶）がある．

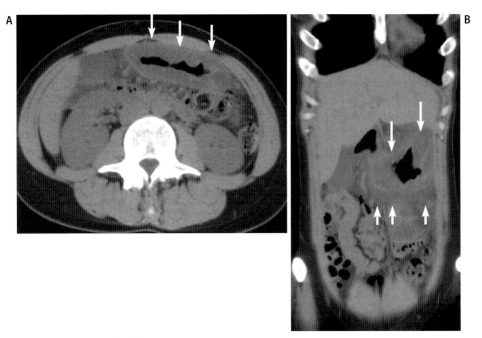

図 12.9 胃アニサキス症
［20 歳代男性．試合後の打ち上げのあと，強烈な心窩部痛が起こる．刺身を食べた］
A：腹部 CT（非造影）（胃体部レベル），B：CT（非造影），MPR 冠状断像 胃体部レベルの腹部 CT（A）では，胃壁のびまん性の肥厚を認める（A，→）．肥厚した胃壁の濃度は全体的に低く，浮腫性肥厚のようにみえる．周囲の脂肪組織の混濁がある．冠状断像（B）では，びまん性の浮腫性肥厚を示す胃（B，大矢印）と腸間膜に沿った脂肪混濁（B，小矢印）が広がっており腹水があると思われる．内視鏡検査にてアニサキスの虫体を指摘し除去した．

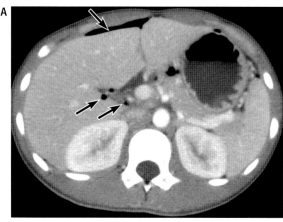 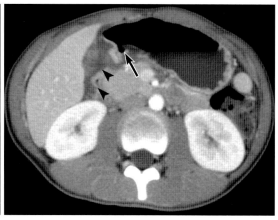

図 12.10　十二指腸潰瘍の穿孔
[14 歳男性．もともと心窩部痛が存在していたが放置していた．心窩部の痛みが増強し，救急搬送された]
腹部造影 CT（A：肝門部レベル，B：A より尾側）　肝門部レベルの腹部造影 CT（A）では，肝表面や肝門部に free air を認める（A, →）．肝門部周囲に free air がある場合は十二指腸球部の穿孔のことが多い．A より尾側（B）では，十二指腸球部の前壁に陥凹があり，十二指腸潰瘍の穿孔部位と思われる（B, →）．十二指腸に沿って脂肪織の混濁があり炎症の波及や液体貯留をみていると考える（B, ▶）．

診断のポイントと注意点
- 普段から心窩部痛や空腹時痛があるかどうか，ストレス下に置かれているかなど，患者背景が重要になる．
- 上部内視鏡や CT で診断は可能であるが，できれば潰瘍や穿孔に至る前に治療したいところである．

(2) 小腸・大腸：感染性腸炎，虚血性腸炎，憩室炎，急性虫垂炎，回盲部リンパ節炎

enterocolitis/ischemic colitis/diverticulitis/acute appendicitis/ileocecal lymphadenitis

■病態および症状

感染性腸炎は細菌やウイルス，寄生虫が腸管に感染しさまざまな消化器症状を呈する．食品や水を介して経口的に病原体が侵入する．ウイルスでは成人ではノロウイルス（生牡蠣），細菌ではカンピロバクター（鶏肉），サルモネラ菌（鶏卵），腸炎ビブリオ（魚介類）などが挙げられる．集団感染であれば食中毒の範疇となる．症状は下痢，腹痛，嘔気・嘔吐であり，発熱を伴うこともある．時に血便などがみられる．

虚血性腸炎は大腸への血流が不良になることで結腸・直腸粘膜の虚血が発生し炎症や潰瘍を発生させる腸炎である．血液供給が乏しくなる動脈硬化のある患者（高齢者）に便秘が伴うと発症しやすいが，若年者で便秘のひどい場合にも発症する．血管炎や糖尿病などがあると合併しやすい．症状は突然の激しい腹痛や下血，下痢である．下行結腸やS状結腸，直腸に好発する．

憩室炎は結腸に憩室とよばれる袋状の構造物が血管の侵入部に沿って出現し（憩室症），感染および炎症を合併したものである．憩室には筋層がなく蠕動しないため，便が憩室に入り込んでも出すことができない．便秘の高度な場合には憩室症になりやすい．どの年齢層にもみられる．症状は憩室炎のある部位の腹痛，発熱である．上行結腸や下行結腸・S状結腸領域の痛みのことが多い．日本人では大腸憩室の70％が盲腸〜上行結腸，16％が下行結腸からS状結腸，14％で右半結腸・左半結腸の両方に存在する．

急性虫垂炎は虫垂の炎症である．どの年齢層にもみられるが若年者に多いとされる．虫垂の内部に虫垂石（もしくは糞石）がみられる場合がある．何らかの原因で虫垂の内圧が上がり，虫垂の感染が起こって発症するとされる．症状は，典型的には心窩部痛から始まり徐々に右下腹部に移動する．微熱を呈することが多いが膿瘍形成や穿孔がある場合は高熱になる．嘔気・嘔吐が痛みに先行しているときは否定的であるとされる．虫垂炎発症後36時間程度経過すると穿孔の可能性が高くなる．

回盲部リンパ節炎は回盲部周囲に存在するリンパ節の炎症である．急性虫垂炎や回盲部炎などと鑑別が困難な疾患である．臨床症状は右下腹部痛であり非常に類似しているが，リンパ節炎の場合は下痢と発熱が比較的目立つ傾向があることと，若年者（小児から中学生くらいまで）に患者が集中しやすいことが挙げられる．

■診　断

詳細な問診（何を食べたか，便秘の有無など），触診（どこが圧痛点か），血液検査所見，時に便培養や下部消化管検査（大腸内視鏡やバリウム検査），腹部超音波検査やCTなどで決定する．急性虫垂炎や回盲部リンパ節炎は腹部超音波検査のよい適応である．

■合併症

ノロウイルスによる腸炎などでは吐物などによるヒト-ヒト感染があるため注意する．急性虫垂炎・憩室炎では穿孔や膿瘍の可能性がある．虚血性腸炎ではまれに瘢痕化して狭窄を呈することもある．

■治　療

絶食が基本である．

感染性腸炎や虚血性腸炎，回盲部リンパ節炎では対症療法（補液や制吐薬，生菌製剤投与），抗菌薬の投与を行う．急性虫垂炎では軽度であれば抗菌薬投与，ある程度炎症が進んでいる場合では外科的切除を行う．憩室炎はなるべく保存的に治療するが，再発を繰り返す場合では外科的切除も考慮する．

画像診断

単純X線写真	腹部単純X線写真で小腸の液体貯留があると立位像で液面形成（ニボーともいう），結腸壁の肥厚が認められるが非特異的である．
CT	腸管壁の肥厚や浮腫の確認，憩室や炎症の範囲の同定が可能である．腸間膜の浮腫やリンパ節腫大なども指摘可能である．適宜MPR像を作成すると腸管の炎症の範囲や虫垂の向きなどが容易に判断できるようになる．
MRI	適応がない

●参考文献
1. 上田剛士：B．消化管　2．虫垂炎．ジェネラリストのための内科診断リファレンス．医学書院，2014：73-77．

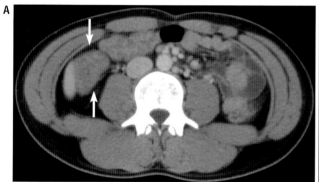
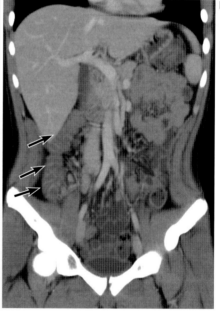

図 12.11　上行結腸炎［17歳男性．嘔吐と下痢］
A：腹部造影CT横断像，B：造影CT, MPR冠状断像　造影CT横断像（A）では，上行結腸の粘膜下層の浮腫性肥厚を認める（A, →）．周囲の脂肪組織の混濁はみられない．冠状断像（B）では，上行結腸は広範浮腫性肥厚（B, →）をきたしており，上行結腸炎である．カンピロバクターが起炎菌である場合，上行結腸に炎症をきたしやすい．

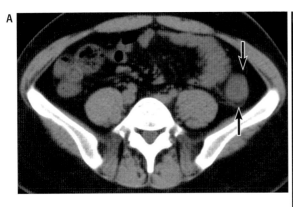
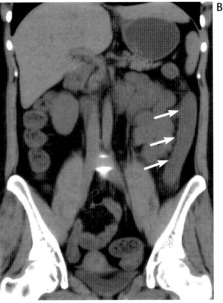

図 12.12 虚血性腸炎［20 歳代女性．血便，腹痛がある］
A：腹部 CT（非造影）横断像，B：CT（非造影），MPR 冠状断像　腹部 CT 横断像（A）では，下行結腸の粘膜下層を中心とした壁肥厚を認める（A，→）．周囲の脂肪組織の混濁があり，浮腫を疑う．冠状断像（B）では，下行結腸の全体的な浮腫性肥厚がある（B，→）．CT 上，虚血性腸炎で矛盾がない．大腸内視鏡で虚血性腸炎と診断された．

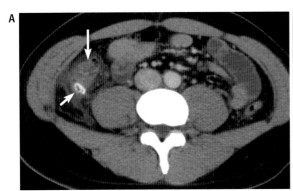
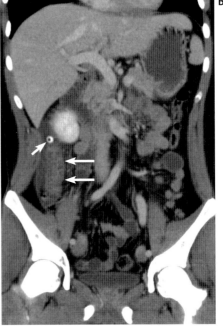

図 12.13 憩室炎（上行結腸）［20 歳代男性．高熱と右下腹部痛がある］
A：腹部造影 CT 横断像，B：造影 CT，MPR 冠状断像　腹部造影 CT 横断像（A）では，乾燥した便塊による高吸収を示す憩室がリング状に認められる（A，小矢印）．上行結腸の壁肥厚があり不均一な増強効果を示す（A，大矢印）．周囲の脂肪組織の混濁があり腹膜炎を疑う所見である．冠状断像（B）では，憩室（B，小矢印）と上行結腸の広範な壁肥厚および強い造影効果を認める（B，大矢印）．感染による強い炎症を示唆する所見である．周囲の脂肪組織の混濁も目立つ．

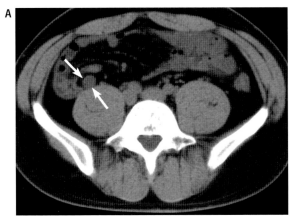
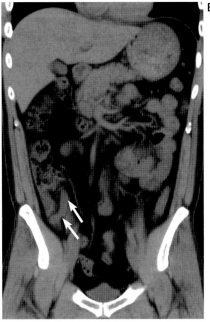

図12.14 急性虫垂炎［30歳代男性．心窩部痛があり，徐々に右下腹部の痛みになってきた］
A：腹部CT（非造影）横断像，B：CT（非造影），MPR冠状断像　腹部CT横断像（A）では，虫垂の腫大がある（A，→）．短径1.5 cmであり虫垂炎を疑える大きさである（超音波検査では約7 mm以上，CTでは約1 cm以上が虫垂炎を疑う一つの目安になる）．冠状像（B）では，虫垂はびまん性に腫大しているのがわかる（B，→）．虫垂石は指摘できない．

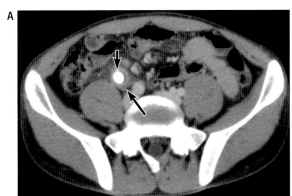
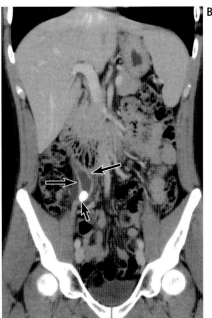

図12.15 急性虫垂炎［20歳代男性．右下腹部の痛みが数日間続いている］
A：腹部造影CT横断像，B：造影CT，MPR冠状断像　腹部造影CT横断像（A）では，虫垂内に粗大な石灰化がみられ（A，小矢印），虫垂石である．周囲に壁の肥厚した虫垂がみられる（A，大矢印）．冠状像（B）では，虫垂のびまん性の腫大（B，大矢印）と内部の液体貯留および虫垂石（B，小矢印）を認める．周囲の脂肪組織の混濁がある．虫垂内の液体貯留は膿瘍の可能性が高い．まだ穿孔はしていないと思われる．膿瘍形成がある場合，虫垂石の合併頻度は42％とされる．

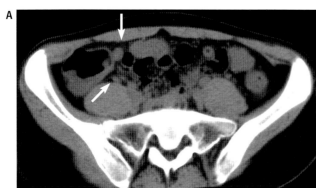
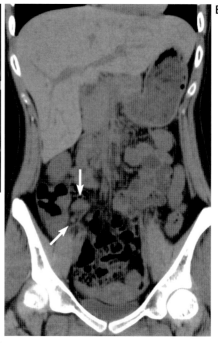

図 12.16　回盲部リンパ節炎 [16 歳男性．右下腹部痛，下痢]
A：腹部 CT（非造影）横断像，B：CT（非造影），MPR 冠状断像　腹部 CT 横断像（A）では，回盲部領域に円形の結節が数か所存在している（A, →）．回盲部のリンパ節である．1 cm 以上の大きさがある．冠状断像（B）では，腫大したリンパ節（B, →）が回盲部に存在する．盲腸や上行結腸の浮腫や壁肥厚はない．回盲部リンパ節炎を疑う．

> **診断のポイントと注意点**
> ● 基本的には問診と触診が主体である．画像診断は補助的なものであるが外科的治療の適応を考えるときに個々の疾患の鑑別が必要になる．

（3）婦人科疾患：月経困難症としての子宮筋腫，子宮腺筋症，内膜症性嚢胞
uterine myoma/adenomyosis/endometrioma

■病態および症状

日本臨床スポーツ医学会の2012年の能瀬らの発表によると，トップアスリートの4人に1人が月経困難症であり薬物を使用しているとされる．たいていの薬物は市販薬もしくは処方された鎮痛薬であるが，低容量ピルの使用も3.4%程度に認められる．低容量ピルの使用は月経前症候群を軽減させ，なおかつコンディション調整や試合に合わせた月経周期移動も可能にする．また女性アスリートの無月経や骨粗鬆症は大きな問題になっている．スポーツによる低エストロゲン状態や無月経に関しては成書にゆずるが，器質的な異常による月経困難症に関しては画像診断が大きな役割を担う．

子宮筋腫は最も頻度の高い子宮の良性腫瘍である．過多月経やそれに伴う月経痛，腰痛，頻尿，不妊の原因になる．筋層内に出現することが多いが漿膜下や粘膜下にも出現する．粘膜下に出現したものは不正出血や不妊の原因になる．また複数個出現する場合や，非常に大きくなる場合などもある．黒人女性の方が白人女性より4倍出現頻度が高いとされる．

子宮腺筋症は本来子宮内に存在する子宮内膜が他の部位に発生し増殖する疾患である．頻度の高い部位としては子宮筋層，卵巣，Douglas窩，卵管などであり，まれながら肺や腸管に出現することもある．月経周期に合わせて増殖し月経時に出血を起こす．これによって周囲の組織と癒着を起こし痛みや不妊の原因となる．月経痛のほか，骨盤痛などをきたしやすい．

内膜症性嚢胞は子宮腺筋症と同様の疾患であり子宮内膜が卵巣に異所性発生したものである．卵巣内に出血をきたし大きくなることが多い．また破裂することもある．周囲と癒着すると強い痛みを生じる．月経痛のほかに腰痛や排便痛，性交痛などもみられる．

■診　断

月経周期に応じた痛みや月経過多などの症状に加え，これらの器質的疾患においては腹部超音波検査，経腟超音波検査のほか，骨盤MRIでの評価が必要である．

■合併症

不妊，流産，不正出血など．

■治　療

アスリートの場合は未婚で若年成人であることがほとんどであるため，薬物療法〔ピル（経口避妊薬）〕を選択する可能性が高い．子宮筋腫で大きくなっているのであれば偽閉経療法後に筋腫核出術など．内膜症性嚢胞では腹腔鏡下で内膜症性嚢胞のみ摘出する方法もある．

●参考文献
1. Sabry M, Al-Hendy A：Innovative oral treatments of uterine leiomyoma. Obstet Gynecol Int 2012；2012：943635. Published online 2012 February 16. doi：10.1155/2012/943635

画像診断

単純X線写真	適応とはならない.
CT	子宮の腫大や比較的大きな子宮筋腫, 内膜症性囊胞の同定は可能.
MRI	超音波検査のほか非常に診断に貢献できる. 子宮筋腫は境界明瞭な低信号腫瘤として同定できる. 子宮腺筋症は子宮内膜の junctional zone が不明瞭化することで判断できる. 内膜症性囊胞は度重なる出血があるため T2 強調像で shading とよばれる層状の信号低下や T1 強調像で高信号を示す. また癒着している状態などの評価も可能である.

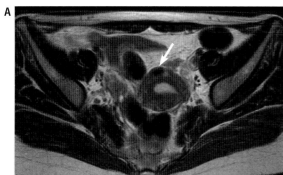
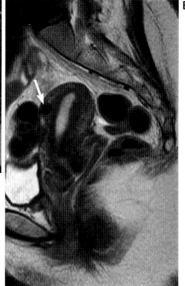

図 12.17 子宮筋層内筋腫［30 歳代女性. やや月経痛がある］
A：骨盤 MRI, T2 強調横断像, B：T2 強調矢状断像　MRI, T2 強調横断像（A）で, 子宮筋層内に境界明瞭な低信号結節が認められる（A, →）. 筋層内筋腫である. 矢状断像（B）では, 筋層内筋腫（B, →）は子宮前壁に存在している. 子宮内膜はやや厚いが年齢を考慮すると正常と思われる.

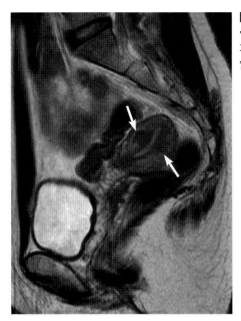

図12.18 子宮腺筋症[20歳代女性．月経痛が強い]
骨盤MRI，T2強調矢状断像　子宮前壁と後壁にjunctional zoneの不明瞭化があり，筋層に境界明瞭な低信号域が認められる(→)．子宮腺筋症である．

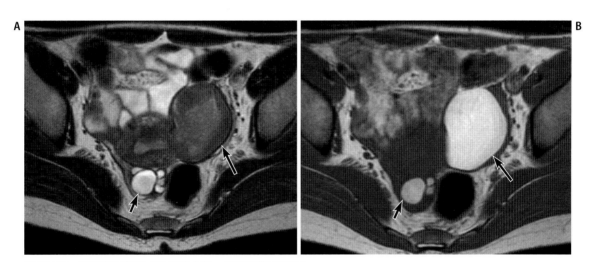

図12.19 内膜症性嚢胞[20歳代女性．月経困難である]
A：骨盤MRI，T2強調横断像，B：T1強調横断像　MRI，T2強調像(A)で，左卵巣の腫大があり不均一な低信号をきたしている(A，大矢印)．また子宮の背側にもshadingを示す高信号と低信号を示す腫瘤(A，小矢印)があり，これらの腫瘤は内膜症性嚢胞を疑う．T1強調像(B)では，これらの嚢胞性病変は高信号を示し(B，大矢印，小矢印)，T2強調像(A)の信号と合わせて考えると血液を伴う腫瘍であるといえる．

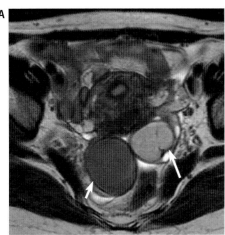
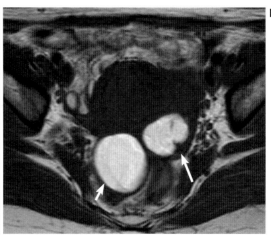
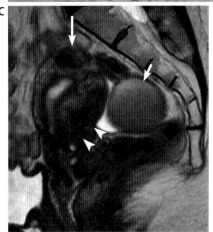

図 12.20　内膜症性嚢胞［30 歳代女性．月経困難である］
A：骨盤 MRI, T2 強調横断像，B：T1 強調横断像，C：T2 強調矢状断像　骨盤 MRI, T2 強調横断像（A）で，子宮の背側に卵巣由来と思われる囊胞性腫瘤が二つあり，右側は低信号（A, 小矢印），左側は右よりは高信号（A, 大矢印）を示す．癒着している可能性が高い．子宮の右側に存在する小さな囊胞性腫瘍も同様の腫瘍と思われ内膜症性嚢胞を疑う．T1 強調横断像（B）では，これらの囊胞性病変はすべて高信号を示し（B, 小矢印，大矢印），内膜症性嚢胞に一致する．T2 強調矢状断像（C）では，子宮底部の筋層には円形の低信号腫瘍があり筋層内筋腫（C, 大矢印），子宮の後壁には境界不明瞭な低信号域があり子宮腺筋症（C, ➤）である．子宮の背側には内膜症性嚢胞がある（C, 小矢印）．これらの病変は合併しやすい．

> **診断のポイントと注意点**
> - 月経困難症がある場合は低エストロゲン性によるものか器質的疾患によるものか鑑別する必要がある．
> - 若年者でも子宮筋腫や内膜症性嚢胞の可能性は否定できないため，症状が強い場合は積極的に調べたほうがよい．

(4) 腎・泌尿器系：急性腎盂腎炎，尿管結石，急性膀胱炎
acute pyelonephritis/ureteral stone/acute cystitis

■病態および症状

急性腎盂腎炎はその大部分が尿道から逆行性に腎盂・腎杯や腎実質に感染したものである．他に血行感染やリンパ行性感染もあるが割愛する．基本的に片腎に感染するが両側感染することもある．尿道の短い女性や腎盂・尿管の形態異常もしくは膀胱尿管逆流現象のある小児に多い．高熱，腰背部痛，膿尿がある．

　尿管結石は尿路の中で尿管を閉塞する結石をさす．腎盂や腎杯で形成された結石が尿管に落下し嵌頓し尿の通過障害をきたすと激しい疝痛発作を呈する．そのほかに腰背部痛や下腹痛など．30歳代男性に多く（男女比2.5：1），アスリートの場合では水分摂取不足や偏食などが原因になる．また脱水を起こしやすい夏に増える傾向がある．上部尿管の閉塞が多い（95％）が尿管開口部での閉塞もみられる．近年増加傾向である（腹痛患者の2〜3％が尿管結石といわれるほどである）．

　急性膀胱炎は女性に圧倒的に多い．尿道が短く，膣や肛門が近いためである．トイレを我慢することが多い，過労やストレス，性行為などで感染しやすい．突然の頻尿や排尿時痛，残尿感，血尿を認める．発熱している場合は腎盂腎炎まで進行している可能性が高い．

■診　断

さまざまな自覚症状のほか，腰背部痛，CVAの圧痛・叩打痛の存在（尿管結石），発熱（急性腎盂腎炎），頻尿や残尿感（急性膀胱炎，急性腎盂腎炎）に加え尿検査で白血球や細菌の発見，血液検査で白血球の増大などをみて診断する．尿管結石は腹部単純X線写真（KUB）で同定できるものもある．超音波検査でも診断可能である．

■合併症

尿管結石などを長期間放置すると水腎症，水尿管症が回復せず，腎機能の低下をまねく．

■治　療

十分な水分摂取，抗菌薬の投与．過労やストレスを避ける．尿管結石でも小さなもの（5mm以下）は自然排石を期待するが，大きなものや水腎症・腎盂腎炎が増悪している場合では体外衝撃波結石破砕術（ESWL）を考慮する．また特に尿管結石では再発率が非常に高いので，食事指導，飲水指導を行う（過剰のカルシウム，シュウ酸，塩分，糖分，動物性タンパク質，アルコールは結石を作りやすいものである）．

画像診断

単純X線写真	尿管結石の同定ができる．上部・中部尿管は，腰椎の横突起から腸腰筋陰影の間に尿管が走行しているので，そのあたりを観察するとみつけやすい．
CT	尿管結石の嵌頓部位や水腎症・水尿管症の把握によい．尿管結石の周囲に尿の逸脱がある場合がある．急性閉塞によるものとされる．急性腎盂腎炎の場合は造影CTで索状に陰影欠損が認められる．膀胱炎の場合は壁の肥厚がみられる．
MRI	適応はないが，小児で尿管膀胱逆流がある場合ではMRUを撮るとよい．

●参考文献
1. 上田剛士：F．腎・泌尿器，8．尿管結石症．ジェネラリストのための内科診断リファレンス．医学書院，2014：369-372．

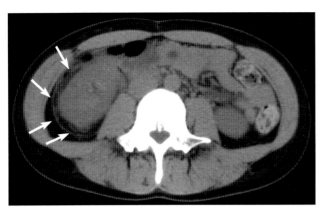

図 12.21 急性腎盂腎炎［20歳代女性．発熱と右背部痛］
腹部 CT（非造影）　右腎の腫大と周囲脂肪組織の濃度上昇がみられる（→）．非造影 CT であるが自覚症状も考慮すると，腎盂腎炎を疑える．

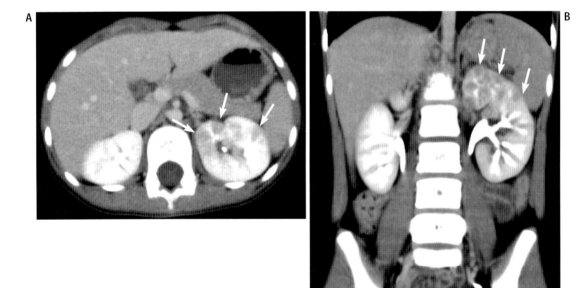

図 12.22 急性腎盂腎炎［9歳女児．発熱と左背部痛］
A：腹部造影 CT 横断像，B：造影 CT，MPR 冠状断像　腹部造影 CT 横断像（A）では，左腎の腫大と索状の造影不良領域を認める（A, →）．急性腎盂腎炎である．冠状断像（B）では，左腎の上極に造影不良領域が広がっており腎杯の描出も悪い（B, →）．

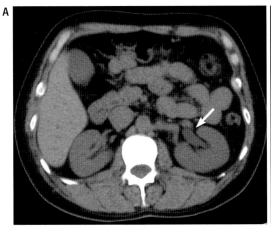
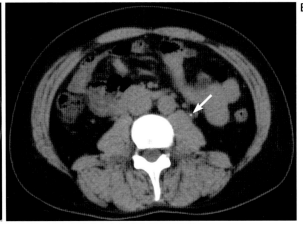

図 12.23 尿管結石[30 歳代男性．左背部の強い痛みがある]
腹部 CT（非造影）（A：腎門部レベル，B：A より尾側） 腎門部レベルの腹部 CT（A）で，左腎盂の軽度拡大を認める（A, →）．下部尿路に閉塞を疑う所見である．A より尾側（B）では，左上部尿管内に小さな石灰化があり（B, →），尿管結石である．

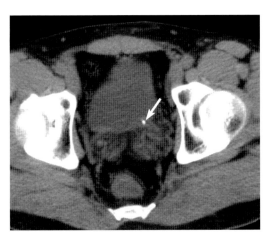

図 12.24 尿管結石[30 歳代男性．左下腹部痛]
腹部 CT（非造影） 左尿管開口部に石灰化を認める（→）．尿管結石である．

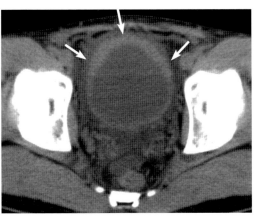

図 12.25 急性膀胱炎[20 歳代女性．排尿時痛と血尿]
腹部 CT（非造影） 膀胱壁の肥厚（→）を認め，周囲の脂肪組織の混濁がある．画像上はあまり特異的な所見ではないが臨床所見を考慮すると膀胱炎による壁肥厚が疑える．

診断のポイントと注意点
- 飲水をあまりしない，トイレを我慢する，偏食があるなど，生活習慣上の問題がベースにある．

和文索引

■あ

アーチファクト　11
アキレス腱炎　236
アキレス腱症　236
アキレス腱断裂　236
アキレス腱付着部症　236
圧迫骨折（胸腰椎）　65
アニサキス　307
アリクイの鼻　255
鞍鼻型鼻骨骨折　26

■い

胃アニサキス症　307
胃潰瘍　307
意識清明期　14
I型コラーゲン　6
インソール　250
咽頭喉頭炎　303
咽頭後血腫　34
インピンジメント症候群
　　（肩関節）　96
　　（肘関節）　120
　　（足関節）　246

■う

烏口肩峰アーチ　96
烏口鎖骨靱帯　62
羽状筋　166

■え

エコー時間（TR）　2
エラスチン　6
エンドテノン　239
円板状半月板　192

■お

黄色靱帯骨化症　68
横突起骨折　65
折り返しアーチファクト　11

■か

外耳道骨折　36
外傷性気胸　58
外傷性急性硬膜外血腫　14, 16
外傷性急性硬膜下血腫　14, 18
外傷性くも膜下血腫　14, 20
外傷性頸部症候群　40
外側インピンジメント症候群　246
外側側副靱帯（膝関節）　174
外側側副靱帯損傷
　　（膝関節）　200
　　（足関節）　228
外転外旋位（ABER位）　80
回内足　211
外反動揺性テスト　184
外反母趾　241
回盲部リンパ節炎　310
下顎骨骨折　29, 36
化学シフトアーチファクト　11
架橋静脈　16, 18
顎関節脱臼　36
下肢伸展挙上試験　70
過剰骨　250
下前腸骨棘裂離骨折　154
鵞足　211, 212
鵞足炎　211
鵞足滑液包炎　211
下腿三頭筋　241
加齢性変化　46, 51
眼窩下神経　28
眼窩底骨折　28
眼窩吹き抜け骨折　28
関節円板　136
関節唇損傷（肩関節）　86
関節遊離体　8, 131
感染性腸炎　310
カンピロバクター　310
顔面骨骨折　25

■き

偽滑液包炎　280
気管支炎　305
気胸　58

気腫性囊胞（ブラ）　58
偽閉経療法　315
弓状靱帯　200
急性胃炎　307
急性腎盂腎炎　319
急性虫垂炎　310
急性膀胱炎　319
頬骨上顎骨複合骨折　32
狭窄性腱鞘炎　270
棘下筋　92
棘間靱帯　40
棘上筋　92
虚血性腸炎　310
挙上位法　78
距踵骨癒合症　254
筋腱移行部損傷　166
筋打撲　166

■く

くも膜　15
くも膜下血腫　24
くも膜囊胞　20
繰り返し時間（TE）　2

■け

経口避妊薬　315
脛骨粗面　214
脛骨内側ストレス症候群　224
脛骨疲労性骨膜炎　224
憩室炎　310
頸椎カラー　40, 43, 46
頸椎症　46
頸椎症性神経根症　46
頸椎症性脊髄症　46
頸椎損傷　36
頸椎椎間板ヘルニア　43
頸椎捻挫　40
経皮的髄核摘出術　70
経皮的内視鏡的ヘルニア摘出術　43
経皮的レーザー椎間板減圧術　43
血腫　16
肩甲下筋　92

肩甲骨骨折　62
肩甲帯　82
腱板疎部　92
腱板損傷（断裂）　92
腱付着部症　125
肩峰下インピンジメント症候群　96

■こ

後下脛腓靱帯損傷　228
後距腓靱帯損傷　228
咬合障害　36
咬合不良　34
高次機能障害　19
後十字靱帯　174
後十字靱帯損傷　188
巧緻運動機能障害　52
喉頭炎　303
後内側型インピンジメント症候群　120
後内側型疲労骨折　220
後方インピンジメント症候群　246
硬膜　15
硬膜外血腫　24
硬膜下血腫　24
股関節唇損傷　158
骨壊死　204
骨化性筋炎　75
骨粗鬆症　65
骨端症　105
骨端線損傷　101, 104, 105
骨軟骨腫　280
固有歯槽骨　300
コントラクー外傷　22
コンパートメント症候群　224

■さ

坐骨結節裂離骨折　154
鎖骨骨幹部骨折　89
鎖骨骨折　62
サルモネラ菌　310
三角靱帯　234
三角靱帯損傷　234
三角線維軟骨（TFC）　136
三角線維軟骨複合体（TFCC）損傷　136

■し

シーケンスの決定方法　6
磁化率アーチファクト　11, 12
歯冠部　300
子宮筋腫　315
子宮腺筋症　315
軸索損傷　20
指骨骨折　149
指骨脱臼　149
四肢麻痺　52
自然排石　319
歯槽窩　300
膝横靱帯　199
膝蓋腱断裂　217
疾走型疲労骨折　220
尺側手根伸筋腱　140
斜鼻型鼻骨骨折　26
ジャンパー膝　217
舟状骨骨折　144
自由水　2
十二指腸潰瘍　307
自由誘導減衰（FID）　4
種子骨障害　250, 270
小円筋　92
上顎歯槽骨骨折　30
上顎洞壁骨折　30
硝子軟骨　8
踵舟状骨癒合症　254
上前腸骨棘裂離骨折　154
衝突性外骨腫　246
踵腓靱帯　228
静脈洞　15
上腕骨外側上顆炎　125
上腕骨骨幹部骨折　89
上腕骨大結節骨折　89
上腕骨内側上顆骨端核　105
上腕二頭筋長頭腱　82
神経鞘腫　289
シンスプリント　224

■す

髄液鼻漏　26
スコッチテリアの首　72

■せ

脆弱性骨折　220

線維性骨異形成　291
線維性骨皮質欠損　293
線維軟骨　6
線維輪　43
前距腓靱帯損傷　228
前十字靱帯　174
前十字靱帯損傷　176
前方インピンジメント症候群　246

■そ

ゾーン現象　75
足根骨癒合症　254
足根中足関節靱帯損傷　263
足底筋膜炎　241
続発性自然気胸　58
疎部損傷　92

■た

第1楔状舟状骨癒合症　254
体外衝撃波結石破砕術（ESWL）　319
体外衝撃波療法　241
退行性変化　46
大腿骨顆間部　176
大腿骨頭すべり症　164
大腿二頭筋腱　200
多血小板血漿（PRP）　184
ダッシュボード損傷　188
単純性骨嚢胞　286
短橈側手根伸筋　125

■ち

肘関節内側不安定症　128
中硬膜動脈　32
中手骨骨折　149
中心性頸髄損傷　52
虫垂石　310
肘頭窩インピンジメント　120
肘頭骨端核　104, 118
肘頭疲労骨折　123, 124
肘部管症候群　120, 128
腸炎ビブリオ　310
腸脛靱帯　200, 210
腸脛靱帯炎　209
腸骨稜　155
跳躍型疲労骨折　220

■て

低体温療法 18
テニス肘 125

■と

投球肩障害 86
橈骨遠位端骨折 142
頭部外傷 14
頭部打撲 14
動脈瘤 20
動脈瘤様骨嚢胞 291
徒手整復 78
特発性自然気胸 58
トミージョン手術 109
トランケーションアーチファクト 11
鈍的外傷 30

■な

内側インピンジメント症候群 246
内側上顆骨端核 104
内側側副靱帯
　（膝関節） 174
　（肘関節） 104
内側側副靱帯損傷
　（膝関節） 184
　（肘関節） 109, 123, 128
　（足関節） 234
ナイダス 283
内膜症性嚢胞 315
軟骨帽 280
軟膜 15

■に

肉ばなれ 166
二次骨端 154
尿管結石 319

■の

脳挫傷 14, 19, 22
脳振盪 14
脳脊髄液 15
脳梁 20
ノロウイルス 310

■は

肺炎 305
バケツ柄損傷 195
破折 300
ばね様固定 78
歯の亜脱臼 300
歯の脱臼・破折 300
バルビツレート療法 18
バレー・リュー症候群 40
半月板 175, 192
半月板損傷 192
反復性肩関節脱臼 78

■ひ

非骨化性線維腫 293
腓骨筋腱脱臼 266
鼻骨骨折 26, 36
腓骨神経麻痺 200
鼻中隔血腫 26
鼻中隔骨折 26
鼻中隔穿孔 26
腓腹筋 236
びまん性軸索損傷 14, 20
ヒラメ筋 236
疲労骨折
　脛骨 220
　骨盤 162
　仙骨 163
　足根骨 258
　大腿骨 162, 163
　中足骨 258
　腓骨 220

■ふ

フィブリノイド変性 218
副骨障害 250
副骨端核 250
副骨の種類 251
不全脱臼 300
フローアーチファクト 11
プロトン強調像 5
糞石 310

■へ

米国神経学会議（AAN） 14

ヘモジデリン 10
ヘリコバクター・ピロリ 307
ヘルニア 18
変形性肘関節症 120, 128, 131
扁平足 241, 263

■ほ

膀胱機能障害 52
紡錘状筋 166
ボクサー骨折 149

■ま

魔法角効果 9, 11, 12
慢性膝蓋腱炎 217

■む・も

無月経 224
ムコイド変性 218
むちうち症

モーションアーチファクト 11

■や・ゆ・よ

野球肘 105

有鈎骨鈎部骨折 147
誘発テスト 82

腰椎椎間板ヘルニア 70
腰椎分離症・すべり症 72

■り・る・ろ

離断性骨軟骨炎 104, 105, 113, 204
リトルリーガーズショルダー 101

類骨骨腫 283

ロッキング 204

■わ

若木骨折 274
腕神経叢障害 62

欧文索引

A

AAN（American Academy of Neurology）の脳振盪判定基準　14
acetabular labrum tear of the hip　158
Achilles insertional tendinosis　236
anterior cruciate ligament（ACL）tear　176
avulsion fracture　154

B

Barré-Liéou syndrome　40
Barton 骨折　142
Bennett 病変　88
Bennett 骨折　149
Berndt & Harty 分類　243
blow-out fracture　28
bony Bankart lesion　78, 79, 86
brain contusion　22

C

C-sign　255
Cam type　158
central cervical spinal cord injury　52
cervical disc herniation　43
cervical spondylosis　46
cervical spondylosis radiculopathy　46
cervical spondylotic myelopathy　46
cervical sprain　40
Chance 骨折　60
CHESS 法　5
clavicular diaphyseal fracture　89
Colles 骨折　142
crazy zone　128
critical zone　92
CSS-IR 法　5
cubital tunnel syndrome　128

D

DasDe 手術　266
dislocation of peroneal tendon　266
distal radius fracture　142
double PCL sign　195
Drehman sign　164

E

echo time（TE）　2
external impingement syndrome　96

F・G

fabellofibular ligament　200
fallen fragment sign　286
femoral condyle irregularity（FCI）　296, 297
femoro-acetabular impingement（FAI）　158
fibrous cortical defect　293
fibrous dysplasia　291
fibrous ridge　266
flex M　4
flip angle（FA）　4
flow artifact　11
footballer's ankle　246, 248
free induction decay（FID）　4
Freiberg 病　272
frontal injury　26

gradient echo（GRE）法　4

H

Haglund 変形　236
herniation pit　159
Hill-Sachs lesion　78, 79
Hippocrates 法　78
humeral diapheseal fracture　89
Humphry 靱帯　175
hyper-external rotation test（HERT）　82

I

iliotibial band friction syndrome　209
impingement syndrome
　（肩関節）　96
　（肘関節）　120
　（足関節）　246
internal impingement syndrome　82, 96

J・K

jumper's knee　217
Kim's lesion　86
kissing contusion　181
Klein sign　164
Kocher 法　78

L

Lachman test　176
lateral collateral ligament（LCL）tear
　（膝関節）　200
　（足関節）　228
lateral epicondylitis　125
lateral injury　26
Le Fort 骨折　32, 34
Le Fort 線　25, 34
Lisfranc 関節靱帯損傷　263
little leaguer's shoulder　101
lucid interval　14

M

magic angle effect　11, 12
mandibular fracture　36
McCune-Albright 症候群　291
medial collateral ligament（MCL）tear
　（膝関節）　109
　（肘関節）　184
　（足関節）　234
medial tibial stress syndrome　224

meniscal root　175
meniscus tear　192
metaphuseal branch sign　164
midsubstance Achilles tendoninosis　236
motion artifact　11
MRI　2
myelomalacia　43

■ N

nasal bone fracture　26
negative ulnar variance　136
neurinoma　289
nidus　283
non ossifying fibroma　293
Nunley 分類　264

■ O

O'Donoghue 分類　228
occult fracture　144
opposed 法　5
os acromiale　96
Osborne band　128
Osgood-Schlatter 病　199, 214, 272
ossification of the yellow ligament（OYL）　68
osteoarthritis of elbow　131
osteochondral disease of talus（OCD）　243
osteochondral lesion of talus（OLT）　243
osteochondroma　280
osteoid osteoma　283
out of phase 法　5
O 脚　209, 241

■ P

Palmer 分類　137
Pincer type　158
plantar fasciitis　241
platelet-rich plasma（PRP）　184
pneumothorax　58
positive ulnar variance　136
posterior cruciate ligament（PCL）tear　188

■ R

recurrent shoulder dislocations　78
repetition time（TR）　2
reverse hamburger bun sign　55
RF パルス　2, 4
RICE 療法　234, 250
rotor cuff injury（rupture）　92
rotor interval lesion　92

■ S

Salter-Harris 分類　273
scaphoid fracture　144
schwannoma　289
Segond 骨折　177
Sever 病　119, 272
shinsplints　224
Sinding Larsen-Johansson 病　272
slant appearance　86
SLAP 病変　82, 83
slipped capital femoral epiphysis　164
Smith 骨折　142
solitary bone cyst　286
SPAIR 法　5
Spec IR（SPECIAL）　5
SPIR 法　5

spoiled gradient echo sequence（3D SPGR）　8
spring 靱帯　234

■ T

T1ρ マッピング　8
T1 強調像　2, 10
T2 強調像　2, 10
T2 マッピング　8
tarsal coalition　254
Thompson test　236
three column theory　60
Tillaux 骨折　272, 277
Tinel 徴候　289
traumatic acute epidural hematoma（AEDH）　16
traumatic acute subdural hematoma（ASDH）　18
traumatic cervical syndrome　40
traumatic subarachnoid hematoma（SAH）　20
triangular fibrocartilage complex（TFCC）tear　136
Triplane fracture　272

■ V・W

vacuum phenomenon　40

Willis 動脈輪　20
Wrisberg 靱帯　175, 199

■ X・Z

X 脚　211, 241

ZMC 骨折　32

早期診断で差がつく！
スポーツ診療のための画像診断　　定価：本体 7,500 円＋税

2016 年 2 月 24 日発行　第 1 版第 1 刷 ©

著　者　小橋　由紋子
　　　　（こばし　ゆうこ）

発行者　株式会社　メディカル・サイエンス・インターナショナル
　　　　代表取締役　若松　博
　　　　東京都文京区本郷 1-28-36
　　　　郵便番号 113-0033　電話 (03)5804-6050

印刷：三報社印刷／本文デザイン：トライアンス
表紙装丁：ソルティフロッグ デザインスタジオ（サトウヒロシ）

ISBN 978-4-89592-837-3　C 3047

本書の複製権・翻訳権・上映権・譲渡権・公衆送信権（送信可能化権を含む）は（株）メディカル・サイエンス・インターナショナルが保有します。
本書を無断で複製する行為（複写，スキャン，デジタルデータ化など）は，「私的使用のための複製」など著作権法上の限られた例外を除き禁じられています。大学，病院，診療所，企業などにおいて，業務上使用する目的（診療，研究活動を含む）で上記の行為を行うことは，その使用範囲が内部的であっても，私的使用には該当せず，違法です。また私的使用に該当する場合であっても，代行業者等の第三者に依頼して上記の行為を行うことは違法となります。

JCOPY　〈(社)出版者著作権管理機構　委託出版物〉
本書の無断複写は著作権法上での例外を除き禁じられています．複写される場合は，そのつど事前に，(社)出版者著作権管理機構（電話 03-3513-6969，FAX 03-3513-6979，info@jcopy.or.jp）の許諾を得てください．